The Breastfeeding Atlas

母乳喂养图册

第七版

Seventh Edition

[美] 芭芭拉·威尔逊-克莱　[美] 凯·胡佛　　著

黄娟　饶琳　曹洁　主译

U0377334

复旦大学 出版社

编委会

中文版序（第七版）

　　母乳喂养，被广泛认为是婴儿最理想的营养来源，具有无可替代性，并且越来越受到广大健康照护提供者和母亲的推崇。它不仅能为婴儿提供全面的营养，增强免疫力，促进健康发育，更是母婴健康和情感的基石。世界卫生组织强烈建议，在婴儿最初6个月内给予纯母乳喂养。6月龄至2岁或更长时间内，在继续母乳喂养的同时补充其他的食物。

　　《母乳喂养图册》第七版在内容上全面深入地介绍了母乳的外观和成分、婴儿状态和婴儿评估、哺乳姿势和含接技巧、母乳喂养的深远益处、替代母乳喂养方法，以及母亲在哺乳过程中可能遇到的各种问题与挑战。本书融合了最新的研究成果与丰富的临床经验，对母乳喂养的每一个细节进行了深刻的剖析，书中配有400幅与母乳喂养相关的彩色插图，并提供了丰富的案例及解决方案。在面对哺乳困难、泌乳不足、异常乳房和乳头、乳头疼痛、乳腺炎、特殊情况下的母乳喂养等挑战时，书中的图片和案例使内容更易理解，提供的基于循证医学的解决方案实用且易操作。另外，书中还强调为母亲提供情感上的支持和同理心，体现了本书的人文关怀。

　　本书是一本内容翔实、实用性很强的母乳喂养指导宝典，它不仅值得每位哺乳顾问和母婴相关医护人员认真阅读，成为他们处理母乳喂养问题的工具书，而且也可以为婴儿母亲提供参考，帮助她们在母乳喂养的旅程中更加自信与从容。期待本书能够让更多家庭体验到母乳喂养带来的健康与幸福。

英文版序（第七版）

　　我们将这一版的《母乳喂养图册》献给彼此。在修订《母乳喂养图册》的过程中，我们的深厚友谊一直支撑着我们。我们也将这份友谊献给全世界帮助母乳喂养家庭的人们。

芭芭拉和凯

2022 年

目 录

第八章 乳头疼痛 72

第十七章　舌系带短缩 ······················· 200

第一章

引言

　　母乳喂养是一种强大且生物学上稳定的活动,对于人类的进化身份至关重要,以至于它定义了我们所属的动物类别。健康的足月儿在出生后被放置于母亲的腹部,与其他哺乳动物一样,他们具有爬向乳房并开始吸奶的本能(Righard 1990, Colson 2008)。完成乳房爬行和令人满意的第一次吸奶可以称为分娩的自然终结。我们人类物种能够存活下来,证明了一个事实:在过去的数千年里,在各种环境下,我们中的许多人,在我们的母亲及其助手的温柔帮助下,成功地完成了这段旅程。

　　分娩过程总是充满不确定性和危险,一些母亲和婴儿相比其他人更脆弱。分娩期对女性持续支持的益处已经得到了证明(Bohren 2017)。这种支持如果延伸到产后期,可以改善婴儿护理、提升母亲的适应力,并且减少产后抑郁症的发生(Cornish 2018)。哺乳支持应被视为产后护理的一个重要组成部分,并且广泛普及,以促进产妇及其孩子的健康和生长发育。

　　无法进食的症状,如果出现在年龄较大的孩子、老年人甚至家庭宠物身上,人们会迅速将其视为疾病或功能障碍的迹象。然而,婴儿经常需要等待很多天才能得到适当的帮助。这种延误会导致母亲的产奶量减少、家庭压力增加、开支上升,以及对母亲和婴儿都可能造成一系列短期和长期影响。

　　许多书都描述了正常的母乳喂养过程。本书是为那些需要识别风险因素,并在母乳喂养从开始到断奶的任何困难时刻给母亲提供帮助的医疗保健人员所写的。本书使用照片、案例研究和基于循证管理的策略,来提高那些帮助者的评估技能,特别是提高哺乳顾问(lactation consultant, LC)的专业能力。

　　理想情况下,哺乳顾问通过国际哺乳顾问考试委员会(International Board of Lactation Consultant Examiners, IBLCE)的认证,并获得了国际认证哺乳顾问(international board certified lactation consultant, IBCLC)的头衔。该认证保护了消费者,因为它设定了哺乳的所有阶段所需的能力标准,并提供了道德和纪律监督。

　　想要成为国际认证哺乳顾问的人必须认识到,母乳喂养是一个多阶段的活动。医院的妇产科护士可能擅长帮助婴儿含乳,而同伴顾问可能擅长为沮丧的母亲提供鼓励。国际认证哺乳顾问还必须了解乳腺癌的警告信号、如何应对幼儿咬伤及如何帮助母乳过多的母亲。他们必须能够指导母亲挤奶的后勤工作,支持双胎或三胎的母亲,或帮助紧急断奶。

在与天气有关的灾难、难民危机和大流行病不断增加的时代,哺乳顾问必须有能力保护婴幼儿的食品安全,并且在断电的情况下为母亲提供安全的哺乳护理。这包括了解保护婴儿生存的低技术技能知识,如手挤奶、杯子喂养和肌肤接触保暖(参见第十六章)。

除了帮助哺乳顾问发展识别和管理问题的技能外,许多本书的读者还发现,分享照片可以增强咨询体验。当母亲发现她们的问题不是唯一时会让她们感到安心。通过这种方式,照片提供了一个建立信任、教育和赋予力量的机会。

母乳喂养中断的发生和后果

美国的一项大型纵向的研究调查了产妇母乳喂养持续时间,发现哺乳期中 1/8 的产妇因哺乳过程出现问题而中断(Stuebe 2014)。超重的妇女和那些经历妊娠相关焦虑或产后抑郁的妇女,进行纯母乳喂养的概率尤其容易降低(Marchi 2015,Horsley 2019,Wouk 2017)。

即使在积极主动且得到充分支持的人群中,也有约 1/3 的妇女在开始母乳喂养时会遇到困难,或者她们的婴儿在出生后的第 1 周表现出"不理想的"母乳喂养行为(Dewey 2003)。如果喂养的困难没有被及时解决,那么会增加早期使用母乳替代品和过早断奶的风险。

尽管生育政策有所改变,但仍有许多婴儿和母亲经历着破坏性的医院惯例做法,这会干扰纯母乳喂养的正常建立(AAP 2012,Nelson 2019)。工作人员通常对母乳供应校准的时间敏感性了解不足。当母乳喂养启动出现问题时,新手妈妈必须主动接受哺乳护理,而不是被动反应(Hurst 2007)。充足的产奶量取决于在最初的几天内尽早、频繁和有效地挤奶,以刺激充足的供应(Morton 2014)。在已知风险因素存在的情况下,早期挤奶是一个关键的干预措施。提前挤出的纯母乳可以保证婴儿的摄入和生长,并防止在解决母乳喂养问题之前过早地引入配方奶粉。

对母乳喂养的持续支持取决于可获得的、能负担的社区护理的延伸。一些常见的母乳喂养问题,如乳房肿胀和乳头疼痛,都发生在出院后。家庭在寻求帮助时面临困难,并且经常遇到缺乏时间、技能和有意向提供全面哺乳协助的卫生保健人员(Garner 2014)。

不理想的母乳喂养给个人和社会造成的损失是巨大的,且证据充分(Bing 2015,Schwarz 2015,Wijnands 2015,Victoria 2016,Bartick 2016)。Hansen(2015)估计,全球有 1.62 亿 5 岁以下的儿童长期存在营养不良。每年有 600 万儿童因营养不良而死亡。2 岁以下儿童的生长发育迟缓尤其具有破坏性,通常在童年后期很难改善。这种发育不良影响认知发展和体格发育,很容易导致儿童瘦弱。相比之下,营养良好的儿童留在学校正常上学的可能性高出 33%,摆脱瘦弱的可能性也更高。

研究显示,增加母乳喂养时间(超过 6 个月)有助于降低学龄期儿童行为问题的发生,特别是抑郁症(Huang 2019)。此外,母乳喂养是一种有益的亲子实践,且与减少儿童虐待和忽视有关(Strathearn 2009,Kremer 2017)。

尽管有大量证据表明母乳喂养有很多好处,但它仍然被视为一个边缘化的问题(Galtry 2015)。缺乏支持对全球的母婴健康产生影响,且对家庭的影响非常个人化。

面对挑战-采取行动

Rollins(2016)记录了提高母乳喂养率的最佳实践。这些做法包括：
- 培养社会对母乳喂养的积极态度
- 传播母乳喂养重要性的证据,并用它来消除结构性障碍
- 展示从地方、国家、国际层面对支持母乳喂养的政治意愿
- 利用大众传媒来强化信息和监测趋势
- 规范配方奶粉行业

社区和机构必须采取行动：
- 培训卫生保健人员尊重正常的母乳喂养,并且知道何时进行干预(Mannel 2011)
- 确保在分娩机构和社区环境中提供娴熟的哺乳护理技术
- 提供"具体建议"来管理母婴双方关系(Labarere 2005)
- 提供同伴和专业的母乳喂养支持(Fu 2014)
- 倡导母乳喂养权利的法律保护(Wilson-Clay 2005，Nguyen 2013)
- 为母乳喂养的母亲提供灵活的工作时间和住宿安排(Wallenborn 2019)
- 解决种族差异问题,确保公平提供哺乳护理(Merewood 2019)

关于临床摄影的说明

芭芭拉·威尔逊-克莱(Barbara Wilson-Clay)和凯·胡佛(Kay Hoover)(本书作者)经常被问到如何向女性提出拍照或录像要求以用于教育目的。有时,一位女性的处境是痛苦的,最好放弃这样的请求。在某些情况下,由于女性的文化背景和害羞问题使得请求拍照不合适。然而,许多女性在得知照片可以帮助其他女性或提高卫生保健人员的技能后,都会慷慨地同意拍照。

保护客户/患者的隐私,避免任何潜在的利用是一项道德要求(IBLCE,2015)。在大多数情况下,为了消除识别特征,更倾向于使用特写镜头,并避免使用姓名。为了书中一些照片的使用权,我们免除或降低了咨询费。在其他情况下,母亲们获得了模特费。被收录在本书中的所有照片的模特都签署了一份同意书,表明她们理解这些图像将被用于教育目的并促进母乳喂养。

临床摄影师必须有一份"拍摄同意书",以明确使用问题。本章末尾提供了一份"照片使用知情同意书"的样本。经过我们许可后,可以进行修改后使用。对于那些被聘用的哺乳顾问,照片是属于机构的,并且必须使用拍摄授权协议书。

照片、知识产权和版权法

国际哺乳顾问考试委员会(IBLCE)为国际认证哺乳顾问(IBCLC)制定的"专业行为守则"(2015年)要求他们"尊重知识产权"。照片和书面作品一样,属于它们的创作者。由于获得特定照片在很大程度上取决于机遇,因此获取临床照片具有挑战性。未经许可复制、重印和分发照片也违反了版权法。在复制本书中的任何照片之前,请事先获得作者的书面许可。

性别包容性语言

我们肯定性别包容性护理和语言的重要性,并且支持通过使用客户/患者偏爱的代词来尊重他们。本书被翻译成多种语言,并且许多非英语母语者用英语阅读。由于在其他语言中,性别包容性用语可能会令人困惑,因此,我们通常使用"母亲"和"母乳喂养"这两个词,以求清晰和简洁。

照片使用知情同意书

我,_____,授权_____使用照片_____

_____。

我知道这些照片(和/或录像)将属于_____。

我知道这些照片将被用于教育和促进母乳喂养及哺乳咨询。我同意由上述摄影师/机构/任何已获得许可使用这些照片的人出版、展出、复制和使用这些照片。这包括在其代理人分发的任何材料中加入这些照片。我明白我们的名字永远不会与这些照片一起使用,我们的隐私将受到保护。

照片中所有成年人签名以及所有孩子的父母或监护人签名:

日期:_____

签名:_____

_____

_____

_____

照片中孩子的年龄:_____

母亲产后的天数:_____

状态/主题的描述:_____

摄影者签名:_____

第二章

婴儿状态和婴儿评估

学习"读懂"新生儿的行为是新父母面临的巨大挑战之一。同时,这也是母乳喂养专家应具备的能力。本章回顾了婴儿评估的相关问题,包括婴儿状态的概念,这将有助于对婴儿的行为进行分类以及对其肢体语言进行解读。

仔细的评估有助于解释婴儿为什么会发生母乳喂养困难。这些原因对母亲而言非常重要,否则她们会因为没有实现母乳喂养目标而自责(Redshaw 2012)。这些信息能够赋予父母力量,提升他们执行护理计划的意愿和能力。在某些情况下,只有在基础疾病得到治疗或婴儿从产伤中恢复,并进一步生长和成熟后,母乳喂养的情况才能得到改善。在此期间要保证充足的泌乳量,才能随时安全并顺利地启动母乳喂养。即便婴儿还不能直接母乳喂养,人工喂养母乳也对婴儿有益。

选择合适的哺乳照护级别

根据接受护理者的需求,安排与其相匹配的照护级别非常重要。母婴通常被称为一对,婴儿出生后,应评估母婴二者影响母乳喂养的风险因素。健康且体重指数正常的母亲顺利分娩正常体重的足月婴儿所面临的母乳喂养风险较低。这类母亲和婴儿主要需要有关母乳喂养和日常管理的持续支持。他们可以由具备基础母乳喂养知识和技能的护理人员照顾。

存在问题的母亲和婴儿,其护理需求也会相应增加,可能会发生剖宫产、母乳喂养启动延迟、新生儿产伤或需要医学补给的乳汁移出不佳等情况。肥胖女性通常会延迟泌乳,应向她们提供额外的教育和帮助(Preusting 2017)。住院期间,这类母婴应接受国际认证哺乳顾问(IBCLC),在美国通常被称为美国注册哺乳顾问(registered lactation consultant,RLC)的照顾,出院后应转介至具有成熟母乳喂养支持系统的社区进行早期随访。

一些母亲和婴儿最好由包括一名IBCLC在内的团队对其进行深入的诊疗和持续的门诊护理。此类母亲的特征可能包括:乳房病理性肿胀、乳腺炎、乳腺脓肿、诱导性泌乳、乳房并发症(包括乳房手术和畸形)以及其他疾病。母亲的疾病将在后续章节中进行讨论。婴儿的特征包括:收治入新生儿重症监护室(neonatal intensive care unit,NICU)、晚期早产儿、小于胎龄儿、多胞胎、心肺问题、高胆红素血症、低血糖、先天性缺陷、口腔/运动功能障碍、舌系带短缩、肌张力亢进或减弱和体重下降过多(出院前体重下降大于出生时体重的10%)。

分娩恢复期的母亲忙于适应角色,此时需要哺乳干预,该过程十分耗时。因此,向母亲及其家属解释哺乳干预的目的非常重要,同时需提供清晰的书面内容和简单易懂的文字说明。如果没有家庭的帮助和专业咨询,母亲很难去执行哺乳照护计划。

婴儿的状态

在经典的观察研究中,Brazelton(1984)从婴儿警觉性水平的角度划分婴儿的状态,其中4种状态适合喂养。但是,婴儿处于深睡眠或剧烈哭闹时,则难以进行母乳喂养。通常需要唤醒或安抚婴儿,从而帮助他们过渡到有利于喂养的状态。每个婴儿喂养的最佳状态均不相同。

婴儿状态会以一个连续的形式出现:

- 深睡眠
- 浅睡眠
- 昏昏欲睡
- 安静警觉
- 活跃警觉
- 哭闹

胎龄、成熟度、神经功能和健康状况影响婴儿状态的稳定性,并决定了婴儿处于哪种状态。早产儿大多处于睡眠状态。黄疸等情况可能使婴儿昏睡或易怒。然而,母亲可能无法正确识别这些状态。她们可能会认为婴儿不饿或不喜欢母乳喂养,但事实上,早产、受伤或患病婴儿可能因过于虚弱而无法进行良好的母乳喂养,或者婴儿因感觉不适导致分心而无法维持乳房的含接。

稳定状态下的婴儿

Als(1986)描述婴儿稳定的状态应该表现为正常的睡眠模式,规律、有力的哭声和自我安抚的能力。婴儿的面色、肌张力和呼吸均正常,没有烦躁或痛苦的行为表现(Herr 2006)。稳定状态的婴儿容易安抚,且能对周围的刺激做出反应。这些婴儿仅需很少的帮助就能完成乳房的含接(参见第六章中关于"乳房爬行"的讨论)。

嗜睡的婴儿

婴儿嗜睡有多种原因。嗜睡可能与大脑生长和发育不成熟有关。早产儿和小于胎龄儿(small for gestational age infant, SGA)表现出动作行为协调性欠佳、常处于嗜睡状态、吸吮信号不强烈(Buckley 2006，Lawrence 2016)。有时药物会导致婴儿嗜睡。例如,氢可酮是一种常用于产后镇痛的麻醉剂,虽然产后早期哺乳可以使用适当剂量,但少数病例报告描述了那些能够快速代谢该药物的母亲,她们的新生儿会发生过度镇静的情况。婴儿出现嗜睡时,应被转诊进行医学检查(Anderson 2007)。

在喂养起始阶段,处于嗜睡状态的婴儿可能只需要简单的帮助就能过渡到更警觉的状态。例如,打开婴儿的包被能使母乳喂养变得更容易;环境温度的略降可以提高婴儿的警觉水平(Elder 1970)。然而,父母应学会识别低温导致的应激表现,如寒战和皮肤花斑。早产儿和SGA更容易受到冷刺激的影响(Narchi 2010，Raju 2006)(参见第十四章)。由于乳汁分泌的启动具有时间敏感性,泌乳启动的延迟会影响乳汁充分供应的潜力。

睡眠中的婴儿可以通过脱衣服、竖直抱起来被唤醒。有时可以将他们放在一个平坦的物体表面,轻轻地将他们从一侧摇晃到另一侧来唤醒他们。有些父母用活泼的语调说话或播放欢快的音乐来唤醒嗜睡的婴儿。与黑暗的房间相比,明亮的房间会令婴儿更兴奋;但强光可能会使婴儿产生激惹反应。轻触有助于唤醒婴儿,但也应观察婴儿对轻触的接受程度。

婴儿在没有完成一次完整的哺乳前就入睡,提示其体力不足,这可能与神经系统疾病、早产、产伤或其他疾病相关。这些婴儿可能出现体重增长缓慢,需要接受医学检查。为了弥补婴儿无法完成喂养的问题,母亲必须改变喂养方式,用吸奶器泵出或者手挤奶挤出的乳汁作为补充喂养,同时能刺激乳房保持泌乳。在哺乳前,可以挤出少量的乳汁哺喂婴儿,这有助于唤醒婴儿,使其获得能量进行更有力的吮吸。如果母亲愿意,频繁、短暂的母乳喂养也能保证婴儿所需的正常哺乳时长,但应密切监测婴儿的体重增长情况。

高度敏感的婴儿

高度敏感的婴儿很难在不同状态之间实现顺利过渡,因此帮助这类婴儿进入便于喂养的状态非常重要。这可以通过减少环境刺激来实现。调暗灯光和保持安静通常有助于使易分心的婴儿平静下来。一些婴儿,特别是那些有感官防御功能障碍的婴儿,可能无法忍受轻微的、易痒的触摸,这会使他们变得焦躁不安。他们对温和而充分的触摸会表现出更积极的反应。

有节奏地摇晃能使易怒、"不安分"的婴儿平静下来。在温暖、昏昏欲睡且放松的状态下,婴儿更容易进行母乳喂养。通常建议利用襁褓法来安抚高度敏感或高警觉状态的婴儿。然而,长时间、紧绷、直腿的包裹,会造成髋关节发育异常和髋关节发育不良(van Sleuwen 2007，Wang 2012)。大多数家庭在婴儿2个月左右停止使用襁褓法。一项荟萃分析表明,婴儿早期之后,尤其是6个月后,襁褓法的使用与婴儿猝死综合征的风险增加有关(Pease 2016)。

应激状态下的婴儿

当婴儿母乳喂养情况不佳时,观察整个哺乳过程是非常重要的。在哺乳过程中,婴儿开始表现出应激情绪的时间点,可以帮助发现婴儿应激源的线索。应激状态下的婴儿特有的行为包括:呜咽声、烦躁紧张、目光厌恶或神情呆滞。父母的主诉是婴儿易激惹、哭闹、无法安抚、高警觉和烦躁不安。

呼吸困难的婴儿可能会发生与疲劳有关的误吸。当婴儿疲劳时,他们会失去协调吞咽和呼吸的能力。为了保护自己不发生窒息,他们可能会在吸吮几分钟后中断,从而无法摄入足够的乳汁。

肌肉运动(婴儿运动的方式)可以揭示婴儿的应激行为(Als 1982)。应激信号可能表现为肌张力减弱(婴儿表现为肌肉松弛或瘫软)或肌张力亢进(婴儿表现为僵硬或强直)。应激状态下婴儿表现为手脚乱舞、身体僵硬、手指张开、频繁惊吓、身体拱起、痛苦表情,甚至抽搐。轻度应激的婴儿表现为打哈欠、打喷嚏或打嗝。重度应激的婴儿表现为呕吐、喘息、哭闹、憋气和皮肤颜色改变,在极端情况下,还可能出现癫痫发作。在应激状态下,很难将这些信号与神经系统疾病的一些症状相鉴别。因此,如果婴儿频繁地出现严重的应激表现,则应向婴儿的医疗保健提供者报告持续存在的重要压力线索。

早期体重下降的婴儿

引起新生儿应激的重要原因之一是母乳摄入量不足和早期体重下降过多。美国儿科学会(2009)描述新生儿在出生后72小时内体重减少7%以内属于正常现象。一些研究表明,有相当数量的婴儿体重下降得略多,因此,8%的体重下降幅度可以更准确地指导实践,以开始干预措施来稳定喂养(DiTomasso 2017)。针对纯母乳喂养新生儿设计的早期体重下降图表,可用于识别存在风险的新生儿(van Dommelen 2014, Flaherman 2015)。制定体重下降标准的过程中,研究人员注意到,不同分娩方式的婴儿早期体重的下降存在很大差异,尤其是在出生后24小时内就表现得十分明显。约5%的阴道分娩和10%以上经剖宫产分娩婴儿在产后48小时内出生体重下降超过10%。剖宫产72小时后,25%以上的新生儿体重下降超过10%。大量文献报道,出生体重恢复缓慢与剖宫产有关(Preer 2012, Paul 2016, Flaherman 2017b)。体重过度下降预示着纯母乳喂养的早期中断(DiTomasso 2018)。婴儿体重下降的上限为出生体重的10%(Ferrandez-Gonzalez 2018)。

医护人员可将个别新生儿以及他们体重下降的情况与网站上的大样本数据进行比较,该网站网址为 www. newbornweight. org. 。如果婴儿体重持续下降,当体重下降超过10%时,其患高钠血症的风险将可能增加,应立即对婴儿进行仔细的评估(Unal 2008)。与母乳喂养相关的高钠血症是一种潜在致命性疾病,其特征是新生儿的血钠水平升高。高钠血症的婴儿存在癫痫发作和神经损伤的风险。相关预警信号包括:喂养不良、脱水、黄疸和体温升高(Lavagno 2016)。初产妇可能无法识别其婴儿是处于嗜睡状态,还是仅仅只是困倦。其他危险因素包括:剖宫产、母乳喂养问题和产妇超重。虽然高钠血症十分罕见,但哺乳顾问必须警惕监测婴儿的体重下降,并将相关情况报告给医疗保健提供者,以便进行后续跟进。

一些案例显示,婴儿早期体重过度下降可能与产妇在产程中进行静脉输液(intravenous

infusion, IV)有关。静脉注射的液体经胎盘输入婴儿体内可能会导致婴儿出生时体重增加,婴儿通过排尿排出体内过多的液体,但这种情况仅发生在出生后的 24 小时内(Noel-Weiss 2011),这可能会导致婴儿体重下降过多。一些医院已经制定了将首次称重推迟 24 小时的方案,以获得更准确的出生体重,并减少配方奶的补充(Deng 2018)。如果第 2 天新生儿体重仍在下降,可排除与液体有关的体重下降,应仔细评估摄入量。

是否补充配方奶应根据具体情况而定。如果婴儿体重在正常范围内,母亲在生产过程中进行了大量静脉输液,那么新生儿第 1 天体重下降过多仅需观察即可。对于低出生体重儿,如果出现体重下降过多,应立即用手挤出初乳或用捐赠乳进行补充喂养。

婴儿母乳摄入量不足及早期体重下降过多的应对方法

婴儿体重下降过多时需要额外的帮助。哺乳管理通常包括以下 3 个关键干预措施:
- 喂养婴儿
- 保障母乳供应
- 保持与乳房的接触(肌肤接触)

理想情况下,婴儿的能量摄入可通过母乳或安全来源的捐赠乳来保证。如果没有母乳,可以使用配方奶。同时,必须保证泌乳量来避免奶量下降。所有哺乳干预措施的目标都是为了问题解决后能够成功实施母乳喂养。如果婴儿保持与乳房的接触,那么使母婴摆脱对前两种干预措施的依赖会更加容易。母婴之间的肌肤接触、辅助喂养设备和乳盾可以保持以乳房为中心的喂养(参见第十四章)。

需要给母亲提供挤奶方式的正确指导(包括泵奶和手挤奶)。

婴儿状态图解

图 1 中的婴儿处于深睡眠状态。这个 7 日龄婴儿显示出正常的皮肤颜色、面部张力和对称性。良好的面部特征表明其面部肌肉张力正常。

从图中可以看出该婴儿有清晰的人中(从鼻子底部到上唇顶部的中线沟)和上唇形状。人中和上唇的形状是由基因决定的,在不同的种族之间略有差异,并且可能会受到各种综合征、孕妇孕期饮酒(Muggli 2017)以及婴儿面部张力的影响。

图 1 中展示的婴儿能够在睡眠时保持嘴唇闭合状态,这是面部肌肉张力正常的一个标志。足月儿出生时面颊的脂肪垫发育良好。饱满的脂肪垫使婴儿面颊部外观看起来更加圆润,吸吮时能够防止面颊部的凹陷。

与**图 1** 中婴儿的外观相比,**图 2** 中的婴儿也处于深睡眠状态。但是,该婴儿有轻度黄疸,这可能会导致婴儿出现更加明显的嗜睡。需要注意的是,该婴儿在睡眠期间无法保持嘴唇闭合。造成这种情况的原因可能包括面部肌张力低下或因鼻塞需要用嘴呼吸。过度使用鼻腔注射器也可能导致鼻腔肿胀,进而影响婴儿的呼吸声音。鼻塞或湿性呼吸音并不是新生儿过敏的典型症状,而可能代表着鼻腔挫伤或堵塞。鼻腔残留物可能是由于吞咽困难、食管反流、较强的乳汁射出或乳汁供应过多所导致的持续、微量的乳汁误吸。

图 3 中的婴儿处于浅睡眠状态。她闭着眼睛,但她用嘴吮吸手的动作表明她可以进行喂养。

图 4 中 6 周龄的婴儿处于昏昏欲睡的状态。他正在吸吮着大拇指,享受着非营养性吸吮(nonnutritive sucking, NNS)。安慰性吸吮是婴儿自我安抚的行为,有助于恢复稳定状态并降低对疼痛的敏感性。

与**图 4** 中的婴儿面部表情相反,**图 5** 中的婴儿处于显著的应激状态。这个昏昏欲睡的婴儿也在进行 NNS。然而,婴儿的皱眉表示他正经历不愉快的体验。而引起这种不愉快反应的原因可能是他父亲刚洗过手有肥皂的味道或气味,又或许是父亲拇指的大小或深入程度触发了婴儿的呕吐反射。皱眉和痛苦面容都是压力反应的信号,父亲正确的反应应是将婴儿正在吸吮的拇指移出婴儿口腔。

图 6 所示为出生 4 天的男婴,他眼睛明亮,状态稳定。他的面部表情平静、专注,是一种典型的安静警觉状态。经历无药物干预、无并发症的自然分娩后,该婴儿出生后立刻在乳房上开始强有力地吸吮,并在出生第 3 天恢复至出生时体重。图中,他把手放在嘴边,这是可以进行母乳喂养的早期信号。

图 7 中的婴儿为出生第 6 天。注意他踢腿的动作和对婴儿床栏上玩具图片的反应。该婴儿处于活跃警觉状态。他能舞动四肢,转头并试图拿到人脸图片,这表明他的肌张力正常,眼手协调良好,并且有能力与外界环境积极互动(Klaus 2000)。

图 8 中的婴儿处于警觉状态,表现出肌肉运动的应激反应。他的肢体语言显示出紧张和痛苦:痛苦面容、手指张开、脚趾卷曲和四肢僵硬等(Als 1986, Herr 2006)。婴儿头部毛发被剃掉的区域和监护仪电极线,表明这个婴儿最近接受了医学手术,其中一些操作可能引起疼痛。疼痛会增加婴儿患病的风险,影响母婴关系的情感联结,并且可能干扰母乳喂养。该婴儿可能缺乏维持正常进食的能力,在没有医疗禁忌的情况下,母乳喂养和肌肤接触是帮助这个新生儿降低疼痛、减少哭泣和促进对父母依恋的重要方法(Johnston 2014, Marin Gabriel 2013, Moore 2012)。

图 9 中的婴儿也处于应激状态。她 3 周龄,体重低于出生体重 85 克(3 盎司*)。发育不良(failure to thrive, FTT)的婴儿通常会表现出焦虑的面部表情、明显的不安和警觉。如果 FTT 的程度很严重,婴儿可能没有足够的能量哭泣,而表现为面部表情淡漠(Lawrence 2016)(关于 FTT 的更多信息参见第十六章)。

哭　泣

哭泣是婴儿的一种特定行为状态,也是一个重要的应激线索。哭闹时,皮质醇(一种应

---

* 译者注:1 盎司(OZ)＝28.3 克。后文中统一仅用克表述。

激激素)会升高。哭泣是婴儿对饥饿、脱衣服、换尿布或其他任何形式的操作受到惊吓而产生的正常反应。哭闹不止可能表明婴儿生病或疼痛(Short 2004)。4 月龄以下没有发热症状但哭闹不易安抚的婴儿可怀疑发生尿路感染(urinary tract infection, UTI)。通过尿液检查可以排除 UTI 是婴儿过度哭闹的原因(Freedman 2009)。

约 20% 的 4 月龄以下婴儿会经常无缘无故地哭泣。婴儿哭泣对父母情绪也会产生影响,因为这可能会破坏亲子关系,并成为父母虐待儿童的刺激因素(Oldbury 2015)。英国开展了"幸存的哭泣"的教育项目,该项目有网站并提供印刷材料。这一项目提供的信息以及对父母的支持提高了父母的信心,使父母在面对婴儿持续哭闹时产生的抑郁和焦虑情绪显著降低(Powell 2018)。

图 10 中的婴儿正在哭泣。注意他抬高且回缩的舌尖。抬高的舌头会挡住乳头,造成婴儿含接困难。哭泣也会影响吞咽时的安全。为了防止误吸,尝试喂养前安抚哭闹的婴儿很重要。注意该婴儿瘦瘦的面颊和眼睛下方深深的褶皱。这些特征表明婴儿双颊的皮下脂肪垫发育不足。此外,婴儿的上唇线不够清晰,这可能表明婴儿的上唇肌力差。唇部肌力差和面颊发育不良可能会妨碍婴儿嘴唇在乳房上形成强有力的密封状态。

图 10 中所示的婴儿可能是早产儿或低体重儿,并可能经历早期喂养的挑战(Noble 2019, Lawrence 2016)。这些婴儿的喂养管理在第十六章有更详细的讨论。饥饿的婴儿哭到一定程度时,会因疲乏而停止哭泣。母乳喂养通常会随着婴儿的成熟和体重增加、体型改变以及耐力的提高而获得改善。

吐　奶

图 11 展示了一个饱食的婴儿吐奶的画面。可以观察到她的嘴角上残存着打嗝后流出的乳汁。有些婴儿被称为"快乐吐奶者",他们大量进食后可能会吐出一点乳汁,但他们很健康,体重增加正常。母亲们大可放心,吐奶不影响健康问题,只是增加了洗衣频率。

相比之下,因吐奶影响到新生儿的生长时,这类婴儿通常会表现出痛苦和消瘦。而他们的行为通常会被描述为难以安抚或腹绞痛。应对此类婴儿进行评估,以排除疾病、肠梗阻、吞咽障碍或胃食管反流病(gastroesophageal reflux disease, GERD)。

母亲乳汁供应过多时,婴儿在喂养后出现频繁吐奶,父母可能描述婴儿难以安抚或有腹绞痛的征象。

婴儿体重是否增加是区分婴儿吐奶与乳汁供应过多相关还是与疾病相关的关键因素。在供应过多的情况下,哺乳顾问可以帮助母亲减轻乳房肿胀和乳汁渗出,并就如何避免过度喂养婴儿提供建议(参见第十一章)。母亲应更换合适的哺乳体位,这样婴儿就不会因为乳汁流速过快而感到有压力。相反,如果婴儿增重缓慢,乳汁的供应和婴儿的摄入量都需要得到专业的支持。如果婴儿尚未接受医疗护理,则哺乳顾问需立即将体重增加缓慢的婴儿转介至初级卫生保健提供者进行医学评估。

皮 肤 评 估

新生儿的外观评估包括皮肤评估。父母和哺乳顾问有时会遇到婴儿发生皮疹。**图 12** 中的婴儿出现新生儿皮疹。新生儿皮疹会在婴儿全身游走,几分钟之内消退,然后变暗。然而,**图 13** 中的婴儿患有病理性皮疹,需要住院治疗。由于良性皮疹与疾病或感染导致的皮疹难以区分,因而应由医疗专业人员进行皮肤检查。

皮肤上的皮疹通常是由于药物过敏、儿童疾病或与金黄色葡萄球菌和耐甲氧西林金黄色葡萄球菌(methicillin-resistant *Staphylococcus aureus*,MRSA)相关的感染所致。

麻疹死亡病例大多发生在 5 岁以下的儿童中。照顾年龄太小而无法接种疫苗的婴儿的护理人员应掌握这种极具传染性疾病的症状和体征(Mayo Clinic 2018)。症状包括发热、干咳、流鼻涕和结膜炎(覆盖眼睛表面和眼睑内表面的膜发炎),接下来第 4 天会暴发红色皮疹,从头颈部扩散到躯干和四肢。此外,还可能会出现口腔内发炎,面颊和软腭的黏膜上出现针尖大小、蓝白色小点(称为柯式斑点)。

一些儿童感染新型冠状病毒后,会出现儿童多系统炎症综合征(pediatric multisystem inflammatory syndrome,PMIS)(Deza 2020)。这种疾病罕见,患儿会发生影响血管和动脉的免疫反应,以及可能导致心脏损伤的炎症。与川崎病类似,PMIS 可引起中毒性休克。若发生持续高热、手脚肿胀、皮疹、嗜睡、呕吐和腹泻、眼睛发红、嘴唇或舌头破裂或肿胀、心率加快和呼吸困难等症状,患儿需要立即接受医学评估。患儿不具有传染性。该综合征应治疗,需住院并进行重症监护。

新生儿皮肤瘀点表现为针尖大小的圆形斑点,通常摸上去是平整的,呈红色、棕色或紫色,提示皮下出血。这种瘀点并不是皮疹,但应引起重视,伴随低体温出现的皮肤瘀斑可能是新生儿败血症的征兆(Short 2004)。新生儿败血症(血液感染)的症状通常非常细微且具有非特异性,患儿看似处于健康状态。哺乳顾问通常无法确定导致这些症状的原因,但这些症状在为家庭提供及时帮助方面发挥着特殊作用。婴儿出现皮疹、低体温、发热或过度嗜睡时应立即报告给医疗保健提供者进行评估。

皮肤温度的评估

正常婴儿的皮肤触感应该是温暖、干燥的。出生后 2 天内,未与母亲进行肌肤接触的新生儿可能难以维持体温的稳定(Anderson 2003)。当身体散热过快以致无法维持正常的核心体温时,会发生体温过低(严重的冷应激)。另一方面,许多婴儿因穿着过多导致体温过高而难以被唤醒。体温过高将增加婴儿猝死综合征的发生风险(AAP 2016b)。婴儿难以维持正常的体温可能是感染的信号。

图 14 中的婴儿显示出冷应激的表现。婴儿的皮肤呈大理石花纹样(称为花斑)。照片中这名健康的足月婴儿被脱下衣服称重,因此感到寒冷。当婴儿与母亲的肌肤接触并盖上

毯子后,她的体温迅速恢复,花斑逐渐消失。

虽然肌肤接触可以帮助大多数婴儿调节体温,但早产儿和小于胎龄儿可能还需要佩戴软帽,以防止头部热量的散失。一些父母可能无法识别婴儿冷应激的信号。需要帮助他们识别婴儿受冷的标志,如皮肤花斑、身体颤抖及皮肤发青。

婴儿产伤的评估

产伤可能会影响婴儿接受母乳喂养的能力。产伤可以通过体格检查发现,或者通过查询病史得知。例如,分娩时需要使用产钳或真空负压吸引器(Caughey 2005)。经历过产伤的婴儿可能会表现得更嗜睡或更易怒。增加肌肤接触、按摩、安慰性吸吮和母乳喂养已被证明有助于缓解婴儿的疼痛(Shah 2012, Bembich 2013, AAP 2016b)。哺乳时肌肤接触已被证明是减轻疼痛的最好方法(Marin Gabriel 2013)。体位支撑(以弯曲的姿势抱着婴儿)是另一种可以帮助早产儿和足月婴儿缓解疼痛的有效且安全的方法(Axelin 2006, Hartley 2015)。

图 15 展示了一个产程长并使用产钳助产分娩的 3 日龄婴儿,其外观有瘀伤,表情痛苦。出院时还未建立母乳喂养,且不容易被唤醒,小便少,没有大便。此外,将婴儿抱置于乳房的位置是非常困难的。当婴儿的头被转动或触摸时,便会哭闹。该婴儿的吸吮能力很弱,只能用勺子给婴儿喂初乳,在短期内需帮助她实现母乳喂养以提供能量。

图 15 中,侧卧位哺乳是婴儿承受压力最小的哺乳姿势。侧卧增加了婴儿的姿势稳定性,减轻了头颈部的压力。追踪观察至第 5 天,婴儿仍然表现出耐力不足,未能完成一次完整哺乳就入睡了(喂养前后,应在精确到 2 克的电子秤上称重以测定摄入量)。指导母亲使用医院级别的吸奶器泵奶以维持泌乳量。

鼓励母亲持续使用吸奶器,直到婴儿能够在乳房上充分吸吮。开始哺乳前,可以使用少量的乳汁来唤醒婴儿。母亲应学会观察婴儿疲劳的迹象,如果婴儿吸吮时很快入睡,则应将剩余的母乳泵出喂给婴儿。到第 12 天时,该婴儿开始从产伤中恢复过来,母亲可以停止泵奶和补充喂养,且母乳喂养进展顺利。

图 16 所示的 1 周龄婴儿经历了极其紧张的分娩过程。可以观察到婴儿头部因胎头负压吸引造成的擦伤。婴儿大部分清醒的时间都在哭泣。注意他弓起的背和蜷缩的手臂。尽管母亲反复尝试喂奶,但婴儿还是拒绝靠近乳房。母亲认为婴儿拒绝哺乳的行为是由于医院的医护人员推婴儿的头来帮助含接所致。出院时,母亲学会泵出乳汁并使用特殊喂养器®(以前称为 Haberman 喂养器)来进行喂养。

社区的哺乳顾问对**图 16** 中的婴儿进行了随访,建议母亲让婴儿在屈曲的体位下用奶瓶喂奶,让婴儿臀部抵着母亲的腹部,髋关节屈曲可以避免婴儿背部弓起,帮助婴儿缓解疼痛,并帮助母亲稳定婴儿头部,以保证吞咽安全。注意,母亲用手支撑着婴儿的颈部后方,这样就不会触碰到婴儿头部的伤口。随着时间的推移,婴儿从产伤中恢复过来,母亲可以让婴儿逐渐靠近身体进行奶瓶喂养,最终以母乳喂养的姿势来进行奶瓶喂养(**图 327**)。这种策略有助于让婴儿过渡到乳房上进行母乳喂养。当母亲返回工作岗位时,婴儿可继续部分用标准奶瓶喂养。

　　图 17 所示为 5 日龄婴儿,头上有一处产时宫内监测造成的头皮瘀伤。哺乳顾问评估婴儿时记录了该处的瘀伤。这些瘀伤会增加婴儿发生黄疸的风险(Flaherman 2017a)。

　　同时,这位母亲得到错误的指导,即将婴儿的头强硬地推向乳房进行含接,导致婴儿在含接乳房时哭闹并挣扎。为了纠正婴儿这种拒绝哺乳的行为,建议母亲在哺乳间歇多做肌肤接触,并在含接乳房时给予婴儿更多的主导权。如果婴儿需要帮助,母亲可以在指导下将婴儿的肩膀靠近乳房,但不要碰到头部。一旦婴儿不再把衔乳与疼痛联系在一起,母乳喂养就会得到改善。

头颈部不对称和斜颈的评估

　　斜头畸形是颅骨不对称的总称。相关风险因素包括器械辅助阴道分娩、初产和男胎(Peitsch 2002, Bialocerkowski 2008)。头部形状异常和颅骨不对称的婴儿需要进行仔细的评估和随访,他们可能存在母乳喂养困难的风险。

　　头部形状异常有时与儿童常见的肌肉骨骼异常所致斜颈(颈部扭曲)的风险增加有关。胎儿在子宫内被挤到一个狭小的位置时,如臀先露,有时会出现斜颈(Kuo 2014)。分娩时颈部损伤和胎儿胸锁乳突肌发育异常也可能导致斜颈(Xiong 2019)。

　　患有斜颈的婴儿会把耳朵偏向同一侧的肩膀,而把脸转向对侧的肩膀(**图 53**)。由于不对称的肌肉紧缩,他们的活动范围受到限制(Hummel 2005, Walls 2006, Genna 2015)。并且他们可能会因为肌肉无力和头部控制不佳而出现粗大运动延迟(Kuo 2014)。斜颈常导致婴儿更偏爱可以轻松将头部靠近的一侧乳房。患有斜颈的婴儿可能会拒绝在一侧甚至双侧的乳房吸奶。因哺乳时婴儿向乳房转头困难,父母经常会误解婴儿不喜欢母乳喂养,或者乳头形状存在生理问题,又或是婴儿产生了乳头混淆。变换哺乳的姿势可以帮助一部分婴儿,而其他婴儿则需要操作干预,如脊椎矫正、按摩、物理疗法、颅骶骨治疗,极端情况下还需要手术。当斜颈对母乳喂养的不利影响很大时,必须暂时采用替代喂养。母亲需要做细心地指导来保证泌乳。

　　婴儿斜颈可能伴随有面部、脊柱和髋部的不对称,有时明显,有时不那么明显。婴儿舌头可能呈束状或缩回,这会导致误诊为舌系带短缩(参见第十七章的讨论)。如果舌头不能在乳头处形成密封,婴儿可能会通过咬牙来弥补这种密封性不足。在这种情况下报告乳头疼痛的母亲通常会说"我的宝宝吸得很用力。"而实际上,这种吸吮能力是很弱的。婴儿的这种补偿性吸吮会给母亲带来痛苦。肌肉疼挛对成年人来说很痛苦,而斜颈同样会给婴儿带来不适。一些证据表明,斜颈与消化问题或腹绞痛存在相关性。一项为期 5 年、2519 名婴儿参与的可回顾性图表审查发现,斜颈婴儿同时发生胃食管反流的可能性增加(Bercik 2019)。

　　图 18 中的婴儿在妊娠的最后几周处于臀位,并通过剖宫产分娩。由于他在子宫内的体位阻碍了自由活动,导致出生后耳朵平贴在颅骨上。随着时间的推移,耳朵的位置可能会恢复正常,这种体位本身并不危险。然而,扁平的耳朵提示需要观察是否存在其他由于胎儿在宫内发育活动受限而导致的合并问题。为了检查婴儿的颈部活动度是否正常,将婴儿仰卧

位(面朝上)放在一个平坦的台面上,观察婴儿是否能将头完全转向两侧,观察婴儿的面部不对称性。入睡后观察婴儿在睡眠中是否保持嘴唇闭合。嘴唇紧闭表明婴儿唇部张力正常,没有明显的喂养问题。每次评估时,哺乳顾问都需要帮助父母学会鉴别婴儿肌张力是紧张的还是松弛的。

图 19 中 4 日龄婴儿有明显的颅骨变形(窄头或尖头)。在持续约 3 小时的第 2 产程中,婴儿产生了严重的瘀伤。这些都是婴儿母乳喂养不良的风险因素,母亲将婴儿的早期不良喂养行为描述为"昏睡"。分娩应激导致泌乳 Ⅱ 期延迟(Chen 1998, Dewey 2003)。产后第 4 天的家庭随访中,哺乳顾问观察到母亲乳房松弛,并注意到其他与母亲相关的母乳喂养风险因素。需要特别说明的是,在过去 1 年里这位母亲的右侧乳房接受过导管内乳头状瘤切除术。如果将乳房视为钟表的表盘,可在乳晕边缘 10～12 点处看到手术切口瘢痕。瘢痕下的乳房组织为结节状,质地软,婴儿似乎很难通过该侧乳房进行吸吮,并且母亲的两侧乳头都被咬伤了。

该名婴儿的体重下降了 8%,且出现了黄疸,在哺乳顾问的咨询过程中保持警觉状态。这位母亲根据尿布判断婴儿小便正常,但大便少。哺乳顾问向这位母亲演示如何帮助婴儿实现更紧密的乳房含接。根据母亲所述,在哺乳顾问的帮助下,母乳喂养期间她的舒适程度即刻得到了改善。称重结果显示,婴儿从左乳中吸取了 30 毫升乳汁,但从受手术影响的右乳中只吸取了 4 毫升乳汁。

由于该案例存在多个与母婴相关的风险因素,哺乳顾问建议采用"吸奶器",用吸奶器吸出母乳喂养婴儿,直至婴儿的大便量增加为止。并建议母亲喂奶后用温水清洗乳头并涂上纯羊脂膏帮助润滑乳头。采用吸奶器和改善乳房含接姿势可以提高乳汁分泌量。此外,这位母亲避免了乳腺炎的发生。婴儿排便迅速增加,干预措施在 2 天内停止。婴儿在第 10 天恢复了出生时的体重,18 个月随访时仍在母乳喂养。

由于建议婴儿睡觉时采用仰卧位,因此指导父母和照顾者不时改变婴儿的头部位置以防止发生变形性(也称为位置性)斜头畸形是非常重要的(Mawji 2014)。这种类型的颅骨畸形(头部扁平)是在婴儿出生后发展形成的。"肚肚时间"(即趴睡),在奶瓶喂养和睡觉时交替改变头部位置,以及使用婴儿背带使婴儿直立在父母的胸部,这些都有助于降低产后头型异常的风险(van Vlimmeren 2007)。

图 20 中是一对 6 周龄的双胞胎。图中右侧的婴儿需要通过手术来纠正过早闭合的颅骨缝,以便为她大脑的正常发育留出空间。这是一个危险的颅骨畸形病例。

图 21 中婴儿的颅骨变形是妊娠晚期母亲的骨盆低位衔接时造成的。分娩过程中,婴儿的头部发生擦伤,称为头颅血肿(又称骨膜下血肿,血液集聚并局限在骨膜下)。如果该婴儿的喂养受到影响,可能需要暂时使用泵出的母乳进行喂养。

仔细观察,**图 21** 中的婴儿耳朵被胶带盖住,以固定住耳夹板。利用这种方法对婴儿耳朵进行重新塑形是一种安全有效的干预措施(Woo 2017),可以矫正折叠或杯状耳朵、前耳垂和其他常见的耳畸形。这些畸形有时与产前臀位、斜颈或各种遗传综合征有关。**图 22** 中的婴儿是臀位,耳朵呈杯状,耳垂朝前。此外,其面部存在不对称性。该婴儿接受了耳夹板干预治疗。

其他导致拒乳因素的评估

有时,婴儿会只喜欢吮吸一侧乳房,而拒绝另一侧。婴儿拒绝吸吮单侧乳房可能由多种因素造成,包括前面提到的斜颈。拒绝单侧乳房也可能是由于产伤,如头部疼痛或锁骨(颈骨)骨折,在这种情况下,新生儿只有用未受伤的一侧躺着时才能感到舒适。有时这个问题与母亲的乳头解剖结构有关。例如,一侧乳头可能缺乏弹性,导致婴儿偏爱更容易含住的另一侧乳头。

KH 曾研究过一位母亲,她的新生儿只愿意在她右侧卧位时吸奶;母亲左侧乳房哺乳只能通过摇篮式体位实现,而右侧乳房哺乳时则需要采取橄榄球式体位。5 月龄时,婴儿开始愿意左侧卧位吸奶,接受了以摇篮式姿势进行的双乳喂养。1 岁时,他被诊断为感觉统合功能障碍。病例报道,一只眼睛失明的婴儿更喜欢吸吮能让他们看到母亲面容侧的乳房。同样,单耳失聪的婴儿,如果放置姿势使他们原本有健康听力的耳朵被堵塞,那么婴儿可能会感到不安。

其他导致婴儿疼痛和应激因素的评估

图 23 展示的是一个在妊娠 37 周出生的婴儿的足跟,婴儿正在进行高胆红素血症的监测。足跟采血是最常用的新生儿采血方法,用于进行新生儿筛查和黄疸水平的监测。由于频繁的足跟采血或其他必要的医疗护理而产生的不愉快刺激,可能会导致一些婴儿进入干扰哺乳的感官防御模式。例如,进行过强力吸痰或插管的婴儿可能会有声带损伤(表现为嘶哑地哭泣)和喉咙痛。他们可能会在口腔受到刺激时产生应激反应,无论是对母亲的长乳头、奶瓶嘴、手指或安抚奶嘴,都可能表现为厌恶行为、拒乳或很容易出现呕吐反射。

如果一项操作会对成年人造成痛苦,那么对新生儿来说同样如此。由于早产儿缺乏神经抑制机制,与足月儿、幼童和成年人相比,他们对疼痛更为敏感。反复的有害刺激可产生慢性神经病理状态,导致一些正常无害的刺激也会使新生儿感到疼痛。因此,重要的是尽量降低和控制新生儿疼痛,以促进其正常的生长和发育(AAP 2016a)。**图 24** 中的母亲正通过肌肤接触、臀部弯曲(体位支撑),帮助她的早产儿来稳定状态(图片由 Jane Bradshaw、BSN、RN、IBCLC、RLC 提供)。

图 25 中的婴儿在接受腰椎穿刺(脊髓抽液)后,脊柱上出现了一个疼痛性肿块。腰椎穿刺、包皮环切术和肌内注射是婴儿可能遭受的其他痛苦经历,这些疼痛可能会使婴儿"突然拒乳",并且很难找到舒适的姿势进行喂养,或难以唤醒进行哺乳。目前已制定了新生儿疼痛管理指南,但许多人并没有意识到新生儿也会经历疼痛。

与成年人一样,有效地管理疼痛可减少临床并发症的发生。目前,有 3 种干预措施可以减轻婴儿的疼痛:

- **环境**:减少噪音和光线;医疗操作集中时段进行,让婴儿有休息期

- **行为**：母乳喂养，肌肤接触，体位支撑，母乳滴喂，提供非营养性吸吮机会(成年人手指/安抚奶嘴)
- **药物**：按照医生的医嘱使用麻醉剂或止痛药

黄　疸

新生儿黄疸很常见，大多数新生儿都会出现一定程度的黄疸(Flaherman 2017a)。除非婴儿的热量摄入受限，否则黄疸一般会在出生后的头几周内消退。当母乳喂养的母亲遇到困难或发生泌乳Ⅱ期延迟时，可能会导致摄入不佳性黄疸。应该让父母放心，新生儿黄疸通常会在适当的照顾下消退，不会造成任何不良后果。否则，他们可能会过度担心孩子的健康。

由于胆红素毒性风险的存在，应对婴儿进行监测，以筛查那些可能发展为严重的高胆红素血症、胆红素脑病或核黄疸的婴儿。产妇方面的风险因素包括糖尿病、Rh 同种异体免疫或黄疸患儿分娩史。婴儿高胆红素血症的风险因素包括 Coombs 试验阳性、ABO 血型不合、早产、脱水、胎头负压吸引分娩、亚洲种族和严重的婴儿瘀伤(Bertini 2001，Lain 2015，Flaherman 2017a)。

嗜睡和难以唤醒是黄疸婴儿的常见症状。哺乳顾问需要帮助母亲给婴儿增加母乳摄入量以降低胆红素水平。排便是胆红素排泄的主要途径。为了增加排便，必须增加热量的摄入。婴儿每 24 小时内应获得 8～12 次有效哺乳。必要时，母亲应泵奶来保证乳汁供应，从而在需要时补给母乳。

比较**图 26** 中 4 日龄的白种婴儿的皮肤与其父亲的手臂肤色。该婴儿的面部、躯干和手掌都有黄疸。随着胆红素水平的升高，该婴儿会经历从头到脚"变黄"的过程。

图 26 中所示，婴儿家庭以保持屋内昏暗来促进婴儿的睡眠。把孩子从昏暗的房间带到阳光下，有助于父母识别出婴儿的黄疸已加重，需要唤醒婴儿并让其摄入更多的能量。关于黄疸的教育促使父母开始使用干预措施来改善喂养。不推荐通过喂水来降低婴儿的胆红素水平(Lawrence 2016)。在这种情况下，需要通过吸奶器和手挤奶来保持母亲的乳汁供应。

对婴儿进行目测来评估其胆红素水平是不可靠的，特别是在非白种人群中。检测血清中胆红素的水平能提供更准确的信息。目前已开发出一项新技术，即使用智能手机应用程序来识别婴儿的胆红素水平是否处于高风险区域(Taylor 2017)。由于胆红素水平通常在婴儿出院后达到峰值，因此这种可在医院外使用的技术可以使胆红素水平监测变得更容易，并避免母乳喂养的中断。

胆红素的安全水平取决于许多因素，包括出生体重和胎龄。体重轻、孕周小的婴儿更需要密切监测胆红素水平，尤其是在出生后 24 小时内就观察到明显黄疸的婴儿。已知具有相关风险因素的足月婴儿和出生 24 小时内出现明显黄疸的婴儿，无论采用何种喂养方法，都应接受胆红素检测。

新生儿黄疸通常在 3～5 天达到高峰，出生后 2 周内消失。所谓母乳性黄疸是指一种特殊类型的黄疸，通常在健康婴儿中黄疸持续超过 3 周。母乳中的某些物质可能会引发易感婴儿的基因突变(Maruo 2000)。一般情况下,婴儿的胆红素水平在 4 月龄后或停止母乳喂养后会下降。在做出母乳性黄疸的诊断前,通常需排除持续性、非结合性高胆红素血症。应对持续性黄疸婴儿进行甲状腺功能减退的评估,并排除胆汁阻塞(Flaherman 2017a)。

图 27 中是一个患有 ABO 血型不合的婴儿,正在接受传统的光疗,佩戴眼罩躺在蓝光箱中。这种疗法会中断母婴拥抱,并可能改变哺乳频率。新型的蓝光床将灯光设计在婴儿下面,无需佩戴眼罩。治疗期间让母亲和黄疸婴儿近距离接触有助于保证频繁的母乳喂养。尽管黄疸患儿可能难以唤醒,喂养情况也可能不佳,但仍应鼓励母亲进行母乳喂养。

使用便携式光纤设备,将辐射光直接照射在皮肤表面,这样母亲可以在光疗过程中进行母乳喂养。一项 Cochrane 综述(Mills 2001)发现,光纤毯在治疗新生儿黄疸方面不如传统的光疗有效,但在早产儿中效果相同。另外,使用光纤毯不需要对婴儿的眼睛施加保护,可以让婴儿在家中接受治疗。

小　结

良好的护理包括对婴儿进行仔细和全面的评估。哺乳顾问必须能够区分正常和异常的表现,不能忽视早期母乳喂养不良的风险因素,而过早下结论。泌乳量的校准具有时间敏感性,一些婴儿特别容易在早期发生过度体重下降。如果等待过长时间,再对伴随风险的母乳喂养进行干预,往往会导致母乳喂养失败。观察婴儿的状态、肢体语言、肌肉紧张度、皮肤、呼吸和发声可以为哺乳问题提供线索。一旦对情况有所了解,就可以采取循证干预措施来保证母乳喂养的进行。

第三章

婴儿口面部评估及喂养反射

评估婴儿的面部解剖结构、肌力及喂养反射非常重要,因为即使是很小的问题都可能影响新生儿的母乳喂养和刺激产生足够奶量的能力。对母乳喂养的母婴观察应该进行系统、全面且客观的评估,从而得出有助于解决问题的计划。

对患者进行诊断或者治疗超出了哺乳顾问执业范畴,除非他们同时持有相关执业资格证书。然而,哺乳顾问必须能够识别并准确报告风险因素。从伦理上来说,在征得患者或者客户知情同意后,哺乳顾问应将哺乳指导过程中观察到和发现的结果,告知给初级卫生保健提供者。这也符合国际哺乳顾问考试委员会(IBLCE)在《专业行为守则》中规定的对国际认证哺乳顾问(IBCLC)的要求,即"准确并完整地向卫生保健小组的其他成员报告情况"(IBLCE 2015)。

除了提供照护的医生、牙医和高级执业护士外,言语语言病理学家(speech language pathologist, SLP)、物理治疗师(physical therapist, PT)及职业治疗师(occupational therapist, OT)也应接受过专业的培训,可以评估人体神经肌肉功能及治疗相应缺陷。在与卫生保健小组合作的模式下,哺乳顾问从他人那里学习并扩展自己的评估技能。作为医疗保健团队中的一员,哺乳顾问还向其他专业人士宣传母乳喂养和母乳的重要性。

口腔及面部解剖结构评估

第二章回顾了正常生理反应、正常行为状态及喂养时的影响因素。第三章侧重于了解解剖结构及生理功能的改变对母乳喂养的影响。

早产、出生时的体重、产伤、先天性畸形、神经肌肉功能缺陷和疾病都会影响婴儿的口腔及面部结构。这些结构在出生后的前4~6个月会因生长迅速而改变。因此,很多母乳喂养问题会随着婴儿成长得以改善或者消失。母亲需要了解这些信息,因为这些可能激励她们继续为婴儿手挤奶或者泵奶来维持奶量,以待婴儿成长和成熟,从而使得母乳亲喂更轻松,成功概率更高。

嘴　　唇

　　婴儿用嘴唇将母亲的乳房含入口腔内(Wolf & Glass 1992),并与舌头和下颌一起协调作用于乳房。嘴唇的闭合有助于口腔内产生负压(吸力)(Elad 2014)。唇密封性差会阻碍婴儿产生和维持吸吮力。频繁出现的吸力不足会导致婴儿的嘴唇在吸吮时从乳房上滑脱,需不断地重新含接,使得婴儿感到吃奶费力,而婴儿有可能在没有获得足够的母乳前睡着。

　　在哺乳过程中,婴儿的下嘴唇必须完全外翻。上下唇的闭合应该是对称的,没有间隙或退缩的迹象。唇肌张力过强或者过弱都可能导致母乳喂养问题的产生。当唇肌张力过弱时,婴儿在吸吮时嘴唇可能会频繁从乳房滑落,当然这也可能是其他原因造成,如不良的哺乳姿势或一个较大较重的乳房没有得到很好地支撑。

　　上唇密封不良或外翻过度可能表现为肌肉张力低和运动控制不良。唇肌张力低与由早产、神经肌肉缺陷、先天缺陷、体重过度减轻及疾病引起的全身性虚弱有关。如斜颈或面部肌肉损伤等情况也可能导致面部肌张力低和唇控制不良。

　　唇肌张力过强可能表现为嘴唇向内翻卷或嘴周围组织变白。这可能是由于神经状况,如肌张力过高,或者可能是肌张力较弱的婴儿试图吸住乳房时的一种补偿机制。

　　母乳喂养评估应该是全面的。通过观察婴儿嘴唇张开、变圆及塑形情况来评估嘴唇(参见**图39**)。婴儿不论在清醒或者睡着时都应有能力闭上嘴唇并控制唾液分泌。新生儿出现过度流口水可能提示吞咽困难,需要尽快评估是否发生误吸。一些舌系带过短的婴儿因舌头运动受限可能出现过度使用上唇来吸吮乳房,导致母亲乳头疼痛。

　　哺乳顾问用手指轻柔地按压婴儿的嘴唇时会感受到一些阻力,婴儿也会很快对触碰做出反应。哺乳顾问需要观察婴儿吸吮手指、乳房或奶嘴时的密封能力。对于一些面部肌张力弱的婴儿来说,吸吮狭窄物体所形成的密封性对他们来说会更轻松及容易。一些看起来在手指或狭窄奶嘴上吸吮顺畅的婴儿可能会在吸吮宽底物体(如乳房或宽底奶瓶奶嘴)时很快出现疲劳。

　　婴儿唇部密封的协调性能够直观评估。有时,唇部问题实际上是下颌或舌头的问题,影响了嘴唇的密封性。张口过大可能破坏嘴唇的密封性而导致吸力丢失。在哺乳期间,婴儿舌头两侧形成杯状有助于包裹住乳头以更好地形成密封。

喷喷声或吧唧声以及漏奶

　　间歇性唇密封性破坏和吸力丢失会产生喷喷声或吧唧声。母亲可能会反映在哺乳或瓶喂时,乳汁从婴儿嘴角溢出,或者发现她的衣服被弄湿了。漏奶或吃奶时发出嘈杂的声音意味着需要密切关注是否存在黏膜下腭裂、异常腭的解剖形态或舌系带过短(参见第十七、十八章)。

　　但是,唇密封性的破坏可能只是婴儿为了控制母亲乳汁流速过快的一种策略。伴有过强喷乳反射的母亲可能会观察到婴儿发出喷喷声及漏奶。她的宝宝学会了释放唇封,以减缓奶流速度,并暂停呼吸。

当婴儿发出吧唧声及漏奶时,重要的是进行全面考虑。如果婴儿体重增长迅速,且乳汁供应充足,吧唧声并不代表异常;而如果婴儿体重增长不良,且难以完成喂食,则吧唧声或漏奶则提示有功能障碍。

唇 内 翻

唇内翻(**图 28**)可能与婴儿唇肌张力过高有关,或是唇肌张力不足的一种代偿行为。通过观察身体其余部分的总体肌张力可以进行区分。**图 29** 展示婴儿的上唇系带(连接上唇与上牙龈之间的组织)。Weissinger(1995)描述了一个舌系带过紧导致上唇退缩的婴儿病例。然而,婴儿的唇系带通常很厚,附着在牙龈的较低位置。它会随着时间的推移而变薄并向上迁移。唇系带有许多正常的变化,而且几乎没有证据表明"唇系带"对母乳喂养的负面影响严重到了需要剪断的程度(有关唇系带的全面讨论,请参阅第十七章)。

唇内翻可能会造成如**图 30** 中的吸吮性水泡。这通常被描述为"正常",但更恰当的描述为"常见"。吸吮性水泡或唇周老茧是皮肤摩擦损伤的一种表现。嘴唇上的粗糙老茧可能会刺激乳头,一般是在乳头的底部。母亲可以用手指轻轻地将宝宝的嘴唇翻起。在宝宝的嘴唇上轻轻涂上一层纯化的羊脂膏,可以软化吸吮性水泡。

喂奶前短暂而稳定地拍打、拉伸或抚触嘴唇,如**图 31** 所示,可以刺激肌张力,并提高宝宝熟练形成唇封的能力(Alper 1996)。父母还可以用戴有圆形人造乳头的手指、奶瓶奶嘴或安抚奶嘴来与宝宝玩"拔河"游戏,以此方式锻炼和增强其唇部肌张力。

面 颊

颊垫是面颊中的皮下脂肪沉积物,在妊娠末期发育形成。它们能够帮助稳定乳头在婴儿口腔中的位置并协助婴儿控制吸吮压力(Wolf & Glass 1992)。早产儿缺乏这些脂肪垫,接近足月儿和低出生体重儿的脂肪垫很薄。哺乳顾问通过用一根戴着手套的手指放入婴儿的口腔内,并将拇指放在婴儿面颊的外部(**图 32**),来用手指评估婴儿面部脂肪垫的厚度。在吸吮时,可观察面颊上的凹陷或者"酒窝"(**图 125**)提示较浅的含接或者脂肪垫较薄而稳定性较差。4～6 个月之后随着婴儿面部其他肌肉的发育,脂肪垫逐渐萎缩。

肌张力低下(肌张力减退)会导致婴儿面颊的稳定性差。采用外部反压的方法可以减少口腔内空间,从而改善面颊的稳定性(**图 333** 和**图 334**)。减少口腔内的空间可以减少婴儿为形成必要的真空以产生吸力而必须付出的努力。随着婴儿体重的增加,面颊中的脂肪沉积物将增加,通常会使喂食稳定性得到提高。

评估婴儿外观是否异常

身体结构支撑着身体功能。不寻常的体型(畸形)可能导致功能障碍。哺乳顾问需要对婴儿外观的异常引起警惕,因为这可能会影响母乳喂养。另一个描述结构发育差异的术语是异常。异常被分为严重异常和轻微异常。孤立的轻微异常可能没有特殊意义;然而,3个或更多轻微异常的聚集,或严重畸形的存在,则可能影响母乳喂养、婴儿生长和产后发育。(Beals 2004,Hall 2010, Jones 2015)。它们可能也提示神经、遗传性疾病或综合征。

吞咽困难是指吞咽时出现障碍。吞咽障碍是常见的临床现象,尤其是在早产儿中,它们会导致吸入性肺炎、营养不良和生活质量下降。吞咽困难的症状包括:呕吐、吃奶时或吃奶后咳嗽、厌奶、喂奶时紧张、喂奶时间过长、"咯咯"呼吸声(湿性呼吸音),可能的后果是发育不良(Arens 2015)。

有时候误吸是隐性的,没有明显的症状。有声带麻痹、遗传综合征、早产史、先天性心脏病和发育迟缓的婴儿都有误吸的风险。吞咽障碍及隐性误吸可通过改良的钡剂吞咽检查进行评估。临床医生需要警惕有反复呼吸道和/或进食问题的婴儿存在隐性误吸的风险(Irace 2019)。

面部畸形的婴儿也存在比较高的吞咽困难风险(Baudon 2009)。吞咽困难可能会产生一系列行为结果,如进行性发展的厌奶、拒绝母亲乳房,从而导致非器质性生长发育受限。

下　颌

下颌为舌头、嘴唇、面颊的运动提供稳定性(Wolf & Glass 1992)。正常下颌运动是有节律性和渐进的:在喂食期间既不太宽也不太窄。开合动作平稳且规律。不规则的下颌运动和程度不一致的下颌张开表示吸吮的不协调。下颌不对称及异常张大的下颌会破坏吸吮时嘴唇在乳房上的密封性而造成吸吮中断。婴儿可能会补偿性地紧锁下颌含住乳房,导致母亲乳头疼痛,乳汁摄入量常受到影响。这种模式被描述为功能障碍性吸吮(Palmer 1993a)。

一些婴儿因为下颌移动太宽而很难保持含接,而另一些婴儿则无法张开得足够宽。下颌关节(或称颞下颌关节)损伤和肌张力过高导致下颌开口狭窄和含乳较浅。异常的下颌闭合导致婴儿在吸吮乳头时增加了母亲乳头疼痛的风险。

成人下颌位于中间,与上、下牙龈相互接近。因此新生儿的下颌结构略有后缩,因为出生时下颌发育不足40%(Ranly 1998)。

下颌后缩可能造成含接困难、乳头疼痛等问题(参见第十八章)。婴儿在出生后的前5个月,下颌骨前向生长,显著改变面部轮廓,使颌骨更好地对齐,从而解决了许多情况下的含乳问题。(**图398**中的两个婴儿,其中一个有明显的下颌后缩。到3岁时,大多数孩子的下颌会进一步生长,实现完全对齐,如**图399**所示。)

小颌畸形(比正常下颌小)是颅面畸形的表现,包括皮埃尔-罗宾综合征,这会增加窒息和误吸的风险。

图33展示了一个下颌后缩的婴儿。请注意其耳朵形状发育的轻微异常。将下颌后缩婴儿的头部向后仰,有助于下颌抵住乳房,从而改善含乳,并防止在乳头轴上发生疼痛的颌骨闭合。良好的乳房支撑非常关键,同时多尝试不同的喂养姿势是明智的。一些下颌后缩的婴儿最好采用至少>60°的直立姿势进食(**图386**),即手臂向前,躯干在中线位置,臀部弯曲。这种体位有助于婴儿吞咽并防止鼻腔反流(Eren 2015)。

面部不对称

观察**图34**和**图35**,图中8日龄婴儿下颌有明显的不对称。他在子宫内臀先露的时间过长,对他的头部形状发育产生了负面影响,并使其颌骨偏向一侧。这名婴儿无法成功含乳。在他尝试吸食母乳时,面颊塌陷。使用乳盾也无法帮助他成功含接。他的母亲泵奶4.5个月,婴儿最终也没能过渡到母亲亲喂。

颅面部不对称与颅骨的形状或功能改变、肌肉损伤(如斜颈)或神经损伤(如分娩过程中的神经麻痹)有关。这种不对称现象可在婴儿休息时观察到。婴儿哭泣未受影响的一侧嘴角下垂的角度,被称为新生儿"不对称哭泣相",这也是口腔将受到影响并且含接能力可能受损的迹象。

颈部的位置影响下颌的运动,所以评估下颌在颈部的中央位置非常重要。当下颌缩向颈部,就很难做到下颌的全范围运动。

舌 头

舌头是一束复杂的肌肉。如果舌头的全方位运动受损,很多口腔功能可能会受到负面影响,包括说话、牙齿形成和进食。面部外观也会发生改变。婴儿的舌头必须能够抬起、伸出、侧向(左右移动)和卷呈杯状。舌前部(舌尖)伸出、形成杯状并包裹乳房,可以保护乳房免受下牙龈的挤压。舌头的上升、下降像活塞运动在口腔内产生负压。在喷乳反射的帮助下,吸吮得到乳汁。舌后部(后舌)的蠕动使乳汁被安全吞咽(Geddes 2008, Woolridge 2012, Elad 2014)。舌头两侧形成的杯状也有助于在嘴角处封闭嘴唇(**图362**)。

正常的舌头是灵活、柔软的,而不是僵硬或紧绷的。舌尖呈圆形(Ogg 1975),而不是有缺口的、方形或心形的(Philipp 2012)。舌头的肌张力可以用手指轻压舌头的中部来评估。理想情况下,舌头应对轻微压力做出反应,向手指施加反作用力。当哺乳顾问戴手套的手指(指腹朝上)来评估吸吮能力时,应感觉到婴儿的舌头伸出下牙龈的边缘,并且舌头包裹手指及舌头有节奏地在手指上移动。

舌头的异常包括结舌(舌系带过短)、短小、紧绷、回缩或扁平(不容易形成中央凹槽)。舌头突出可能与肌张力低下有关,肌张力低下常与染色体疾病相关,如唐氏综合征。一位学者(BWC)曾观察到舌头不对称是因使用产钳损伤了婴儿的舌神经。某些情况如斜颈可能造成舌头变形,也可能造成后部舌系带短缩的错误印象(A. Hazelbaker, personal communication, 2015)。

肌张力高的婴儿通常会出现背部反弓,也会造成舌后坠入口腔内。婴儿髋部屈曲可帮助控制症状,但重要的是明确婴儿拱起的原因。一些患有气管软化症等任何类型气道阻塞的婴儿,可能会拱起身体,试图撑开塌陷的气管,以便呼吸。这样的婴儿很容易在被迫吞咽大量液体时出现窒息或误吸,外部间歇调节技术有助于防止误吸(参见第十四章)。

舌尖抬高会使乳房的含接变得困难(**图44**),乳盾有时能改变舌头的位置,让舌头下降,使含接更容易。采用俯卧位的喂养姿势对含接也有帮助。

腭

硬腭的斜面角度应是平滑、适中的,两边都是完整的,没有明显的腭裂。硬腭是位于口腔顶部薄而宽的"U"形骨板。它将口腔和鼻腔隔开,并保持面部结构的稳定性(Wolf & Glass 1992, Bush 2012)。狭窄、拱形或有沟纹的硬腭作为遗传特征出现在某些家庭中。异常形态的腭可在多种综合征中出现。长时间的气管插管可能会在腭部形成沟纹,或导致狭窄、拱形的腭部出现(Wolf & Glass 1992, Alves 2012)。患有遗传综合征,如特纳综合征(turner syndrome, TS)的婴儿,硬腭往往有沟纹(**图346,图390~391**)。

婴儿的舌头会填满整个口腔(Bosma 1977)。影响硬腭形状的因素有妊娠期宫内舌头的位置、臀位和舌系带短缩,这些可能会妨碍舌头抬起而影响硬腭的塑形与发育。临床医生经常观察到舌系带短缩的婴儿可能有高拱或者特殊形态的硬腭。但是,这也可能只是由于舌系带短缩和先天性腭畸形经常同时发生。

图36中2周龄的婴儿上腭有"气泡状"结构。出生时还存在舌系带短缩,无法进行母乳喂养。5日龄时进行了舌系带切开,且愈合良好。但是,这个婴儿依然无法将他的舌头抬高超过中线位置(把中线想象成一条无形的线,当嘴巴充分张开时,嘴角两侧相连的一条直线)。舌头无法上抬到上牙龈的位置,这表明舌头缺乏全方位运动的能力。Kent(2015a)在对澳大利亚母亲的一项调查中,将腭部异常描述为造成母亲乳头疼痛的第四大常见原因。

软腭是一块肌肉瓣,在吞咽时会抬起,封闭通往鼻咽部的开口,从而防止食物进入鼻腔。在吸吮时,当舌根抬起形成封闭的口腔时,软腭会下降。封闭的口腔有助于产生负压和吸力(Ramsay 2004)。软腭由5组成对的肌肉组成,因此容易疲劳。当虚弱的婴儿开始失去对软腭肌肉功能的控制时,耐力差可能会导致疲劳性误吸。密封口腔后部能力的丧失可能不会马上被察觉,但随着喂养的进行和婴儿的疲劳,这种情况会变得更加明显。

鼻:评估呼吸

任何超过20秒的呼吸停止都被称为呼吸暂停。在新生儿中,呼吸暂停与心率低于100

次/分有关。发绀(皮肤颜色变蓝)表明氧供应降低。

呼吸困难可能还有其他原因。当观察到异常呼吸时,应评估婴儿鼻腔情况(Alper 1996)。即使是少量液体的吸入也会造成婴儿鼻塞音。听到鼻塞迹象的父母或者卫生保健提供者,也可能观察到大量误吸的乳汁变成奶痂(黏液排出)积聚在鼻腔内。有时,婴儿提前停止吃奶或完全排斥乳房与吃奶时无法充分呼吸有关。

在极少数情况下,可观察到特别小的鼻孔,如**图37**中的4周龄的婴儿。每当母亲将他紧抱在胸前时,他就会惊慌失措,挣扎着推开,以便让嘴呼吸。这通常发生在他嘴里充满食物而鼻孔又不够大、无法呼吸时。奶瓶喂养时也出现了类似情况。他屏住呼吸,大口喝奶,然后推开奶瓶,喘气(**图323**)。喂养过程一直很痛苦,直到使用了外部间歇调节技术来帮助他协调呼吸与吞咽(参见第十四章)。在24小时内,母亲报告说,他平静下来,变成了"一个完全不同的宝宝"。

哺乳顾问和儿科医生均未考虑将这个婴儿转介给耳鼻喉科医生进行评估。在12个月的随访中,这位母亲反映婴儿持续存在呼吸问题,并在9月龄时,发现有睡眠呼吸暂停综合征及打鼾。耳鼻喉科医生认为在鼻软骨可延展的早期,通过扩张手术可以扩大鼻腔通道。

任何呼吸困难或观察到有异常或嘈杂呼吸音的婴儿都需要专业医疗人员的评估。建议母亲定期让婴儿松开乳房来休息,并防止呼吸暂停和误吸。可以在喂奶前用手挤奶或者用吸奶器吸奶来软化乳房,并尝试各种不同的喂养姿势。如果母亲在补充喂养,她必须在喂养时承担更多的调节节奏的责任,要经常停顿,以使婴儿的吞咽速度与呼吸相匹配。这可以帮助婴儿学习自我控制节奏,以免出现婴儿厌奶的情况。

喂 养 反 射

正常婴儿出生时就存在各种反射,有助于进食。一些反射,如咳嗽反射,在出生时并不成熟,在第2个月时才完善。大多数新生儿的反射将会在出生4～5个月后被口腔有意识的运动模式所取代(Sanches 2004)。这些反射包括:

- 觅食反射
- 吸吮反射
- 吞咽反射
- 呕吐反射
- 咳嗽反射

早产、产伤、疾病或先天性疾病都可能影响婴儿的喂养反射。如果喂养反射被抑制或亢进,婴儿可能无法正常喂养。哺乳顾问的评估应包括观察喂养反射存在与否,并向医生报告异常发现。

觅 食 反 射

觅食反射帮助婴儿定位乳头。觅食行为在出生时就存在,直到出生后 2～4 个月时消失,然而一些专家认为母乳喂养的婴儿可能会持续更长时间(Morris 1977)。如果觅食反射不存在或减弱,可能预示着婴儿触觉感受器功能差或者神经整合存在问题。如果觅食反射亢进,婴儿可能很容易分心,并在尝试含接时会变得沮丧。

吞 咽 反 射

吞咽运动从胎儿早期(妊娠 11～12 周)伴随着吞咽羊水开始发展,在 4 岁左右成熟。吞咽是一个复杂的活动,涉及 50 对肌肉及 5 组神经(Arens 2015)。液体的容量、液体向舌后部的输送以及喉和咽部化学感受器的反应,触发婴儿的吞咽(Woolridge 1986,Wolf & Glass 1992,Thatch 2007)。异常的舌和腭会影响吞咽安全,也是误吸的危险因素。

吸 吮 反 射

触碰婴儿的嘴唇和舌头会诱发吸吮反射(Wolf & Glass 1992),也可通过触摸靠近软、硬腭交界处的后方腭来诱发(Woolridge 1986,Ramsay 2004b,Elad 2014)。早在妊娠 17～20 周就可在子宫内观察到吸吮行为(Arens 2015)。妊娠 28 周时,可观察到无序和随意的口腔运动模式。妊娠 32 周时,开始出现更强的暴发-停顿吸吮模式,此时出生的婴儿已可以进行母乳喂养或瓶喂。

然而,成功的喂养需要持续的暴发-吸吮模式,以协调吸吮-吞咽-呼吸。妊娠 34～35 周时出生的一些早产儿可以保持稳定的吸吮节奏,使他们可以从乳房获取部分乳汁(Brake 1988)。这个阶段的喂养通常是短暂的,因为早产儿会很快因为吸吮-吞咽-呼吸的不协调而感到疲劳(Meier 2007)。

吸吮分为两种模式:非营养性吸吮(nonnutritive,NNS)及营养性吸吮(nutritive,NS)。NNS 与 NS 常被错误地描述为有效吸吮与无效吸吮。

NNS 发生于婴儿吸吮安抚奶嘴、手指或空乳房时(刚刚排空)(Narayanan 1991)。其特点是快而浅地吸吮,且没有吞咽。NNS 发生较早,约妊娠 37 周成熟,其模式随着婴儿发育而变化。随着婴儿的成长,每次暴发式吸吮时吸吮的次数和吸力都在增加。NNS 的暴发比 NS 更快,并且影响婴儿行为状态。NNS 可降低早产儿压力及早产儿住院治疗的时间(Premji 2000,Pinelli 2005)。Premji 认为 NNS 可能在刺激口腔中的纤维束方面发挥着重要作用,激活迷走神经,从而影响消化道的胃肠激素水平。

NS 仅存在于吞咽液体时,它更有组织性和节奏性(Glass 1994)。然而,随着哺乳过程中乳房的排空,乳汁流速发生变化,吸吮的节奏也会随之改变(Cannon 2016)。在刚开始喂奶,喷乳反射到来前,母乳并不容易流出(Ramsay 2004),婴儿为了刺激喷乳反射会快速吸吮乳房。一些临床医生将此描述为"启动"或"唤醒"模式。一个典型的喷乳反射持续约 1.5 分钟,在此期间婴儿的吸吮速率转变为较慢的 NS 模式,婴儿接连吸吮、有数次吞咽和呼吸的暂停。呼吸频率会在两次吸吮暴发的间歇期增加,也可观察到轻微的气喘(Geddes 2006)。

正常足月儿能够保持协调、持续地 NS。婴儿通常在 10～30 次暴发式吸吮后短暂休息(Bamford 1992, Palmer 1993a, Taki 2010)。这种吸吮模式会重复几次,并与超声研究的观察结果相一致。尽管母亲可能无法完全感觉到,但是超声记录了母乳喂养过程中有多次喷乳反射发生。虽然大多数乳汁移出发生在哺乳早期,但在哺乳后期,乳房感觉变软且吸吮速度变慢时,婴儿仍可吸入乳汁。

有一点需要提醒,关于使用吸吮速率来评估乳汁的摄入量。研究证明,仅凭观察来评估母乳摄入量是不够的,尤其是对有风险的婴儿来说。当婴儿出现生长缓慢或呼吸困难时,均应使用精确至 2 克的天平进行评估,以便在需要补充喂养时作出恰当的决策(Meier 1994, Kent 2015b)。

异 常 吸 吮

异常吸吮增加了婴儿乳汁摄入不足和发育不良的风险。哺乳顾问必须能够区分有效吸吮和通过吸吮节律及模式辨别出吸吮功能障碍的婴儿(McBride 1987, Palmer 1993b)。但是,应该注意的是,超声研究显示 NS 与 NNS 时的舌头运动存在差异,这表明当没有乳汁时,吸吮行为会发生改变(Sakalidis 2013)。

吸吮消失或减弱可能表明:

- 早产儿
- 中枢神经系统(central nervous sysem, CNS)不成熟
- CNS 异常(各种综合征)
- 产前 CNS 损伤,如吸毒
- 窒息、外伤、卒中、感染
- 先天性疾病(心脏病、甲状腺功能减退症)

吸吮较弱可能表明:

- CNS 异常并伴有肌张力低下
- 重症肌无力或疾病,如婴儿肉毒杆菌毒素中毒
- 大脑髓质区病变
- 肌肉异常

不协调吸吮的特征是正常吸吮活动时机不对或者过度活跃的反射干扰,可能表明:

- 有窒息史
- 围产期颅脑损伤

- CNS 畸形

受伤的婴儿通常会闭着眼睛寻找乳房,然后吸吮 3～5 次后停下来。可以观察到短、浅、断断续续的下颌运动、吞咽不足以及行为受到影响。称重是确认婴儿是否得到足够乳汁的有效方法。

进食行为改变可能是受伤或疾病的预兆。一位作者(KH)观察到她的儿子在 9 月龄时吸吮能力改变,出现进行性肌张力下降、吸吮力弱和进食困难,最终被诊断为脑部肿瘤(**图338**)。

呕 吐 反 射

呕吐反射可以保护婴儿的气道不被大的物体堵塞,通常由舌后部受到压力后触发。对于小婴儿来说,会在更表浅的位置被触发(Wolf 1992);一些敏感的婴儿在舌中部被施加压力时会引发呕吐。呕吐反射在一些婴儿中非常常见。过于频繁的呕吐反射会引起厌食。高危人群包括神经系统受损的婴儿,母亲的乳头异常长的婴儿,反复受到侵入性操作或对喂养不敏感的婴儿,应对母亲喷乳反射非常快的婴儿。

如果婴儿呕吐反射敏感且易发生,他/她可能会拒绝将乳头含得足够深。由于含乳浅,婴儿可能会挤压乳头,造成母亲疼痛,乳汁的摄入及产量可能都会受到影响。较浅部位的呕吐反射可能与发育相关,随着孩子的生长发育及针对呕吐反射敏感的喂养训练可能可以解决这个问题。有时,口腔练习也会有效(**图 52**)。

咳 嗽 反 射

与前面讨论的新生儿反射不同,咳嗽反射在出生时还不成熟,在出生后 1～2 个月才开始发展(Thach 2007)。新生儿不会通过咳嗽来清除气道中的液体,而是会屏住呼吸并尝试吞咽。新生儿误吸极少表现为咳嗽,所以非常重要的一点是不能因为婴儿不咳嗽就以为婴儿正在安全地吞咽。

年龄较大婴儿的慢性咳嗽可能是疾病的重要临床症状或是吞咽功能障碍的征兆。在喂养时咳嗽可能是吞咽障碍(吞咽困难)的一种信号。两次喂奶之间的慢性咳嗽可能是乳汁反流引起的,如胃食管反流病(GERD)(Czinn 2013)。

密切关注婴儿的其他问题

图 38 中的婴儿出生时就有一颗牙齿。"胎生牙"是指在子宫内时萌出并在出生时还存在的牙齿。"新生儿牙"是指在出生后 30 天内萌出的牙齿(Khandelwal 2013)。在某些文化中,这被认为是好运的象征,但在另一些文化中则被认为是坏征兆(Mhaske 2013)。与 6 个

月左右萌出的正常牙齿相比,这些牙齿通常更小、呈圆锥形、黄色;牙根要么缺失,要么很浅。并发症包括婴儿舌底的溃疡、母亲乳房破损及牙齿的误吸(Jamani 2018)。如果牙齿松动或婴儿舌底有溃疡,则在婴儿 10 日龄后或在注射维生素 K 预防出血的前提下拔除牙齿是安全的。

图 38 中婴儿的母亲打电话咨询哺乳顾问,抱怨乳头疼痛及双侧乳头因为胎生牙导致的小破损。因为她的婴儿的牙齿并不松动,所以儿科医生没有建议拔除牙齿。在这种情况下,乳房管理应包括乳头保持清洁和润滑,以促进伤口愈合及预防感染。使用乳盾直至伤口愈合。哺乳顾问建议采用俯卧位,来帮助婴儿舌头向前倾斜,为下牙龈提供更多支撑。鼓励母亲在婴儿哭泣时观察舌底是否有溃疡征兆,如果有,应告知儿科医生。

图 39 中的婴儿表现出正常的圆形嘴唇,她在安静警觉期与母亲进行互动。观察到婴儿轮廓良好的人中、上唇线弓形,显示其有良好的面部肌张力。婴儿的双颊丰满圆润,脂肪垫发达,有助于稳定嘴唇的肌肉。婴儿面部匀称,没有下垂或塌陷的表现。

相比之下,**图 40** 中是一个出生 14 天肌张力亢进的婴儿(过度活跃的肌张力),有"荷包样"嘴唇。注意他的唇周张力大,皮肤发白(变苍白)。在咨询期间,这个婴儿从未成功含接上乳房,他的父母甚至很难将手指或奶嘴插入婴儿的口中。尽管采取了很多措施,但这个婴儿仍不能成功母乳喂养。在泵奶数周瓶喂后,这位沮丧的母亲放弃了母乳喂养。

图 40 中是肌张力亢进婴儿的面部特征,而**图 41** 中则是肌张力低下(低肌张力)婴儿的面部特征。这个出生 17 天婴儿的体重仍然低于出生体重,她无法维持乳房上的含接。注意她瘦削的面颊(在某种程度上表现为眼下方较深的皱纹),没有清晰可见的上唇和人中。最显著的特征是,婴儿无法闭合嘴唇,同时舌头伸出。因为面部肌张力低,婴儿的嘴唇无法在乳房上形成密封,从而无法产生足够的吸力。采用泵奶和瓶喂的方法可以帮助这个婴儿增加体重、补充体力和精力。她的母亲选择采用颅骶疗法(cranial sacral therapy, CST)——一种软组织按摩法,并且每天进行婴儿口腔运动强化训练(**图 31**)。

图 42 与**图 41** 中是同一个婴儿,现在 5.5 周龄,在接受了 5 个疗程的 CST 后,她第一次实现了唇闭合。体重增加、生长发育成熟以及口腔运动训练改善了她的面部肌张力,嘴唇及人中变得更加清晰。在当天的运动训练后,婴儿第一次进行了有效的母乳喂养。从那时起,母亲反映每天喂奶都有进步,特别是当母亲支撑乳房并挤压乳房时。这个婴儿在 1 周内实现了纯母乳喂养。

图 43 展示的是在哺乳时进行乳房挤压。乳房挤压能帮助虚弱的婴儿获得更多的乳汁,并似乎能让婴儿获得更高热量的乳汁(Stutte 1988,Becker 2015)。

婴儿嘴唇、面颊和下颌的张力,可以在其睡眠或清醒状态下评估,无论是奶瓶喂养还是母乳喂养时。在**图 44** 中,一个 4 日龄、黄疸的婴儿在深度睡眠期间表现出较差的面部肌张力,如张开嘴巴,无法保持嘴唇闭合。她在尝试含接时,习惯性地抬高舌尖阻碍了乳头进入口腔,由于无效含接,她试图缩紧嘴唇来吸住乳房,导致上唇产生了摩擦水泡(**图 30**)。

出生时体型过大或过小均与多种遗传性疾病相关,必须仔细评估婴儿。小于胎龄儿(SGA)是指出生时体重小于 90% 婴儿的新生儿。大于胎龄儿(large for gestational age,LGA)是指出生时体重大于 90% 婴儿的新生儿。

图 44 中是一个 LGA 及巨大儿(出生体重超过 4 000 克)。他的母亲患有妊娠期糖尿病

且血糖控制不佳。由于糖尿病母亲开始大量产奶的时间可能会延迟,应密切观察新生儿乳汁摄入量,而这可能因婴儿体型偏大而不明显。

通过观察婴儿奶瓶或喂养管喂养可提供有用的临床信息,并解释婴儿不能母乳喂养的原因。如**图45**所示,奶瓶喂养时可观察到唇内翻。婴儿皱着眉,脸部的压力表情表明她正经历不愉快的喂养。

图46中是一个黄疸早产儿,显示出肌张力低下及喂养问题,这在早产儿中很常见(Meier 2007)。他在瓶喂时出现漏奶现象,且在乳房上维持含接存在困难。

图47中的婴儿下颌不对称。注意他面颊左侧的下垂,包括嘴唇、面颊和下颌。这个男婴从来没有成功母乳喂养过,但用奶瓶喂泵出的奶喂养了几个月。他接受CST训练超过1年,还接受了其他形式的物理治疗。2岁时,他面部不对称的情况稍有好转,然而他的父母被告知他最终仍需进行牙齿矫正手术。

对于身体异常的婴儿来说,尽早进行咨询评估这种情况对喂养的影响尤为重要。父母需要知道,这类婴儿的母乳喂养问题不是由于他们的失败或者缺乏技巧造成的。产乳量的支持非常重要。如果母亲没有在最重要的产后头几天(乳汁供应窗口期)得到泵奶的建议,可能会导致Woolridge(1992)所报道的乳汁供应不足,这将增加母亲的痛苦(参见第五章)。

下　颌　支　持

图48中婴儿的母亲将手指放在婴儿下颌的下方来帮助稳定下颌运动。牢固放置的手指可以防止婴儿嘴张开得太宽。哺乳顾问应教会母亲将手指放在婴儿下颌的骨质部分。如果放在婴儿下颌柔软的部位,可能会造成婴儿窒息。

反　射　抑　制

如果婴儿在母亲尝试哺乳时变得无动于衷,但在其余时间中仍有正常的反射,婴儿可能对喂养的某些方面感到一些压力,应该评估其行为、呼吸或吞咽问题。然而,婴儿持续表现出对反射不敏感可能存在患病、受到药物影响、中枢神经抑制、损伤或是基于感觉的喂养问题(Palmer 1993b)。

图49中1周龄的婴儿表现出沮丧的觅食反射,用脱掉衣服来唤醒她(**图50**)。采用脱掉衣服这一轻微干预的方式能有效地唤醒婴儿,表明这是一个正常的婴儿,他/她只是处于不适合喂养的状态。

喂养影响及口腔厌恶的征兆

正常婴儿吃奶时很用力,他们睁开眼睛扑向乳房,在吃奶时非常享受。与正常表现相比,**图 51** 中妊娠 37 周出生的婴儿表现出喂养压力,母亲的乳头又大又长,每次含接时都会触发呕吐反射。她需要 6 周的生长和成熟才能舒适地含接上乳房。她的母亲是一位忙碌的医生,在产后 4 周返回工作岗位。一旦确认这个"适合"的问题将随着时间的推移而解决时,这位母亲决定泵奶并瓶喂她的宝宝。正如这位母亲所说,她的乳头在尺寸与感觉上会比奶嘴"更好",一旦她的宝宝长得足够大就会适应她的乳房。这位母亲采用乳房亲喂和奶瓶喂养婴儿到 18 个月(参见第十章)。

图 52 中是一个 6 周龄的足月儿,因为严重的肺部感染而在新生儿重症监护室住了 1 个月。他被气管插管数周,并出现了口腔厌恶感。他拒绝乳房,同时奶瓶喂养也极其困难。接受培训的父母通过夜间管饲喂养,在他睡眠时补充大部分奶量。由于原来的气道阻塞问题已经解决,此时他被认为是非器质性、基于行为的喂养问题。

哺乳顾问和职业治疗师及父母一起来帮助这个婴儿克服口腔厌恶感问题。哺乳顾问教导母亲如何用奶嘴来逗弄婴儿的嘴唇,在婴儿允许时伸入,奶嘴(或手指)逐渐增加进入的深度。注意婴儿是否感兴趣,以及面部表情是否放松。当婴儿开始感到压力时,应移除奶嘴。用安抚奶嘴进行治疗性训练对于增强有肌张力问题的婴儿的肌张力也很有帮助。

斜　颈

斜颈是指颈部肌肉挛缩,造成颈部扭曲、肌张力异常、头部位置不自然以及全身运动范围受限(van Vlimmeren 2006)。其他情况也会使婴儿更偏爱看一侧或另一侧。哺乳顾问不能诊断斜颈,但需将观察到的结果与初级卫生保健提供者分享。

图 53 中展示的 12 日龄的足月儿在子宫内是臀位,这被认为是造成她斜颈的原因。可看到婴儿面部轻微的不对称、头偏向左侧和整个身体僵硬。

由于口腔无法形成负压,婴儿最初无法进行母乳喂养。左侧颈部肌肉过度紧张影响了唇部控制和下颌的对齐。在**图 54** 中可以看到,当婴儿在进行奶瓶喂养时,注意她的头转向患侧时,嘴角的密封性被破坏。髋关节屈曲位被用于改善婴儿头颈部位置和嘴唇的稳定性。婴儿 4 周龄时,她在乳盾帮助下实现了部分母亲亲喂。在大约 2 岁时的随访中,母亲报告说物理治疗已经成功解决了她的斜颈问题,她能够完全自由地活动她的头部、颈部和手臂。

其他异常表现

图 55 中的婴儿有一个耳赘,这是由耳组织未发育完善的芽形成的极小的畸形,通常在中心部位有一块软骨。此类畸形通常位于耳前。耳赘通常在婴儿体格检查时被发现,可单独发生或作为遗传综合征的一部分(Jones 2015)。由于耳朵和肾脏在子宫内的同一时期发育形成,因此,通常需要对有耳赘的婴儿进行肾脏异常筛查(Wang 2001)。**图 55** 中的婴儿在出院前进行了肾脏筛查,父母得知没有问题才放心。

图 56 中是一个 3 周龄的婴儿,他习惯性地吸吮下嘴唇。吸吮嘴唇可能类似于在子宫内

吸吮拇指。他母亲双侧乳头的基底部(接触过嘴唇的位置)有很深的伤口,而婴儿的上唇也可以看到吸吮性水泡。这表明婴儿过度用力来含住乳房。在喂奶的最初几分钟内,他的下唇外翻,但哺乳顾问怀疑随着喂养时间延长,婴儿的上、下嘴唇更加紧缩,导致了最初的乳头损伤。但没有证据显示婴儿有唇异常、舌系带紧缩或斜颈。

在咨询初期,哺乳顾问调整哺乳姿势及含接,并提出了一些关于处理乳头疼痛的方法。但是,在接下来的随访中,乳头未见愈合表现。虽然母亲没有发热迹象,但是在左侧乳房上有一片发红的区域。哺乳顾问将这位母亲转介给医生,医生开了局部使用及口服的抗生素。母亲8天内完全使用医用级别的吸奶器泵奶来促进乳头愈合。当婴儿4周龄时,她要求哺乳顾问来指导练习婴儿的含接。婴儿含接很容易,尽管她的乳头有点刺痛,但喂养还可以忍受。后续的电话跟踪了解到,6周左右时她的乳头完全愈合,母乳喂养变得舒适。

图57(由Josephine Nalugo提供)展示了一个新生儿右侧乳头流出的一滴乳汁。Forbes(1950)描述了可追溯到远古时期婴儿泌乳的历史记载。有时被称为"女巫的乳汁",它可能呈浆液状或白色,这是由于胎儿在子宫内时母体激素进入胎儿体内所致。它影响不到5%的婴儿,且能自行消退。母亲应避免按摩乳房组织,该分泌物与母亲乳汁的成分相似(Yap 1980)。新生儿分泌乳汁可发生于男婴或女婴,通常在几周内停止。

图58展示了面部的粟粒疹(白色小点),它们是良性的,在新生儿中很常见,也常见于头皮和上半身,通常会在几周内消失。母亲常会很担心,但这不是疾病,她们可以放心。

图59中所见的爱泼斯坦珠(又称上皮珠),是一种小的白色上皮囊肿,常见于新生儿硬腭中线上。有时被误认为是鹅口疮,它们是良性的且不会扩散。如同粟粒疹,它们常在出生后数周内消失,而鹅口疮则会在口腔内迅速播散并形成不对称白斑(**图159**,**图160**)。

图60中是一个6周龄的婴儿,她的上嘴唇有一个血管瘤。婴儿血管瘤是一种胎记,由穿过皮肤的微小血管组成,呈红色或紫色,在出生时或出生后不久出现。多数是局部、无痛、良性的,随着孩子长大会褪色或消失。如果血管瘤的大小或位置影响美观或进食,可能需要治疗或手术干预。一些婴儿面部血管瘤与神经系统、眼睛和心脏异常有关。累及上唇的血管瘤通常局限在人中或单侧(Haggstrom 2006)。照片中的这个婴儿生长良好,虽然血管瘤影响外貌,但并没有影响她吃奶。

小　结

每个患者或客户都应被看作一个个体来进行评估。母乳喂养是一项非常稳定的活动,当哺乳失败时通常必须解决多个问题。有时,问题仅涉及婴儿;有时以母亲的问题为主。在最复杂的情况下,母亲和婴儿都存在问题。关注所有的问题以确保有一个好的结果。新手从业者必须相信他们的哺乳评估技能会不断提高,同时必须训练自己系统观察的能力。本章强调,从业者应注意观察婴儿身体结构、反射及任何异常特征或运动限制。仔细识别问题所在有助于确定下一步母乳喂养管理方案的实施,以保证母乳喂养。这包括转介给医生、物理治疗师、职业治疗师、语言病理学家及其他从业者进行诊断和协助。

第四章

婴儿大、小便和阴道分泌物

通过监测纯母乳喂养婴儿的尿布量来判断婴儿的摄入量是否充足，是一种令新手父母放心的方法。婴儿在第 1 周内没有每天排便以及大便颜色未及时从深色转变为浅色都是评估婴儿母乳摄入量不足的重要表现（Kellams 2017）。排便少常提示产后大量泌乳启动延迟或婴儿母乳喂养不理想，只有极少数情况下是由于肠梗阻引起的（Mabula 2014）。新生儿一旦出现排泄异常，应对其进行体重和喂养评估，以排除体重下降过多和脱水情况（Dewey 2003，Shrago 2006，Nommsen-Rivers 2008，Ameh 2009，Chen 2011）。

新生儿排便模式各有不同，但是对于出生后第 1 周纯母乳喂养的新生儿，公认的标准是：每天至少喂养 8 次的新生儿，在出生后 24 小时内至少排便 1 次，第 2 个 24 小时至少排便 2 次。胎粪（新生儿的第 1 次发黑而黏稠的大便）通常在 48 小时内排出。到第 4 天，在排出一些过渡色大便后，婴儿至少排 4 次黄色大便（Lawrence 2016）。美国母乳喂养医学会（Kellams 2017）指出，对于在出生后第 4 天时排便次数少于 4 次或第 5 天时排出的仍是胎便的新生儿，需要进行进一步评估。在最初的 1 个月左右，新生儿会持续出现频繁排大便的情况。

Camurdan（2014）对纯母乳喂养和混合喂养婴儿从出生到第 12 个月的排便模式进行了一项前瞻性研究。研究人员在对婴儿出生后的第 15 天和之后每个月（直至 1 岁）的排便次数进行了监测。在该研究中，86％的婴儿是纯母乳喂养，排便次数在第 15 天时最多（中位数为每天 6 次）。每天的排便次数将随着年龄的增长而逐渐减少，在第 3～12 个月一般每天排便 2 次。在出生后的前 5 个月，纯母乳喂养的婴儿大便次数多于混合喂养婴儿。然而，该研究中一些婴儿的排便模式有明显不同。他们的大便次数始终比参考标准低，但排出的大便形态松软，稠度呈蛋奶糊状。研究人员得出结论，除非婴儿大便性质坚硬，排便时很吃力，否则不能仅从大便次数来判断婴儿是否存在便秘。

每个年龄段母乳喂养婴儿都比配方奶喂养婴儿的排便更频繁，而且他们的大便更软，颜色更黄（Tham 1996，Tunc 2008）。由于母乳喂养婴儿的大便次数多、粪便较稀，家长可能需要了解如何识别腹泻。婴儿发生腹泻时可能还伴有其他症状，如发热、精神萎靡、粪便恶臭或便血。一旦有此类症状，应及时将情况报告给医务人员。

指导家长观察婴儿粪便的外观

产后第 1 周,医疗机构通常会向新生儿父母提供记录表或日记本,帮助他们记录每天换尿布的次数。父母可以通过更换尿布的数量来判断纯母乳喂养婴儿的摄入量是否充足。目前已开发出几种用照片形式记录新生儿大便情况的记录表(Hoover 2016,Bekkali 2009)。Pollard(2011)认为这种记录表是新生儿父母和医务人员评估新生儿喂养情况的有效工具。

父母可能会发现婴儿的排便次数及粪便性状是有变化的。这是正常现象,可能由多种原因引起,如轻微疾病、后奶/前奶不平衡,或者婴儿母亲摄入了会影响乳汁、粪便或尿液颜色的高色素食物。母亲们可能认为婴儿大便颜色、稠度或次数的变化要求她们要从根本上改变饮食。但其实这些变化通常是暂时的,因此并没有医学证据指出需要提前指导母亲们改变饮食或规避某些食物,或给婴儿喂食果汁或泻药(courdent 2014)。

婴 儿 肠 道

肠道菌群被认为是影响婴儿健康的重要因素。研究人员正致力于确定肠道菌群的种类及其定植方式。婴儿的肠道在出生时并不是无菌的(Hansen 2015),并且在出生后很快被环境中的各种菌群定植。影响婴儿肠道定植菌种类和平衡的最重要因素包括分娩方式、胎龄、婴儿住院治疗、婴儿抗生素治疗和喂养方式。"在家中经阴道分娩、纯母乳喂养的足月婴儿似乎拥有最'有益'的肠道菌群"(Penders 2006,Azad 2013)。Azad 观察到通过选择性剖宫产出生的婴儿"肠道菌群的丰富度和多样性都特别低"。

在产道中接触母体细菌菌株一直被认为是婴儿肠道菌群定植的主要来源。然而,经口摄入母乳是婴儿肠道微生物的另一个主要来源(Ward 2013)。纯母乳喂养可预防儿童腹泻(Ogbo 2016)。因此,除非有明确的医学指征,否则不应中断纯母乳喂养。母亲需要休息或家属希望用奶瓶喂养婴儿,这些都不是冒险损害新生儿肠道和干扰通过纯母乳喂养所带来的肠道正常菌群定植的合理理由。

离乳期间添加辅食时,婴儿腹泻的风险将增加。在开始添加辅食时,需要对一些父母进行食品安全相关的健康教育,以尽量减少婴儿接触食源性病原体的机会(WHO 2015)。

肠 绞 痛

肠绞痛的定义是在无明显原因的情况下,婴儿开始和停止哭闹发作。这些发作每天持续时间不少于 3 小时,每周不少于 3 天,持续 1 周或更长时间。目前没有证据显示肠绞痛会影响生长发育(Banks 2020)。肠绞痛一般在 2 周左右开始,6 周左右达到高峰,12 周左右消失。全世界无论是母乳喂养还是混合喂养,有 5%~40% 的婴儿会出现肠绞痛。虽然肠绞痛被认为是"良性"的,但也会给家庭带来压力,同时肠绞痛也是儿童虐待的一个危险因素。

大多数肠绞痛相关研究都集中探究哭闹和肠道疼痛之间的内在联系。然而,一项大型横断面研究报告指出,母亲(而非父亲)有偏头痛病史的婴儿发生肠绞痛的概率要高出70%(Gelfand 2019)。每月偏头痛发作超过15天的母亲生下的婴儿发生肠绞痛的概率甚至更高。这项研究假设偏头痛是一种在生命周期的不同时期以各种方式出现的疾病。那些有助于缓解成人偏头痛的方法似乎对一些哭闹的婴儿也有缓解作用。这些方法包括减少刺激、稍微降低室温和调暗灯光。

关于肠绞痛,有很多理论认为其与胃肠道疾病息息相关。研究人员发现,肠绞痛婴儿的肠道菌群与正常婴儿的不同。大肠菌群(如大肠埃希菌)和其他病原体如幽门螺杆菌(*H pylori*)在肠绞痛婴儿中更为常见(Savino 2009,Ali 2012)。一项针对1 021名土耳其婴儿的研究发现,在出生后2个月内出现肠绞痛的婴儿2岁内大便的次数往往较少(Tunc 2008)。

新研究将肠绞痛视为肠道问题,并已对益生菌的使用和安全性进行了研究;但这项研究尚处于初步阶段,在完成更高质量、更大样本的随机试验之前,应谨慎对待(Xu 2015)。Cochrane综述发现,没有明确证据表明益生菌在预防肠绞痛方面比安慰剂更有效(Ong 2019)。接受益生菌治疗的婴儿每天哭闹时间有所减少,且不良反应没有明显差异;但证据质量太弱,无法得出结论。

对各种肠道菌群的鉴定工作才刚刚开始,每个个体似乎都有一个独特的肠道菌群。由于食物和气候的区域差异,很可能还有其他影响肠道微生物物种发育的因素尚未被发现。因此,认为目前市面上可买到的益生菌对肠绞痛的治疗有特殊效果是不明智的。此外,目前还研究了治疗肠绞痛的其他方法,如捏脊疗法、整骨治疗或颅骶疗法(Dobson 2012)。虽然家长们报告了其中一些疗法的良好效果,但目前还没有足够的证据表明其具体疗效。

胎便与过渡便

婴儿的第1次胎便如**图 61**所示(照片由Nekisha Killings、MPH、CLC、IBCLC提供)。理想情况下,出生后48小时内,粪便颜色变浅至褐绿色(**图 62**)。新生儿越早过渡到黄色大便,体重下降越少,体重增加越早(Shrago 2006,Lawrence 2016)。出生到第4天,每天排便少于4次,以及泌乳Ⅱ期启动延迟都是乳汁摄入不足的早期迹象(Nommsen Rivers 2008)。嗜睡的婴儿,尤其是初产妇的婴儿,吸吮次数少,可能导致对早期泌乳刺激不足,从而增加他们出现高钠血症脱水的风险,并伴有惊厥发作甚至死亡的风险(Ozdogan 2006)。这些问题发生的第一个征兆可能是大便颜色延迟由深变浅或没有大便。

母乳喂养良好的婴儿几乎每次哺乳时都会大便。**图 63**显示了一位经产妇的足月新生儿在第3天24小时内过渡便的排泄情况。

为了向医务人员提供清晰的信息,应指导家长如何准确描述大便颜色和体积。这一点很重要,因为有些父母并不知道如何区分少量和大量大便。父母经常会说他们的孩子每天大便3~4次,而实际上,大便颜色提示是否排净胎便,大便量少提示乳汁摄入不足。对于尿布情况的错误描述会导致医护人员无法识别高风险婴儿,尤其是对于采用电话、短信、电子邮件或其他电子通信工具进行随访的婴儿。可以要求有手机的母亲发送一张典型尿布的照片。

图 64 是一个有用的教学和筛查的图片。两种过渡便的对比说明了少量和大量大便的区别。在一天的时间里,大多数父母都会更换脏尿布,其量有多有少。

图 65 中使用了一个硬币作为参照物来描述大便面积的大小。这枚硬币的直径为 24 毫米(Shrago 2006)。如果父母主诉他们的宝宝在过去的 24 小时内没有排大便,或者一整天的大便量都这么少,医护人员应检查新生儿的体重是否正常。

出生后几天内胎便的排出提示婴儿体重下降较少(Shrago2006),同时它还能降低患黄疸的风险(de Carvalho 1985,Yamauchi 1990,Lawrence 2016)。在一项针对 358 名尼日利亚纯母乳喂养足月新生儿的研究中,母亲在产后 7 天内平均每天喂养 13 次。频繁的母乳喂养可以促进胎便的快速排出,这与出生后第 3 天和第 7 天新生儿血清胆红素水平较低有关(Okechukwu 2006)。

虽然重要的是不要惊吓到那些尿布数量略少但婴儿生长发育正常的母亲,但同样重要的是不要错误地安慰那些婴儿排便不如预期的母亲。关键是,健康新生儿足够的乳汁摄入量通常与频繁排便有关(Nyhan 1952,Neifert 1996)。

胎粪排出后大便外观的变化

母乳喂养的婴儿偶尔会产生水样便(**图 66**)。持续的水样便、喷射状排便可能提示喂养过量。有时母乳喂养婴儿的大便类似芥末黄的深黄色,里面混杂着白芝麻籽样的奶瓣(**图 67**)。有些大便里可能含有凝乳块(**图 68**),呈亮黄色,如图中 6 日龄婴儿的大便。

母亲摄入的维生素、药物、某些蔬菜(尤其是甜菜)、调味果汁等都可能使母亲的乳汁变色。**图 69** 中是一个 3 周龄的婴儿,他的大便暂时变为绿色。健康婴儿若出现暂时的绿色大便一般不必过于担心。

许多母乳喂养的母亲会继续观察婴儿的大便次数,直到 6 个月左右开始添加辅食。**图 70** 中是一个体重 5 999 克、8 周龄的男婴 24 小时的大便排出量,他的出生体重是 3 480 克。

图 71 展示了一个 7 月龄大的婴儿,在 6 月龄时开始添加辅食,其成形、固体状的大便。添加辅食、果汁或配方奶后,婴儿粪便的质地、气味和颜色都会发生变化。引入辅食后,如果婴儿生病或感染,其典型症状可能是出现稀便或恶臭味大便,此时应及时就医。腹泻可迅速导致婴幼儿脱水。

恶臭大便、持续腹泻和油腻大便可能是囊性纤维化的早期征兆。家长应及时将情况告知医务人员。

黏质沙雷菌是一种与重症患者和免疫系统受损个体(包括新生儿重症监护室的婴儿)感染相关的细菌。该类细菌可以在液体肥皂、胃管、导尿管、呼吸机、挤出的乳汁、吸奶器和医务人员的手上定植。它可以引起广泛感染,包括尿路感染和败血症。这种细菌的一个特点是,它会使定植物体表面变成红色或粉红色。关于粉红色母乳和红色粪便("红色尿布综合征")的报道引起了人们的关注,即对于免疫系统正常的无症状婴儿如果出现变色母乳或粪便,母乳喂养能否继续下去。

Quinn(2018)描述了一个健康的9个月大婴儿出现粉红色的尿布,并对其他相关病例报告的文献进行了系统回顾。系统回顾阐述,在大多数情况下,这种婴儿的母亲要接受抗生素治疗。如果有症状,应评估和治疗被感染的婴儿。除非有婴儿感染的证据,否则可以继续母乳喂养。应检查环境以确定感染源,换掉粉红色的吸乳管并由生物医学部清洁吸奶泵的内部。家长应接受有关清洁吸奶设备的指导,并应检查母乳的安全储存。为了帮助父母确定婴儿是否有足够的尿量,可将3汤匙(37.5克)水倒入干尿布中观察。

小　便

新生儿能排尿一般说明尿道没有阻塞,而大便则是婴儿是否摄入足够母乳更可靠的指标(Nommsen Rivers 2008)。在母亲乳汁大量分泌之前,从出生到第3天婴儿排尿减少是很正常的。普遍接受的尿布湿润指南认为:第1天至少1片,第2天2片或以上,第4天4片或以上,前30天每天6～8片(ABM 2010,Lawrence 2016)。

砖　粉　尿

有些新生儿在出生后的前3天尿布中会出现"砖粉尿"(提示存在尿酸盐结晶)。有时会被人们误认为是血迹。如果超过3天或者在第3天后尿片上开始出现尿酸盐结晶,则提示新生儿喂养不足,以及存在脱水风险(Neifert 1996,Caglar 2006)。

大多数喂养良好的健康新生儿,在第3天有3个或更多的湿尿布。因此,较少的湿尿布则要谨慎评估是否存在泌乳延迟的风险因素。如果母亲和婴儿都不存在风险因素,婴儿也没有出现脱水或体重下降过多的表现,许多医务人员会通过额外的乳房刺激,观察几小时后再补充喂养。如果有一个安全的人乳来源,就可以使用它来保护婴儿的体液平衡状态,直到母亲自己的乳汁量增加。

图72中展示了尿布中的砖粉尿。新生儿第3天后尿量很少或尿布中尿液浓缩或颜色偏深,是奶量摄入不足的风险因素。

婴儿过度哭闹可能与尿路感染(urinary tract infection, UTI)有关。任何一个因大肠埃希菌引起尿路感染的新生儿都应进行尿液筛查,以排除半乳糖血症,这是一种罕见的母乳喂养禁忌证(Merewood 2001)。半乳糖血症是一种乳糖代谢紊乱的遗传性疾病,表现为无法消化乳汁中的糖分。在美国,婴儿在出生时就要进行常规的半乳糖血症筛查。罹患该疾病的婴儿必须喂养特殊配方奶粉。半乳糖血症的症状包括黄疸、低血糖、呕吐、发育不良以及易患大肠埃希菌引起的UTI。

排便模式突然改变

排便模式的突然改变可能是疾病的标志。例如,婴儿肉毒杆菌中毒的首个症状就是排便减少(Stiefel 1996)。腹泻、喂养行为改变、肌张力改变或新生儿哭闹增多均提示应立即就医。

便 中 带 血

便中带血(**图73**)在婴儿中并不少见,其原因是多方面的:
- 肛裂小裂口
- 感染
- 对母亲的某种饮食成分敏感
- 由婴儿直接摄入的食物或药物引起的反应
- 其他原因引起的内出血

一项前瞻性、对照的单中心研究中,Said等(2014)将33名大便中有血的早产儿与57名正常大便婴儿进行对比。发现两组婴儿大便中的微生物群存在差异。他们的结论是,菌群失衡可能是早产儿发生血便的风险因素。他们同时呼吁通过大样本试验来探究应用益生菌是否可以预防早产儿血便。

大多数发生于健康婴儿的便中带血具有自限性,是无害的(Arvola 2006)。单纯直肠出血应由医生介入,并仔细观察。然而,研究表明,在新生儿期,"婴儿过敏性结肠炎与直肠出血相关的证据不足"(Reiter 2014)。新生儿阶段少量直肠出血并不增加新生儿食物过敏的风险。如果出血持续,有时改变母亲的饮食可以解决这个问题。

婴儿大便带血的家长可以放心,目前用于判断出血病灶的现代检查技术的准确率约为90%。大便表面有鲜血,不与大便混在一起,提示肛门、直肠出血。黑色血便或血与大便混合在一起,提示出血灶在小肠(Silber 1990)。应仔细观察后再决定婴儿是否需要因大便带血而终止母乳喂养。

阴 道 分 泌 物

女婴可能会出现带血的阴道分泌物(**图74**)。这与产后婴儿体内来自母亲的激素撤退有关,一般在几天内就会逐渐消失。白色阴道分泌物(**图75**)也很常见。如果阴道分泌物持续存在或有恶臭,应及时就医,并报告那些无法通过常规的清洁、通风和勤换尿布来缓解的持续尿布疹。

小　结

　　负责早期婴儿评估的父母和卫生保健人员可以使用出生后第 1 周内的尿布计数来判断婴儿是否摄入充分。当观察到婴儿排便情况与正常情况有差异时,应立即对母亲和婴儿进行评估,以排除母乳摄入不足的可能。在整个生命周期中,大便形态或排尿模式的变化可能是疾病的征兆,应及时就医。

第五章

人类乳汁的外观

乳汁的生成分为几个阶段,包括乳腺准备分泌乳汁阶段、开始大量分泌乳汁阶段、维持产奶量阶段及离乳时消退阶段。

泌 乳 的 分 期

泌乳Ⅰ期(乳腺分化期)是指妊娠中期乳腺腺体发育成熟的时期(Pang 2007)。妊娠期间会产生初乳样物质并积聚于乳腺管内。一些女性在妊娠期可能会有这样的液体从乳头溢出,或者可用手挤出。

一些哺乳顾问建议在妊娠末期收集初乳,以防新生儿有早期喂养的需要,但这种做法临床实践尚未得到充分的研究证实。

Lawrence(2016)指出,产前乳腺炎可能是由于产前手挤奶的不当行为所导致。所以,哺乳顾问应建议使用温和的手挤奶技术。分娩后,新生儿可获得少量但足够的初乳。初乳的蛋白质含量比成熟乳高,而脂肪含量比成熟乳低(Gidrewicz 2014)。初乳的免疫球蛋白给新生儿提供了第一次"免疫接种"。初乳的移出很重要,而且会影响之后的泌乳量,尤其对于早产儿母亲来说。

泌乳Ⅱ期(泌乳激活期)发生于产后30~40小时(Neville 2001,Pang 2007)。这种情况是由母亲身体激素释放所引起的,无论婴儿是否存活或母亲是否打算母乳喂养均会发生。这就是人们常说的"下奶"或"来奶了"(Hoban 2018)。乳汁的产量是通过刺激乳房的频率来调节的。除非母亲每3小时刺激一次乳房,尤其是在出生后的头几小时和几天,否则会有母乳供应不足的风险。乳汁的量在第1周开始增加,然后颜色逐渐变白并开始变稀薄。

泌乳Ⅱ期是泌乳的时间敏感期,了解这个非常重要。早期、有效地移出初乳和频繁地刺激乳房是至关重要的。这个信息对于妊娠39周前分娩的母亲和那些婴儿因任何原因而无法获得最佳的早期乳房刺激的母亲来说,尤其重要。

据报道,在泌乳Ⅱ期,乳房会发生变化并经历不同程度的胀痛。在这个阶段,若未观察到乳房的变化则需警惕(参见第十一章)。泌乳激活期的进展可通过乳房的变化和乳汁中的生物标志物,如钠、总蛋白、乳糖和柠檬酸盐的水平来衡量(Cregan 2002,Hoban 2018)。利用这些生物标志物,研究人员记录了早产儿母亲乳汁的泌乳激活延迟情况。若该母亲能在第 14 天达到每天至少 500 毫升的乳汁量,那么可预测该婴儿从重症监护室出院后,能实现继续母乳喂养(Meier 2013)。

泌乳Ⅲ期(泌乳维持期)是指从持续不断地产奶直到完全离乳。在哺乳的各个时期,母乳是一种活性物质,它能够满足婴儿的免疫和营养需要。

离乳是乳腺腺体退化的过程,直到停止产奶。它可能逐渐发生或突然发生(紧急状态下的母乳喂养将在第十五章讨论)。

乳汁供应量的调节 —— 一个关键概念

了解哺乳期校准或调节阶段的概念对那些支持母乳喂养的母亲有重要意义。研究表明,哺乳期的奶量受出生后头几天的影响很大。乳房刺激通常在出生后的第 1 小时内开始,随后应经常排空乳房。刺激的时机和刺激有效性是向乳房发出的信号,以此来使乳房产生婴儿所需要的乳量。当新生儿无法有效地进行母乳喂养时,仅靠挤出足够量的初乳或乳汁以满足其早期喂养需求是不够的。关键是要了解,乳房需要替代刺激来模仿正常足月婴儿的喂养方式。当然,婴儿寻求乳房不仅仅是为了食物,他们吸吮是为了获得安抚、稳定情绪和控制疼痛。即使直接母乳喂养不是婴儿获得营养的主要方式,也应鼓励母亲继续给婴儿喂奶。然而,较差的吸吮和安抚性吸吮不应被认为能够提供足够的刺激来调节足量的乳汁供应。

对乳汁生成的研究有助于专业人士和父母了解正常和预期的奶量。Hill(2005)研究了早产和足月产母亲产奶量的关系,观察到第 6 天和第 7 天的产奶量与第 2 周产奶量呈高度相关性,并与第 6 周产奶量呈中度相关性。同样,研究人员在一项对健康独生子女的纵向研究中发现,影响足月儿喂养结果的预测因子是相似的。第 1~6 周母亲的产奶量可预测第 12 周的喂养方式(Hill 2007)。如果在校准阶段母乳供应不足,或者如果她们每天对乳房的刺激少于 7~8 次,那么母亲们更有可能在第 12 周给婴儿进行额外补充。因此,如果称重和来自吸奶器泵奶量的信息表明存在真正的供应量不足,"观望"方法是不可取的。一个好的结果取决于早期干预。

在一组低出生体重儿的母亲中,Parker(2015)研究了母亲何时开始挤奶、挤奶时间如何影响泌乳量和泌乳Ⅱ期的启动。研究人员得出结论,在有危险因素的情况下,母亲应在分娩后 1 小时内进行泵奶,可保护全母乳供应量的校准,并避免所谓后天的低产奶量发生。一项 Cochrane 系统评价,调查了哺乳期母亲挤奶的方法,研究指出:"若婴儿无法进行母乳喂养,母亲越早开始泵奶,产生的母乳量可能越多"(Becker 2015)。

目前尚不清楚挤奶的首选方法。在没有吸奶器的情况下,如果手挤奶的次数足够多,母亲通常能够提供足够的乳汁来满足婴儿的需要。手挤奶有很多优点,如经济实惠和在任何环境下都可以进行,是一种帮助母亲移出初乳的很好方法。但这种方法可能会令人筋疲力尽,一些母亲感到疼痛,因此,必须向母亲提供准确的信息,说明必须移出多少母乳量才能调节全母乳供应量。虽然高质量的电动吸奶器并不总是可以轻易获得,但它是一种帮助母亲们达到必要刺激的有效方法。Morton(2009,2012)描述了手挤奶和电动吸奶器相结合帮助促进泌乳的益处。

在一项没有吸奶器制造商赞助的研究中,Lussier(2015)进行了极低出生体重婴儿母亲的日产奶量的研究,进行随机分组,分为手挤奶组和电动吸奶器组。手挤奶组母亲的每日产奶量显著低于电动吸奶器组母亲,约为后者产奶量的一半量。在 7 天的研究期结束后,即使是在母亲们开始使用吸奶器的情况下,手挤奶组仍然呈现出令人担忧的奶量减少趋势。

泌乳Ⅱ期延迟

若产后 72 小时还未分泌大量乳汁,标志着泌乳Ⅱ期的"延迟"(Dewey 2003)。即使在积极主动的母亲中,泌乳延迟也经常发生。Dewey 报道,参加研究的人群中,22％的母亲曾经历过泌乳Ⅱ期延迟超过 72 小时(初产妇 33％ *vs.* 经产妇 8％)。Chapman(1999)发现,35％的母亲经历过泌乳Ⅱ期延迟。Nommsen-Rivers(2010)发现,44％的母亲经历过泌乳Ⅱ期延迟。泌乳Ⅱ期延迟有重要影响,与新生儿非最优化母乳喂养行为和体重下降过多相关(Nommsen-Rivers 2008)。Brownell(2012)报道了,泌乳Ⅱ期延迟(产后＞3 天)与停止部分母乳喂养或纯母乳喂养之间的关系。在婴儿 3～5 日龄时,常规评估下奶的时间,是有必要的。

研究已经确定了许多导致泌乳Ⅱ期延迟的母体因素,包括初产妇、早产、产程延长、器械助产、剖宫产、胎盘残留、高雄激素水平、高血压、失血过多、使用母乳代用品、肥胖、妊娠胰岛素抵抗、妊娠糖尿病和卵巢囊肿(Hall 2002, Dewey 2003, Sert 2003, Rasmussen 2004, Nommsen-Rivers 2010,2012, Lemay 2013, Riddle 2016)。

当一位母亲已知有泌乳Ⅱ期延迟的风险因素或婴儿不能母乳喂养时,应该:

- 产后 1 小时内开始泵奶,最好使用医院级吸奶器
- 泵奶与手挤奶结合
- 将挤出的初乳喂给婴儿
- 如有必要,使用口服葡萄糖液(而不是配方奶粉)治疗低血糖症状(Weston 2016)
- 评估婴儿的含接和喂养频率
- 进行肌肤接触

母亲有代谢失调和葡萄糖不耐受时,可能存在妊娠期乳房较少发生变化的情况,如只有轻微的乳房肿胀感,分泌很少量的乳汁(Riddle 2016)。这些母亲可能需要进一步医学评估来确认她们的激素水平是否在正常范围之内(Lawrence 2016)。产后奶少,意味着需要对母亲的其他情况做进一步医学评估,如是否有胎盘残留、妊娠期卵巢卵泡膜黄体囊肿,以及更罕见的席汉综合征(Sert 2003, Betzold 2004, Villaseca 2005, Lawrence 2016)。如果怀疑或诊断确认存在这种情况,并且婴儿体重没有正常增加,则必须为婴儿补充最好是安全来源的捐赠乳或婴儿配方奶粉。

正常母乳量

读者应注意:在以下研究中,使用毫升(ml)和克(g)作为测量母乳量的单位。当称量母乳时,毫升、克和立方厘米(cc)在本质上是相当的。1 盎司(oz)约等于 28.3 克、立方厘米或毫升。

产后头 3 天,每次初乳量在 2～20 毫升变化(Lawrence 2016),经产妇的初乳量明显较多。Wang(1994)报道,新生儿胃容量在出生第 1 天时仅有 6 毫升,第 2 天则达到 12 毫升。虽然初乳的量并不多,但通常都能满足新生儿早期少量摄入量的需要。

在一项经典的研究中,Neville(1988)研究了 13 例经产妇乳汁分泌量的情况,并进行追踪调查 6 个月。研究表明,产后 2 天平均总产奶量约为 175 毫升/天;产后 3～4 天,奶量迅速增加,达到约 500 毫升/天,至产后第 1 周末时,约 750 毫升/天;到第 6 个月,产妇的产奶量平均约 800 毫升/天。Hartmann(1995)验证了这些产量,并描述了 24 小时的乳汁产量在 5 周时约为 750 克/天,在 22 周时约为 800 克/天。

泵奶的乳汁产量

Hill(2005)观察到,早产儿母亲通过泵奶来维持泌乳比直接乳房亲喂刺激乳房泌乳所面临的挑战更大。随着时间推移,母乳喂养母亲的产奶量越来越多,而完全泵奶母亲的产奶量则往往会下降或保持稳定。泵奶的母亲出现乳量减少的情况时,哺乳顾问应告知母亲,在哺乳期的校准阶段通过建立充足的早期乳汁供应来进行弥补。Meier(2013)建议,不能哺乳的早产儿母亲的目标是每天乳汁产量达到 750～1 000 毫升。

小于妊娠 28 周分娩的母亲可能存在乳腺发育不全的情况。乳房发育是可以被刺激的(就像母亲诱导哺乳以及在跨性别个体中出现的情况一样),因此,使用吸奶器泵奶和手挤奶有助于增加乳房中腺体组织的数量。

催 乳 剂

催乳剂是一类物质,它可以是药物、食物或者草药,被人们认为能够对产妇起到帮助,包括启动乳汁合成、维持乳汁的正常分泌或者提高乳汁的合成速率等。一些权威人士认为催乳剂有强安慰剂的作用。很少有关催乳剂的随机对照研究能够用于指导临床实践。在世界上的大多数文化中都有传统的催乳食物。例如,Kim(2013)报道,大多数母乳喂养的韩国女性相信食用猪蹄可增加奶量,并且比不食用猪蹄的女性母乳喂养的持续时间更长。催乳剂的食物清单很长,种类繁多。在许多文化中,红枣、生姜、燕麦、孜然籽等是能够增加奶量的几种食物。许多文化将食物定义为"热性"或"寒性",并提供了产后早期食用的具体建议。

　　草药催乳剂有着悠久的历史,适度使用通常被认为是安全的。然而,在大多数国家,草药产品不受管制,使得其难以被放心地使用(Newmaster 2013)。此外,对母乳喂养母亲来说,与医生或助产士讨论草药/药物潜在的过敏反应及其相互作用的补救措施非常重要。草药催乳剂的系统评价给出了警告,包括其使用的安全性证据尚不充足、存在未加标注成分的污染情况,并且还需要通过设计良好的临床试验来进一步验证(Budzynska 2012,Mortel 2013)。

　　催乳素在泌乳过程中发挥着关键作用。许多被推荐的草药类和药理学上的催乳剂都属于催乳素刺激剂。但目前并不清楚母乳供应不足的妇女其催乳素水平是否也偏低,而且大多数妇女都没有进行过这方面的测试。对各类催乳激素的反应可能取决于催乳素过低是否是一个问题。此外,催乳素的基线水平和产奶量之间似乎并没有直接关联(Brodribb 2018)。哺乳期和非哺乳期妇女的催乳素水平已经被确定(Lawrence 2016),考虑到其中某些药物存在已知的危险因素,在开具催乳素刺激药物之前对催乳素水平进行测量是比较谨慎的做法。

　　一项 Cochrane 系统评价显示(Donovan 2012),如果给早产儿母亲服用催乳素刺激药物多潘立酮,剂量为 10 毫克/次,3 次/天,可适度增加母亲的产奶量。但是,还没有高质量、随机临床试验来验证疗效和安全性。多潘立酮与许多常用药物相互作用,包括抗生素和非处方抗酸剂。药物相互作用可以阻止多潘立酮的代谢,导致血浆浓度增加和风险增加。

　　多潘立酮主要用于治疗胃肠道疾病,大规模研究已证明,静脉注射该药物会导致药物引起的长 QT 综合征和心源性猝死,这种情况主要发生在女性身上(Paul 2015)。长 QT 综合征是一种心脏病,有些人出生时就患有这种疾病,或者由某些药物或医疗状况引发。它会导致心率加快,从而引发晕厥、癫痫发作或猝死。由于这些担忧,该药在美国不能作为催乳剂使用,美国食品药品监督管理局建议不要使用它(Brodribb 2018)。

　　Crzeskowiak(2013)在一所澳大利亚的教学医院进行了一项服用多潘立酮的女性的调查,发现使用该药物的女性比例正逐渐增加。值得注意的是,60%的女性没有哺乳顾问对其进行评估的相关记录。这一发现表明,有时在没有对母婴二分体进行全面评估,或者在母乳量校准阶段没有使用保证母乳喂养的最佳临床实践时,催乳剂就已经被使用了。

　　与多潘立酮一样,甲氧氯普胺是一种已知能增加催乳素水平的药物。它有严重的神经系统不良反应,如焦虑和抑郁。在美国,该药物有"黑匣子"(危险)警告(Haase 2016)。哺乳顾问不建议使用。

建立泌乳的模式(泌乳Ⅲ期:泌乳维持)

　　在哺乳后期,乳房充盈的早期感觉可能会减少。母亲只有在两次喂奶或手挤奶之间的间隔时间较长时,才会察觉到乳房肿胀。有些母亲可能会担心母乳供应不足,而实际上她们的乳房只是为了适应婴儿的供应需求而做自动调整。哺乳顾问应预见到这种担忧并让母亲放心。对于非常焦虑的母亲,在提供配方奶之前,应该对婴儿进行称重,以确定婴儿是否出现了生长迟缓。

　　Kent(1999,2006)证实了早期的研究发现,泌乳量一旦确定,在哺乳期的最初 6 个月内奶量将相对稳定。一些母亲担心她们的两侧乳房产奶量不相等。她们可以放心,这是常见的。一些研究人员(Kent 2004, Engstrom 2007)报道了左右两侧乳房产奶量的差异,有时甚至很大。只要婴儿生长良好,乳房间产奶量的差异就不会成为问题。如果母亲担心自己的乳房看起来不对称,她可以尝试增加对较小乳房的刺激,或者在文胸中插入衬垫,使乳房看起来大小相等。

母乳产量方面的研究给出了相关的规范标准,然而,每一对母婴在实际喂养过程中,其喂养模式都存在着非常大的个体差异(Dewey 1986, Kent 2006)。第 1 个月后,当最初的激素因素开始消退时,婴儿的摄入量决定着母亲的产奶量(Woolridge 1982, Kent 1999)。母亲们可能注意到婴儿有吃奶频繁活跃的时期,也有睡意时不想吃奶的时期,吃奶频繁活跃的时期被描述为"猛长期",可能有助于提高产奶量。在整个哺乳期,以 24 小时为基准,且婴儿是纯母乳喂养的情况下,产奶量取决于母乳喂养的频率和母乳排空的程度。夜间哺乳在最初几个月较常见,其摄入的奶量在大多数婴儿的每日摄入总奶量中占有很大比例(Kent 2004, 2006)。

母乳的营养变化

母乳的营养因人而异,即使是同一人在不同时期的母乳营养也会有所不同,如妊娠期、哺乳期、一天不同的时段、乳房充盈度不同和饮食不同时(Czank 2007)。乳汁移出的方式也影响母乳营养状况的变化。例如,Mangel(2015)发现手挤乳汁中的脂肪含量较高。

询问母亲健康史有助于确定可能影响母乳营养价值的重要因素。例如,母亲纯素饮食或曾经做过减肥手术,可能影响其体内维生素 B_{12} 的水平,从而导致母乳中缺少维生素 B_{12} (Stefanski 2006)。维生素 B_{12} 缺乏症可导致婴儿发生恶性贫血、发育不良,并可能导致脑部损伤(Erdeve 2009)。

低出生体重儿(<2 500 克)和早产儿可能需要进行母乳强化,以使其骨骼正常钙化。理想的做法是使用以母乳为基础的强化剂,而不是奶粉强化剂,以防止发生坏死性小肠结肠炎。以母乳为基础的强化剂的使用已变得越来越广泛。早产儿母亲可能需要帮助,如了解如何获得足量的后奶来提高婴儿的体重增长(Slusher 2003)。由于母亲之间乳汁的热量值存在差异,捐赠给母乳库的乳汁应进行脂肪含量测试。有针对性地收集高热量乳汁(而不是传统上采用的随机混合乳汁),可以更好地确保接受捐赠乳的早产儿的生长(Updegrove, 2005)。

依赖吸奶器的母亲经常发现很难安排定时泵奶的时间,而且可能出现夜间两次泵奶的间隔时间很长。她们早晨第 1 次泵奶可吸出足够多的奶量,为低出生体重婴儿提供 24 小时喂养所需的奶量。然而,这种乳汁的脂肪和热量含量较低,可能无法使婴儿体重增加。这种情况下,应鼓励母亲将间隔时间更短泵出的母乳带到新生儿重症监护室(neonatal intensive care unit, NICU),以确保乳汁的热量更高(Meier 2014)。

足月婴儿的母乳储存

　　母乳储存的准备工作应包括使用肥皂水或洗手液洗手。吸奶器设备应按照制造商的说明书进行清洁,并彻底风干或用干净的纸巾擦干。吸奶器零件不一定需要煮沸,但是对吸奶器配件套装的家庭消毒可能会减少细菌转移到母乳中(Allen 2018)。母乳应储存在干净的食品级容器中。应避免使用由双酚 A 制成的容器,原因是这种化学物质属于内分泌干扰物。从污染或者脂肪损失的风险角度进行比较,硬/软聚丙烯容器与玻璃容器基本上是差不多的(Eglash 2017)。

　　储存的母乳会产生强烈的气味或味道。尽管有些婴儿拒绝这种味道,但没有证据表明这种乳汁变质了。在储存容器上写上日期是很重要的,确保乳汁的储存时间不会超过建议的时间。冷冻母乳可以在冰箱冷藏解冻一夜,也可以在温水下冲或在温水瓶里解冻。在冰箱冷藏室中缓慢解冻母乳,脂肪的损失最少(Domingo Valenzuela 2018)。不应使用微波炉加热母乳。可以轻轻旋转加热后的母乳,从而把产生"热点"的风险降到最低。解冻的母乳应该在 24 小时内使用,因为它缺乏新鲜母乳抑制细菌生长的能力。瓶子里剩下的母乳应该在 1～2 小时内喂完。黏稠、有臭味的母乳应该被丢弃。

　　母乳储存的时间(Eglash 2017):
- 在 16～29℃ 或 60～85℉ 的室温下 4 小时
- 在温度为 15℃ 或 59℉ 的隔热冷却器中 24 小时(Hamosh 1996)
- 在 4℃ 或 39℉ 的冰箱中放置 4 天(在非常干净的条件下可保存 5～8 天,但会观察到一些营养成分的流失)
- 在 -18℃ 或 0℉ 的冰箱中存放 6 个月(12 个月也可以接受)

乳汁颜色的变化

　　人的乳汁有多种颜色。初乳可能是清透的(**图 76**)、亮黄色(**图 77**,**图 80**)、橙色/粉红色(**图 78**)、浅棕色(**图 79**),甚至深棕色。婴儿可能不时地在母亲乳房中获得彩色的乳汁,除非母亲挤奶,否则是看不到乳汁颜色的。母亲在服用一些食物、草药、维生素、药物和饮料的情况下,乳汁的颜色会发生变化,但这是无害的(Lawrence 2016)。

　　图 78 中粉色/粉红色的初乳,被称为"锈管"综合征。在初乳和早期乳汁中一过性地出现少量血液,被认为是良性的(Barco 2014)。它可发生在一侧或两侧乳房,通常在几天内消失。Phelps(2009)对 NICU 专业人员进行调查时发现,对于母乳中含有少量血液的安全性有不同建议。如果婴儿吐的奶中带血,会让父母担心。隐血实验能够区分出成人的血红蛋白,并排除婴儿的胃肠道出血。

　　如果被黏质沙雷菌感染,母乳会变成明亮的霓虹灯样粉色。这种病原体可以在重症监护室和社区中发现,并且可以迅速传播和流行。黏质沙雷菌感染主要是对免疫系统受损个体产生威胁。细菌通过手、设备和物品表面,甚至液体肥皂进行传播(Maragakis 2008)。泵出来粉红色乳汁的吸奶器应被送去进行细菌培养和清洁。母亲应该接受医学评估,用抗生素进行治疗。母乳喂养通常可以继续进行,但由于婴儿有败血症的风险,应仔细评估(Ayuzo del Valle 2014,Quinn 2018)。

手挤奶对于嗜睡或未哺乳的新生儿来说,是一种有效获得初乳的方法。母亲可以直接将初乳挤到勺子中喂给婴儿(**图** 80)。父母需要确信,第 1 个 24 小时的初乳量看起来很少,但它们在生理上是正常的,对新生儿来说是充足的。

图 76～80 展示的是产后不足 24 小时的母亲第 1 次挤出的乳汁。**图** 79 展示了母亲每隔 2 小时泵奶,前 3 次泵出的乳汁。值得注意的是,每次泵奶后,浅棕色逐渐变浅。每次泵奶后颜色变浅表明,乳汁排出的过程其实在清除积聚在初乳的乳腺管道中的沉淀。随着时间的推移,进入成熟乳期,乳汁会变成白色。

图 76～79 展示的是一天内挤出来的相当多的乳汁。许多初产妇可能在她们第 1 次尝试挤奶时,只能挤出几滴乳汁。当母亲第 1 次尝试挤出大量(7 毫升或以上)初乳时,对母亲心理预期的指导要谨慎,因为接下来几次可能只会挤出较少的初乳。需要告知她们,接下来的几天,乳汁会逐渐增多,以使她们安心。

图 80 展示的是约 0.6 毫升的初乳,即新生儿一次吞咽的量(Lawrence 2016)。对一个足月、生命体征平稳的新生儿来说,出生后的第 1 个 24 小时,一次哺乳吞咽 4 次或更多次数,可摄入足量的初乳。

图 81 展示的是乳汁转变为成熟乳时的典型颜色变化。这位母亲在第 2 天夜间泵奶,泵出 32 毫升黄色初乳。到了第 3 天早晨,当她通过泵奶将乳汁从肿胀的乳房中移出时,乳房变得柔软,乳汁的颜色已经变成典型成熟乳所具有的白色。可看到,前奶的质地稀薄而透明。

图 82 展示了一位产后第 9 天的母亲,在同一时间挤出的 2 瓶乳汁。值得注意的是,从两侧乳房挤出的乳汁量相同,但颜色不同。婴儿是小于胎龄儿,喂养不佳。她在一侧乳房上几乎无法含接,但能间断地在另一侧乳房上完成含接。能完成含接的那一侧乳房分泌出的乳汁颜色更白,而另一侧乳房分泌出黄色的乳汁,这表明仍然是初乳。如果乳汁没有被有效地移出,这侧乳房会逐渐失去泌乳的能力。

图 83 展示了在正常颜色的乳汁旁,有一瓶绿色的乳汁。Yazgan(2012)报道了一例绿色乳汁的个案。经过身体检查和实验室检测得出,绿色乳汁与摄入复合维生素有关。母亲被告知此种情况下可安心哺乳。该个案的作者写道:"尽管临床专家告知母亲,母乳有时会受母亲摄入的药物或食物的影响而出现乳汁颜色改变的可能,但母亲通常对此不了解,可能会不必要地终止母乳喂养。"

图 84 展示了一位处在泌乳Ⅲ期持续进行母乳喂养的母亲收集的 2 种成熟乳。在哺乳前和哺乳后,母亲都挤出少量的乳汁。乳汁出现分层,脂肪上升到容器的顶部。此图为前奶和后奶在脂肪含量上的差异提供了一个生动的例证。研究指出,在乳房充盈时脂肪含量被液体稀释(Daly 1993)。许多婴儿喜欢在柔软的乳房上吃奶,母亲此时可能有"空"的感觉。乳汁的流速减慢使吮吸舒服,高脂肪含量的后奶有利于婴儿产生饱腹感。

小　结

母乳是一种神奇的物质,它完美地适应了婴儿和儿童的成长需求。在哺乳期的关键前几周,哺乳顾问需要了解母乳供应量被校准时正常的和预期的产奶规律。此外,哺乳顾问还应当熟悉初乳和乳汁外观随时间的变化情况,以及安全地处理和储存乳汁的正确方法。

第六章

哺乳姿势与含接技巧

对于正常新生儿来说在乳房上吃奶是本能。如果产后立即将婴儿放在母亲腹部进行肌肤接触,并给予婴儿足够的时间去经历一系列连续激发觅食反射的行为,大多数健康的足月婴儿最终可以自主含接(Widstrom 1987,2011)。卫生保健提供者应避免打断母婴初次接触过程的行为,如强迫婴儿尝试含接,或者抱走去称重和洗澡。在一项大型的回顾性研究中显示,仅推迟新生儿洗澡 12 小时就可以使在医院的纯母乳喂养率从 59.8%提高到 68.2%(DiCioccio 2019)。母乳喂养的其他最佳实践包括:母婴进行早期且无限制的肌肤接触、母婴同室和避免人工奶头的使用(除非有医学上的指征)。

出生后第 1 小时内的行为顺序

出生后的第 1 小时,又称为"黄金 1 小时",应将新生儿放在母亲的腹部上开始"乳房爬"(Klaus1998)。这一系列行为被称为"一项与生俱来的、本能找到母亲乳房的生物学进程"(Widstrom 2011)。在简短休息之后,新生儿开始寻乳。他/她在寻找母亲目光时被乳房的气味吸引(Varendi 1994),并对母亲的声音做出反应。跨步反射有助于婴儿爬向母亲的躯干,将头从一侧转到另一侧,双手伸向乳房、按摩乳房(Matthiesen 2001, Genna 2010),并且定位找到和含住乳头。在最初的吸吮阶段之后,婴儿入睡了。

Mohammed(2016)比较了阴道分娩与剖宫产分娩婴儿的"乳房爬"行为。将阴道分娩的婴儿放到母亲的腹部时,需约 45 分钟完成爬行,并更可能完成至少一次乳头上吸吮。剖宫产出生的婴儿初次吸吮的成功率较低。有趣的是,剖宫产的婴儿却花费较少时间(28 分钟)爬行到乳头处。把他们放在母亲的腹部上时(在缝合切口之后),他们已经平均出生约 20 分钟以上,这时他们可能更加警觉。

在婴儿乳房爬期间,母亲受到腹部刺激后可释放催产素(Uvnas-Moberg, 1987),一种与建立母婴联结相关的激素。催产素的分泌可促进幸福感(Uvnas-Moberg 2015),并可能降低母亲遗弃婴儿的风险(Klaus 1998)。它也有助于预防产后出血。与母亲皮肤的亲密接触还能帮助婴儿调节体温和行为状态,并有助于稳定其血糖水平和心肺功能(Bergman 2013)。出生后的立即肌肤接触与出院后较高的纯母乳喂养率相关。

无法含接的婴儿

对许多母亲来说,产后早期最令人不安的事情之一是婴儿不含接吃奶。因为母乳喂养被认为是"自然的",所以父母希望所有的婴儿出生后都能够立即吃奶。然而,有些婴儿早产或受到出生创伤的不利影响,而有些婴儿需要更多的时间和练习。在这种情况下,预先的指导很重要。哺乳顾问可以提供各种喂养体位来处理特定的情况,必要时也可以展示给母亲如何调整含接姿势。

当担心血糖水平或母乳摄入量过低时,应该向母亲展示如何将初乳挤到勺子里并喂给婴儿。少量的母乳可以唤醒婴儿,并为他们提供所需的热量,以便进行更加积极的母乳喂养。口服葡萄糖凝胶有助于稳定血糖,避免因血糖问题将婴儿转入重症监护室,同时这对母乳喂养也不会产生负面影响(Weston 2016)。

如果观察到可识别的危险因素,并且新生儿仍无法含接,应立即建议母亲手挤奶。婴儿的年龄和大小将决定婴儿所需要母乳的量,以确保水分和获得足够的热量。然而,母亲应该以一定的频率进行挤压,目的在于分泌超过婴儿所需的母乳量。在有危险的情况下,确保婴儿得到喂养,从而建立稳定的母乳供应,并采取如肌肤接触等措施,以尽可能地维护母乳喂养关系。应向父母强调,母乳喂养是没有时间限制的。BWC 和 KH 都曾帮助过患有各种疾病的婴儿,这些婴儿最初都无法含接,但是经过数周甚至数月后均转为母乳喂养。

产后突发意外事件

产后突发意外事件(sudden unexplained postpartum collapse, SUPC)是在产后 12～24 小时内发生的罕见、毁灭性事件,产后前 2 小时被认为是最高风险期(Peters 2009, Ferrarello 2016)。在这样一个事件中,一个看起来健康的足月婴儿当俯卧(面朝下)躺在的母亲(仰卧位)胸口时,突发心肺衰竭。经历 SUPC 的婴儿面临高风险的神经损伤和死亡(Poets 2011)。其他风险因素还没有全部被列举出来,高危因素包括未被发现的神经系统疾病、在分娩过程中使用过阿片类药物、婴儿发生过短暂的缺氧、卧位进行喂哺,以及在与婴儿肌肤接触时母亲熟睡、分心或没有发现婴儿虚脱征象。Peters(2009)描述了活产儿中因 SUPC 死亡的概率为 0.4%。

某些喂养体位在保护婴儿气道方面比其他体位更具有保护性。Colson(2014)倡导半躺式哺乳体位作为帮助新生儿出生后的最佳选择。她提出了一个令人信服的论点:在发生 SUPC 的案例中母亲的仰卧姿势是重要的危险因素;并认为如果母亲可能会睡着或分心,采取半躺姿势(30°～45°)——母亲身体的斜坡位,可以防止婴儿意外窒息。

在不过度惊扰婴儿的情况下,母亲应该意识到婴儿的气道和呼吸通畅对保护新生儿至关重要。Ferrarello(2016)得出结论:即使母亲醒着,在婴儿出生后的前 2 小时由护理人员进行密切观察是必要的。另外,建议父母推迟使用手机和接待客人的时间,并多关注他们的婴儿。

哺乳姿势和肌张力减退的新生儿

产后初期阶段,对于健康的足月儿,建议卫生保健人员应提供支持,但不要过度干预或影响其早期的含接。但是,有些新生儿和他们的母亲将需要更多的观察和在哺乳姿势上需要更为积极的帮助。婴儿稳定的头部位置改善了其下颌的控制能力,有助于吞咽,并降低误吸的风险。头部的稳定性受到躯干是否成一条直线的影响,尤其是骨盆区域的稳定性(Redstone2004)。母乳喂养专家经常强调,在哺乳时保持髋关节屈曲是为了确保骨盆的稳定性。

肌张力减退的婴儿在自行含接方面存在挑战。肌张力减退与许多情况相关。有时,良性的先天性肌张力减退会随着婴儿的成长而消失。另一些情况与持续性肌张力减退有关,如罹患唐氏综合征、内分泌疾病、代谢和营养障碍。染色体异常和与分娩损伤相关的低氧血症(缺氧)也会导致肌张力减退。母乳喂养对特殊情况的婴儿而言,可给予保护,防止感染,改善面部发育,并优化智商。然而,在最初的3~4个月,肌张力减退婴儿可能需要更多的母乳喂养支持,而母亲则需要早期保证母乳供应量。

母乳喂养医学会(Thomas 2016)推荐以下几个方法来帮助肌张力减退婴儿实现母乳喂养:

- 尽早喂养
- 肌肤接触:母亲应有警觉性,确保婴儿的脸无遮盖物并在可视范围内
- 有效的母乳喂养评估
- 对婴儿喂养有良好的姿势支持
- 使用舞蹈者手势(**图 333**)
- 喂养时手挤压乳房(**图 43**)
- 对于较长时间的喂哺应有耐心
- 称重
- 使用替代喂养方法进行适当的补充
- 哺乳后使用吸奶器和手挤奶来确保母乳产量

刚出生婴儿的母乳喂养

在早期喂养行为的研究中,描述了婴儿天生的、有序的行为如何促进首次成功含接;而后期喂养行为的特征则表现为丰富多样的喂哺姿势和策略,下文中包含了其中一些姿势和策略的图片及描述。

许多经验丰富的临床医生注意到,一些看似"错误"的哺乳姿势实际上对母亲和婴儿都十分有效。如果婴儿的生长发育状况良好,母亲在哺乳时也没有感到不适,那么最好不过于

强调必须严格遵循特定的喂哺姿势原则。

然而,知道如何利用不同的喂养体位有助于增加母亲的灵活性,以适应不同的生活环境和情况下的母乳喂养。在一项研究中,母亲在第 1 天被教了 4 种喂养姿势:交叉摇篮式(对面的手臂支撑婴儿的后背)、摇篮式(头放在同侧手臂上)、橄榄球式(手握式)和侧卧式。学会这些姿势的母亲在头 6 个月的纯母乳喂养率更高(Puapornpong 2015)。

哺乳顾问可以提供关于如何使喂养更舒适、更安全的建议或观察报告。例如,在母乳喂养时,教会母亲向后靠而不是弯腰托着婴儿——这样会导致母亲背部和颈部疼痛,这很有用。建议母亲支撑起脚部也许是有帮助的。但是,她们并不是总能躺下、半躺或向后靠。母亲经常需要在公共汽车、飞机上或在候诊室进行母乳喂养。

在线视频教学逐渐被视为改善产妇保健的一种方法。然而,母亲们在观看含接视频后并没有在实际操作中改善含接动作(Sroiwatana 2018)。人与人的接触仍然是哺乳照护的一个重要因素。温柔的鼓励可以帮助母亲取得成功,一句赞美的话可以有效地增加母亲的信心。通过观察母亲的肢体语言,哺乳顾问可以调整枕头的位置或在母亲的脚下放置一些支撑物。这种调整通常是区分舒适哺乳与导致慢性骨骼肌问题的关键。改变姿势通常有助于改善婴儿的含接和减轻乳头疼痛;然而,乳头疼痛可能有多种原因(参见第八章)。如果调整姿势后母亲的舒适度仍未改善,那么就需要考虑其他可能的因素(Kent 2015)。

哺乳姿势的图片

不同的喂养姿势适用于不同的情况和不同的体型。哺乳顾问的作用是帮助母亲调整以适应眼前的需求。

图 85 展示了婴儿和母亲处于一种"后躺式"哺乳状态(有时也被称为哺乳姿势)。母亲用双手和臂弯使婴儿与自己腹贴腹,并为婴儿提供了一个轻松、稳定的边界。这个体位可以帮助那些被强烈的喷乳反射困扰的婴儿。后躺式姿势(包括侧卧式)似乎能够帮助婴儿应对过快的乳汁流速。

图 86 展示了哺乳姿势不佳的婴儿,在喂养受挫后哭闹和拒绝乳房。中间放置的毯子阻碍了母乳喂养的进行,母亲不得不"追着"婴儿尝试将乳头塞入其口中。这种不正确的姿势导致了乳房变形,从而增加了乳头受伤的风险。

图 87 中,是同一位母亲,她做出了一些改变使得婴儿成功地含接。毯子已经被移走,拉近了母亲和婴儿的距离,让他们更明显地感觉到彼此。母亲已经向后倾斜,并把婴儿的头放在她的前臂上,使婴儿对着乳房的前方。母亲的手支撑着乳房的重量,但没有使它变形。

图 88 展示婴儿的鼻子与乳头水平,并用鼻子触碰乳头,这种姿势被称为"嗅觉姿势"。当婴儿寻乳时,头会向后倾斜,嘴巴会张大,下颌紧贴乳房。

图 89 展示,外观看起来不太舒服的姿势——婴儿的前臂过低。当婴儿开始在乳房上挣扎时,可能是他身体的某些部分被扭曲或拉紧了。对于某些婴儿而言,将他们的手臂环绕母亲的侧面可能会不舒适,特别是患有斜颈或在分娩中肩部受损的婴儿。同时观察到,**图 89** 中母亲的手臂也没有充分支撑婴儿。婴儿的身体似乎正在下滑。母亲的手臂必须在婴儿的

下方,提供足够的支撑来稳定婴儿在乳房上的位置。

哺乳顾问工作的一部分是帮助母亲找到合适的姿势解决具体问题。使婴儿的双臂呈生理上的屈曲位可能有助于稳定并安抚其紊乱的行为。这可以通过将婴儿的双臂放在身体中部,并将婴儿的臀部拉近身体来实现,如**图 90** 和**图 91** 所示。

图 90 中的婴儿刚出生不久就因肠扭转做了矫正手术,腹部有一个愈合中的伤口。因为婴儿还处于虚弱的状态,因此她的母亲正在使用一个管饲的喂养装置——里面装着吸奶器泵出的乳汁——来增加婴儿的摄入。母亲正在以轻微旋转的摇篮式姿势进行母乳喂养,避免使婴儿的伤口受压。这样做还有一个好处,就是可以固定婴儿的前臂。通过让婴儿较低的前臂穿过胸前来限制活动,防止她抓喂养管。

图 91 中的婴儿难以平静下来含接住乳房。把两只前臂都放在身体中部似乎可以减轻她的躁动,并且帮助她专注于发现乳头。

摇篮式姿势是术语,通俗来说就是将婴儿放在"母亲的臂弯处"。**图 92** 表明,一些新生儿可能因为太小而无法放在母亲的臂弯处。小的婴儿需要放在母亲的前臂使婴儿和乳头能对齐。同样,注意到这位母亲的手臂很长也很重要。如果她把小婴儿放在臂弯里,婴儿就会离乳头很远。

为了帮助母亲采取舒适的喂养体位,哺乳顾问需评估婴儿的大小、母亲乳房的大小(长度、宽度和重量)、乳头的位置、手臂的长度和躯干的长度。乳房和膝盖之间的距离较长的母亲会受益于枕头的支撑。躯干较短的母亲会发现枕头将婴儿抬高了。

图 93 中展示,6 周龄的婴儿之前因为太小而无法放在母亲的臂弯处,拍这张照片时她已经比出生体重增加了 1 358 克。她现在已经足够大,可舒适地采用经典的摇篮姿势放在她母亲的臂弯中。

图 94 展示婴儿身体的过度扭转,婴儿的脸被捂住,使母亲和婴儿都无法看到对方。母亲给婴儿的上肩施加了太大压力,这导致她看不到婴儿面颊的下方,被拽离乳房。这可能造成乳头看似贴合,实际却已经从婴儿的嘴里滑出。理想的情况下,两侧面颊均应触及乳房。

帮助身材高大的妇女

超重或肥胖的妇女对母乳喂养的意愿较低,母乳喂养的时间也较短。除去受教育程度和社会经济因素,仍可发现母亲超重和肥胖与不佳的母乳喂养结局有关(Grube 2016)。为了降低超重或肥胖母亲人群早期停止母乳喂养的风险,哺乳顾问必须提供针对性的咨询和教授她们适应自己体型的改良的哺乳姿势(Hoover 2000)。

要实现良好的含接,技术上的困难应该通过尝试不同喂养姿势和使用创造性的支撑乳房的方法来解决,其中一些方法在本章的图片中有展示。另外,哺乳顾问还应意识到,这种情况下,女性会关心在母乳喂养过程中身体的暴露。"肥胖背后的个体"肯定需要支持性的、前瞻性的指导(Claesson 2018)。诸如在镜子前练习这样的建议可以帮助母亲学习如何选择保护自己隐私的衣服,以及掌握在更公开场合下能增强自信的喂养姿势。

图 95 展示的是橄榄球式哺乳姿势(手握体位)。这样的姿势对于超重或肥胖的母亲,或

者有大乳房的妇女很有用,她们通常有因体型过大而手臂过短、大乳房、看不到膝盖,以及自我形象相关问题所导致的哺乳困难(Rassmussen 2006, Hoover 2008, Hoover 2017)。如果婴儿的脚碰到椅背,他可能会反射性地推开它,脚绷直再踢蹬。因此,将婴儿的背部正对着椅背会更好。

选择支撑婴儿和母亲乳房的哺乳姿势很重要。如果乳房沉重、乳头形状不良,可用改良的橄榄球式体位(如**图 96** 中所示),母亲腾出一只手来对乳房塑形并帮助婴儿含接,并且可以进行乳房挤压。**图 96** 中的母亲并不肥胖,她正在使用的改良橄榄球式,能够应对超重母亲所面临的大多数挑战。

母亲需注意不要采纳推婴儿头部的建议。推婴儿的头部会弯曲其脖子并向前推动头,将鼻子推入乳房。**图 97** 展示的是,哺乳顾问正在指导母亲更改手的位置,如**图 98** 所示在婴儿的脖子和肩膀上给予支撑。

侧　卧　位

图 99 中的母亲正采用侧卧位来哺乳。侧卧位的明显优势是可以增加母亲的休息(Milligan 1996)。会阴切开术、会阴伤口疼痛或痔疮康复中的母亲会发现侧卧位比坐位或者半卧位哺乳更舒适。Lang(2002)指出侧卧位能帮助"有残疾并且无法将婴儿抱在怀里的母亲"。BWC 和 KH 已发现侧卧位对大乳房的女性来说是另一个有用的哺乳姿势。床支撑着乳房的重量,这样可以腾出母亲的手,将手指放在乳头后约 2.5 厘米的位置,压缩乳房,使乳头尽量深地放进婴儿的嘴里。必要时,她可以很方便地深挤压乳房来增加乳汁的摄入量。

那些抗拒触摸的高张力婴儿或过度敏感的婴儿也可以从侧卧位的哺乳姿势中受益。婴儿可能会感到较少的约束,更多的掌控感——非常重要的问题,如果以前母乳喂养过程像角力比赛的话。之前经历过严重母乳喂养困难的婴儿常享受侧卧位及以自己的节奏来找到乳房。对一位正在努力建立母乳喂养关系的母亲来说,看到婴儿能自主含接是令人鼓舞的体验。

需要注意的是,侧卧位时母亲可能会在母乳喂养过程中睡着。**图 100** 展示,一个侧卧哺乳的婴儿处于过度扭转的位置。这会造成窒息的风险,特别是如果睡觉的床面太柔软,房间过热,或者是母亲因为服药而昏昏沉沉。婴儿应该这样被安置:当他/她滚动时,可翻至仰卧位。指导母亲怎样养成安全睡眠的习惯很重要。

图 101 展示了一位从剖宫产中恢复的母亲,下垂的腹部下放置了卷起来的衣服。剖宫产的母亲想要侧卧位进行母乳喂养,如果没有被提供腹部支持,可能会经历切口疼痛。适当的疼痛控制也很重要。在一项研究中,母亲们在剖宫产后似乎更喜欢使用侧卧式,而不是后躺式,尽管她们已经被教过如何使用这两种姿势(Puapornpong 2017)。母亲们应该接受这两种方法的指导,并且自己决定使用哪一种。

侧卧位可以帮助母亲们休息,同时用"舒适的吮吸"使哭闹的婴儿安静下来。Howard(2004)报道说:"哺乳是安抚哭泣婴儿的有效方法,也是一个强有力、独立的预测母乳喂养持续时间的因素。"

其他喂养姿势

图 102 展示了一位柬埔寨卡琳部落的女性用自制背巾来喂哺她较大的婴儿(图片由 Wynne Cougill 提供)。随着婴儿的成长,他们适应了任何一种体位来进行喂哺。

图 103 展示了坐跨式哺乳姿势对母亲喷乳反射强的婴儿很有帮助。它也可以帮助颅面结构改变的婴儿,包括唇腭裂。一些吞咽或呼吸障碍的婴儿可能受益于直立哺乳姿势,减少窒息的发生风险。还有气管软化或喉软化症(气管软骨或喉软骨塌陷)的婴儿,采用一定程度头部过伸的侧卧位会更好。头部延伸扩展或轻度过伸有助于防止气道塌陷(Wolf&Glass 1992)。

交叉摇篮式(**图 104**)适合手臂短、大乳房或乳房肿胀期的母亲,因为母亲可以腾出一只手来支撑乳房。注意观察**图 104** 中的母亲如何用她的手腕支撑乳房。婴儿的头部被安置在她的手掌中,她的另一只手臂主动引导婴儿,并通过支撑婴儿的颈部和躯干抱紧婴儿。如果婴儿的体位很好,婴儿的双颊都可以接触到乳房,鼻子能轻松呼吸,并且双眼可看到母亲。

图 105 展示了一位大乳房的母亲将她的婴儿放在桌上进行哺乳的情景。桌子能够支撑和稳定婴儿和乳房的重量。

创造性地使用交叉摇篮式抱法和哺乳枕也可以帮助佩戴髋关节支架的婴儿(**图 347**)。有些婴儿第 1 次被放在治疗髋关节发育异常的支架上时,会好几天喂哺不佳,直到他们习惯腿部的约束。

图 106 中的母亲在分娩时出现了并发症,坐着和躺着都会疼痛,有 1 年多了。她的哺乳顾问(KH)向一位同事——Chris Mulford,提及了这位母亲的问题。Chris 建议母亲站立起来进行哺乳。母亲很高兴地接受了这个建议。她将哺乳枕裹在腰上,休息时把它放在一个可调节的桌子上,将婴儿升至一个舒适的高度。这个案例反映了母亲与哺乳顾问可以通过协作有创意地解决问题。

图 107 展示了改良的摇篮式哺乳姿势的关键点在于增加母亲对婴儿身体的控制。这个姿势对手臂短的母亲或很小的婴儿特别有用。**图 107** 中的早产儿缺乏良好的姿势控制。哺乳顾问移走了母亲一直在使用的哺乳枕,并向母亲演示如何通过将双手掌放在婴儿的躯干来抱婴儿更安全。

图 108 展示了一位母亲正在采取半卧位(后躺式)的姿势喂养新生儿,同时用她的双手掌托住婴儿的臀部。

母乳喂养的教科书中常提到支撑乳房的方法。**图 109** 展示了一位母亲用"剪刀手式"手法握着她的乳房(照片由 Nekisha Killings、MPH、CLC、IBCLC 提供)。许多书中不鼓励这个方法;然而,它在描绘母乳喂养的动人的美术作品中很常见,并且一些母亲本能地采取了这个手势。剪刀手式对这位母亲而言显然是有效的,也许是因为她拥有较长的手指。

图 110 说明了母乳喂养的多样性,也体现了母亲生活在现实世界这一事实。这位母亲和她的 3 月龄的儿子在农贸市场内漫步,一边在贩卖通道内闲逛,一边进行母乳喂养。

随着婴儿越来越大,哺乳技巧便会被搁置一边。**图 111** 表明,这个 5 月龄的婴儿对于哺乳的姿势有自己的主意!

含 接 的 图 片

含接是一种特定的活动,是指婴儿将乳房拉进嘴里的活动。**图112**中,注意母亲如何让婴儿的下颌触及她的乳房,还要注意观察婴儿怎样用手抓握乳房,并引导乳房(Genna 2010)。

图113中的母亲有乳头疼痛。哺乳顾问已要求她不要进行含接,并注意乳头表面的褶皱。有几个因素可能导致乳头被挤压,包括但不限于:不良的哺乳姿势、舌系带短缩或婴儿过大的吸力。哺乳顾问没有注意到舌系带短缩的问题,并且奶量似乎也在正常范围。在大多数临床机构,由于缺乏精密的测量仪器,所以没有简单的方法来评估婴儿的吸吮压力。该照片展示了哺乳顾问所观察到的情况。母亲在含接的起始阶段是将婴儿的嘴唇对准乳头,而不是鼻子。这样的错位将下颌闭合在乳头轴的位置,是引起乳头被挤伤的最可能原因。在通过小小修正含接方式后,母亲的疼痛减轻了,乳头也痊愈了。

将婴儿的鼻子正对乳头,可以鼓励婴儿头部后仰并以下颌做导向(**图114**)。在这张照片中注意:母亲用"C"形手法托住乳房,乳头对准上腭。在**图115**中,通过母亲肩膀有效地支撑,将婴儿与母亲的距离拉近了。

图116中,当婴儿完成了含接的过程,我们可以看到乳晕上的不对称含接。乳晕的深色"标志"看在乳晕上方可看见的部分比嘴唇下方多,"偏离中心"是良好含接的特征。注意鼻子从乳房向后倾斜,而下颌紧贴乳房。这帮助婴儿头部定位,以促进呼吸通畅、下颌偏移和吞咽不受限制。婴儿的脖子向后仰这样轻微延伸的动作也使得婴儿能够看到母亲的眼睛。相互凝视(面对面)提供了建立母婴联结的机会。

有时,哺乳顾问或母亲把乳房做成"三明治"(Wiessinger 1998),就像**图117**所示,目的是帮助有含接困难的婴儿——特别是含接扁平乳头或肿胀的乳房时。一些虚弱的婴儿可能需要母亲在喂养期间持续托住被挤压扁的乳房,另一些婴儿可能只在成功含接前需要此类帮助。

帮助父母读懂婴儿的肢体语言,有助于帮助他们确认婴儿有很好的含接和良好的喂哺。注意**图118**中婴儿睁开的眼睛、警觉的表情以及张大的嘴巴。经过几分钟强有力、有节奏的吸吮并停顿了几下之后,婴儿可能会短暂地休息。通常,下一次的喷乳反射刺激第2轮的吸吮或两次主动吸吮,在那之后婴儿可能会闭上眼睛。有一些婴儿会松开乳房,而另一些婴儿会继续吸吮直至入睡。如果婴儿长得很好,母亲应该允许婴儿自己控制节奏。

图119中婴儿已经闭上了眼睛。他的拳头开始放松,Springuel(1994)指出这是表明婴儿吃饱了的信号。

图120中婴儿的手更加放松。他的父母可能会注意到两次吸吮之间的停顿时间更长。在此时,有些母亲可能会试图结束哺乳。然而,这是哺乳的一个重要阶段。随着乳房变柔软,乳汁中的脂肪含量开始上升。如果让婴儿自主终止吸吮,他可能会更有"饱腹感"和满足感。

图 **121** 完美阐述了一个完整的哺乳过程。婴儿已经自行松开乳房,一只手轻轻地放在母亲的乳房上,他看起来完全放松。注意乳头的形状,仍然是圆形的。该形状证明没有任何压缩损伤的征象,这是一个成功的含接标志。在这样的哺乳之后,母亲和婴儿通常都表现出对彼此的满意。

图 **122** 展示了一名乳房含接不佳的婴儿。婴儿的鼻子被推入乳房,她的下颌靠在母亲胸部,看母亲的视野受限。母亲的手可能正在后面推婴儿的头,因为照片中看不到。推婴儿的头会压迫喉咙,从而抑制呼吸和吞咽。这会导致婴儿以拱起和推开的方式做出反应,而母亲会误认为婴儿排斥乳房。

图 **123** 中的婴儿被轻微翻转至乳房一侧以展示不佳的含接。请注意婴儿的下颌离乳房太远。下颌与乳房的距离远,导致下颌在乳头轴闭合。这可能会导致母乳喂养时疼痛并影响乳汁移出。乳头从婴儿的嘴巴脱出,看起来被挤压或压成扁扁的,类似"矫正"的奶嘴或新唇膏的形状。

图 **123** 中的母亲有一个大乳晕。她可能一直遵循"把所有的乳晕含进婴儿的嘴巴里"的建议。由于乳晕大小不一,告诉女性让婴儿的嘴唇含住所有的乳晕,可能会产生误解,最终导致不正确的下颌定位。帮助者必须记住,母亲在给婴儿喂奶时看到的仅限于乳晕的上半部分。

图 **124** 中是一个体重增加不佳的婴儿,在一个长的乳头上含接较浅,应优先放置上颌而不是下颌。使问题复杂化的是,这个乳头可能太长,而与婴儿嘴巴的大小不适合,不能引发吞咽反射。注意乳头是如何弯曲成一定角度的。

弯曲乳头导致乳腺管被挤压,可能阻碍乳汁流动(Morton 1992,Geddes 2008)。图 **124** 中的婴儿在含接乳房后,几乎马上闭上了眼睛。在喂哺早期过程中不理想或令人沮丧的喂养动作可能预示着不良的乳汁移出。对哺乳顾问来说,通过测量体重来识别这种征象非常重要,而不是让无效吸吮持续地进行。在这种情况下,应鼓励母亲让婴儿重新含接,并且采用如乳房挤压这类的刺激技巧以增加乳汁的移出。或者,在一段时间内,她可能需要中断哺乳,允许有足够的时间挤奶来保护她的母乳产量,并采用补给来满足婴儿的能量和生长需求。

图 **124** 中婴儿的母亲按哺乳顾问的建议,把婴儿的整个身体拉近时,婴儿的下颌闭合在乳房组织上,而不是乳头轴上。尽管母亲的乳头很长,这种哺乳姿势的改变有效地改善了婴儿的含接。婴儿处于最佳含接状态,可获取更多的乳汁(通过体重测量确认)。母亲观察到婴儿喂养行为的变化。他睁开眼睛,并看起来更投入,吃奶时能听到吞咽声,换尿布的次数也增加了。几天之内,他恢复到自己的出生体重并很好地继续生长。

图 **125** 中的婴儿体重没有增加,母亲的乳头也破裂了。注意婴儿上唇的内翻。在喂养期间,嘴唇有助于将乳房固定在婴儿的嘴巴里,形成有效密封。通常情况下,嘴唇应该在放松的方式下贴合乳房,既不能太松(导致溢奶),也能不太紧。同时,她嘴角的角度非常狭窄。卷起来的嘴唇和狭窄的缝隙都暗示着错误的含接导致乳汁摄入量低。

如果婴儿早产或低出生体重,面颊上皮下脂肪垫发育不全,会降低吸吮稳定性。婴儿的面颊可能会塌陷,在吸吮过程中出现酒窝,导致婴儿可能很难含接住乳房。一些婴儿通过夹紧嘴唇和下颌来补偿这种不足(Wolf&Glass 1992)。随着时间的推移,脂肪垫会逐渐形成。

同时,母亲可以通过托住并挤压乳房来帮助婴儿维持含接动作,减少"喂养工作量"。暂时使用吸奶器以及补充剂来保护奶量供应和婴儿摄入量。

图 126 中的婴儿只是含住乳头。婴儿嘴角狭窄的角度表示婴儿下颌的压力会落在乳头轴上,导致乳头受压。母亲会感到疼痛,并且乳汁流动受限。注意面颊、下颌和乳房的距离,这个婴儿离乳房太远,面颊和下颌应与乳房直接接触。

图 127 展示了乳头被挤扁的情况。**图 128** 展示了一个被挤扁的乳头,形状类似于"矫正"奶嘴或新唇膏。当婴儿仅仅裹住乳头轴时,下颌和舌头挤压形成了特征性的折痕。当乳头从婴儿嘴里滑出时,乳头的形状可提供婴儿含接情况的信息。

当婴儿正确含接时,如**图 129** 所示,24 小时大的婴儿,嘴角的角度很宽,这角度是 150°(Hoover 1996)。注意下颌如何触及乳房,鼻子不被阻塞。在哺乳期间,良好的含接表现为没有疼痛以及喂养结束时乳房会变软。乳头从婴儿嘴里滑出时,会像**图 130** 中一样没有变形。请注意,婴儿在哪个位置开始吃奶,就应在哪个位置结束,鼻子对着乳头。

小 结

对母亲和婴儿来说,母乳喂养是一个后天学习与本能相结合的行为。哺乳顾问的作用就是评估双方的身体状况、体型、警觉程度和进食环境。目的是教导和帮助母亲练习各种哺乳姿势,使她感觉自己有能力完成和哺育自己的孩子。哺乳顾问强调喂养过程中的舒适度和稳定性,根据喂养过程中双方的满意度以及婴儿的生长和健康情况来评估结果。

第七章

扁平乳头和凹陷乳头

母亲们会在新生儿吸奶困难或拒绝乳房时产生被拒绝的情感。本章讨论了扁平乳头和凹陷乳头可能导致母乳喂养问题的原因。同时也讨论了关于"乳头混淆"的概念。

扁平乳头和凹陷乳头影响含接和可能导致拒乳

开创性的哺乳生理学家 Mavis Gunther 博士认为,婴儿一出生就渴望遇到直立、有弹性的乳头组织。她描述了那些乳头扁平或内陷的妇女,当将婴儿放在乳房上时,婴儿看起来似乎"无动于衷"(1955)。

根据诺贝尔奖获得者、动物学家 Konrad Lorenz 建立的行为印记理论的基础,Gunther 推测人类婴儿必须接收到特定的感觉和刺激模式,才能引发喂养反射。如果预期信号不明确或不存在,乳头的解剖变异可能会打断婴儿的正常喂养行为。

在没有直立的乳头信号或者遇到缺乏弹性的乳头时,一些婴儿对接下来要做什么茫然不知所措。他们可能开始来回摇晃脑袋,撞击乳房,或者用他们的手拍打乳头。有些婴儿会尖叫,另一些只是睡觉。母亲会说:"就好像我的孩子无法弄清楚如何闭上嘴巴吸我的乳头。"她可能抱怨孩子不喜欢母乳喂养,不喜欢她的乳房、她的乳汁,或者拒绝她。而有些婴儿则会用极高的吸力试图吸入和保持住母亲的乳头,从而导致乳头受伤。

像泵奶时可以观察到的那样,正常的乳头是非常有弹性的。超声研究证实,在母乳喂养过程中,乳头的伸展可以达到距离婴儿软硬腭结合处约 5 毫米的范围(Ramsay 2005,Jacobs 2007,Geddes 2008)。用物体浅浅地插入婴儿口腔,会引发舌头伸出反射。过深地插入则会触发呕吐反射。在靠近软硬颚交界处的刺激会引发吮吸反射。当用戴手套的手进行口腔评估时,可以观察到这些反应。当然,应避免故意引发呕吐反射。

Elad(2014)和 Geddes(2016,2017)用超声来记录乳头在正常营养性吸吮时的运动。他们观察到,婴儿的吸吮将乳头吸入口腔,并使它保持在一种伸展的状态。乳头延展并稍稍移向软硬颚交界处,再收缩并稍稍退回,这些都取决于舌头朝上方或下方的位置。因此,乳头的弹性对母乳喂养来说是关键的因素。乳头缺乏弹性可能会导致喂养反射受抑制或婴儿拒绝乳房的情况。

扁平乳头和凹陷乳头是不良母乳喂养结局的风险因素

研究已经证实了扁平或凹陷乳头是母乳喂养问题的风险因素(Kent 2015)。Cooper(1995)描述了5个有严重脱水和营养不良的婴儿,其中有3个婴儿的母亲是凹陷乳头。即使在受过良好教育和积极性高的母亲群体中,存在扁平或凹陷乳头的情况也是导致在宝宝出生当天、第3天和第7天母乳喂养行为未能达到最佳标准的原因,并且也会造成泌乳延迟(Dewey 2003)。对于乳头扁平或凹陷的母亲,更加需要高度关注她的哺乳照护,其新生儿也需要被更加密切关注以获得足够的体重增长。

除了缺乏可以伸出的乳头触发感觉外,婴儿在面对扁平或凹陷乳头时可能还会遇到其他问题。Ramsay(2005)关于乳房解剖的超声研究发现,乳头导管容易受压,轻压下甚至会塌陷。当婴儿遇到扁平或凹陷乳头时,他们通过施加高吸力来吸入乳头,以致乳头可能会塌陷并阻塞乳管。由此产生的乳流不畅可能会使婴儿感到沮丧,并且导致乳房胀痛。

凹陷的乳头可能有异常发育的导管,内在的纤维化可能阻碍乳汁流动。Gould(2015)提出了一个由整形外科医生用于评估内陷乳头的3级分级系统:

1 级乳头
乳头易于伸出
乳头保持突出
乳管未受损
可进行母乳喂养
没有或轻微纤维化
正常的乳腺导管
2 级乳头
乳头可以伸出
乳头看起来凹陷
乳管受损
母乳喂养困难
中度纤维化
乳腺导管轻微回缩
3 级乳头
乳头严重回缩
乳头凹陷
乳管压缩
无法进行母乳喂养
显著的纤维化
乳腺导管短并且严重回缩

Gould(2015)描述了通过保留乳管的外科手术来矫正凹陷乳头,这项手术理论上可以实现母乳喂养。然而,文献回顾和分析得出结论,由于研究和患者人数少,目前尚未确定首选的治疗干预措施(Hernandez Yenty 2016)。

乳头乳晕复合体的充血和过度水肿的处理

充血肿胀使扁平的乳头更加扁平。除了制订管理扁平或凹陷乳头的计划外,哺乳顾问还需要帮助母亲处理充血肿胀和过度水肿的乳头乳晕复合体。

有两篇论文提到有一项技术可以使集聚在乳头附近的水肿液体重新分配。哺乳顾问或母亲用两根手指放在乳头根部,向乳房方向挤压,维持 1 分钟,使乳头乳晕复合体部分的水肿往回移除。这样能使乳头暂时外翻/突出(Miller 2004)。Cotterman(2004)把这项技术命名为反向按压软化(reverse pressure softening)(参见第十一章和图 244)。这项技术只能使水肿暂时移除,但有时候婴儿如果被及时放到乳房上,能够设法含住乳头,吃奶也能达到移除乳汁的作用。吸奶器也是可以使用的,但泵奶(乳房喂养也有可能)会把水肿推回到乳头乳晕复合体中,所以母亲可能需要暂停频繁地泵奶,再重复这项技术,直到乳房变柔软。

乳 头 混 淆

目前广泛接受的乳头混淆的定义是:婴儿在接触人工奶嘴后,使得母乳喂养产生困难或婴儿更喜欢其他喂养方法。尽管现有的证据有限且不一致,但乳头混淆被医生普遍认为存在,并且该术语通常被用来解释婴儿拒绝乳房喂养的情况。

乳头混淆是一个备受争议的问题(Dowling 2001)。一些人认为乳头混淆是导致随后拒绝母乳喂养的原因(Newman 1993)。Neifert(1995)提醒人们需要区分喂养偏好(可以改变)和功能障碍(不易改变)之间的区别。

Zimmerman(2015)回顾了 14 篇文献,并发现有"初步证据"表明乳头混淆与使用奶瓶有关。一些有限的证据也提示与安抚奶嘴的使用有关联。然而,要建立因果关系仍然具有挑战。根据现有证据,尚不明确人工奶嘴是否会导致婴儿拒绝母乳喂养,或者这种偏好是否是母乳喂养困难背后潜在问题的原因。如果婴儿在母乳喂养过程中遇到难题,那么奶瓶中顺畅流出的奶水和随之带来的满足感会使婴儿形成对奶瓶的偏爱,这也是可以理解的。

一旦问题得到解决或克服,许多从业者发现将奶瓶喂养的婴儿转回母乳喂养并不困难。当然,如果母亲有充足的乳汁供应,过渡过程会更顺利。Garbin(2013)报道了一例个案,一个舌系带短缩的新生儿被用奶瓶来补给奶粉,但是在做了舌系带切开术后立即可以有效母乳喂养了。Garbin 总结,"这个结果证实,与奶瓶相比,舌系带短缩是母乳移除不佳的原因,而不是乳头混淆。"Cronenwett(1992)和其他人描述了足月新生儿在奶瓶与乳房之间可以没有明显困难地来回交换,正常新生儿的这种能力已经在许多实践中被广泛观察到。

乳头混淆与扁平凹陷乳头间的关系

如果新生儿母亲的乳头组织缺乏弹性,在这种情况下,使用奶瓶喂养通常会让孩子表现得更为轻松。与扁平或凹陷的母亲乳头相比,奶瓶奶嘴具有更强的本体感觉刺激,可以引发完整的吸吮反应。Gunther(1955)称这种用一种强刺激(奶嘴)替代一种弱刺激(扁平乳头)的代替物为"超级标志"。Woolridge(1996)将奶瓶奶嘴的感觉称为"超常刺激"。一旦婴儿接触到更明显的刺激,就会产生条件反射,婴儿会期望并偏好这种刺激。在这种情况下,扁平或凹陷的乳头无法与奶瓶奶嘴的伸缩能力相媲美。

因此,在关于乳头混淆的讨论中,一个在很大程度上未受到关注的因素可能是母亲乳头的可伸缩性,以及在严重凹陷乳头的情况下乳管的通畅性。如果母亲的乳头挺立且弹性良好,同时乳腺导管通畅,那么她们的婴儿可能不太容易受到早期使用奶瓶奶嘴的影响。

最后,用"混淆"来描述一个宝宝由于母亲的解剖结构问题而功能上无法进行母乳喂养是不恰当。这种不准确的术语潜在地将责任归咎于母亲。当处于这种情况的母亲听到"乳头混淆"时,她们经常会觉得是自己造成了这个问题。许多人认为乳头混淆不可逆转,并且因此中断了母乳喂养。重要的是,哺乳顾问要确定婴儿拒绝乳房的原因,向母亲解释情况,并制订一个解决所有相关问题的计划。母亲可以放心,许多最初遇到哺乳问题的婴儿可以随着时间的推移通过耐心和努力来回到乳房喂养上。

扁平乳头的评估和管理

乳头的可伸缩性不能简单地通过目视进行评估。母亲或哺乳顾问必须用手去挤压乳头根部上方 2 厘米的组织。乳头会产生伸展、变平或向内凹陷的反应。一些母亲的乳头在静止时显得凹陷,但是通过用手挤压乳头根部的组织或者在婴儿或吸奶器的吸引过程中,都会很好地外翻。其他一些母亲明显突出的乳头在受到挤压或者吸吮时会变得扁平(**图 210** 和**图 211**)。如果婴儿含住并挤压乳晕组织,乳头收缩,婴儿可能会感到沮丧,并且对如何吸吮不知所措。

用拇指和食指捏起乳晕组织的任意部分来评估其弹性。理想情况下,乳晕组织有一定程度的"伸展性"。除了乳房较大之外,过多的脂肪组织可能会降低乳晕的弹性,并使肥胖女性的乳头变平(Jevitt 2007)。一些女性在产后早期会因为充血和全身水肿而出现短暂的乳头扁平。

通过手动挤压、泵奶、反向压软化以及对充盈的乳房短暂冷敷,可以帮助减轻乳房肿胀,使婴儿更容易含住乳头。使用冷敷法前必须考虑到一些传统的观念,即在产褥期避免受凉。

图 131 展示了一个扁平乳头。即使母亲按压乳房,乳头依旧没有凸出。大而健壮的婴儿通常可以成功吸出扁平乳头。如果婴儿体弱、体形小、早产、生病、舌系带过短或有其他方面的问题,加上体力不足和母亲乳头扁平或内陷的情况同时存在时通常会导致哺乳困难。

"三明治"和"茶杯"技术是尝试塑造难以被婴儿更好地含住乳房/乳头/乳晕组织的别样方法。

在**图132**中,一位妇女将乳房组织往后拉,形成一个楔形,使她的乳头更加突出。使乳房在与婴儿嘴角相同的维度上变薄,形成乳房"三明治",可能有助于婴儿含住乳头(**图117**)。

图133展示的是一位女性用手指捏起乳晕组织,这种方法可以在婴儿嘴角提供额外的皮肤感觉。这就是所谓的"茶杯式"或"内陷乳头握法"。增加的感觉可以刺激婴儿更有力地吸吮。母亲或哺乳顾问可以继续将乳晕捏成夹起的形状,直到婴儿有效地吸吮后再松开。

乳头弹性的变化

严重的乳头内陷是一种先天性缺陷,被认为是罕见的(Lawrence2016)。然而,据Alexander(1992)估计多达10%的孕妇有乳头内陷。Park(1999)调查了1 625名妇女,发现其中略多于3%的人有乳头内陷,其中大多数乳头内陷的女性(87%)两侧乳房均有乳头内陷。

Park(2014)在一项包括不同年龄、产次和哺乳史的妇女研究中发现,母乳喂养时间是乳头可伸缩性或"突出度"变化的重要预测因素。超过12个月的母乳喂养是"乳头突出变化的一个有意义的因素"。如果吮吸增加了乳头的可伸缩性,这对未来的哺乳有重要的影响。乳头扁平或内陷的女性可能会发现,在长时间的泵奶和每次哺乳后乳头的可伸缩性都得到了改善。

所谓的"乳头矫正器"是使用吸力拉伸乳头并使其拉出的设备。McGeorge(1994)在产前检查测试了这些设备并发现了一些临床益处。商业和自制的乳头矫正器都用于帮助乳头内陷的妇女拉伸扁平或内陷的乳头,但应避免过度地刺激乳头,因为有擦伤乳房和引起产前乳腺炎的风险。目前仍缺乏足够的证据表明这种矫正器能够对完全内陷(第3期)的乳头提供有效的治疗,这种乳头有时即使是外科手术也无法纠正。应提醒母亲要温柔对待乳头,避免引起乳头疼痛的操作。

图134～图136中,展示了一个2期内陷乳头在休息、按压和拉回时乳头突出的情况。这位母亲无法为她的前两个孩子哺乳,但她为他们泵奶了很多个月。在哺乳顾问的帮助下,可能由于之前泵奶使得乳头的弹性发生了变化,她能够为她的第3个孩子哺乳。哺乳顾问可以通过提供这样的案例以及情感支持,鼓励乳头内陷的女性坚持进行母乳喂养。

乳头本来就比较长的女性可能会发现乳头会随着时间的推移而变长。长乳头会增加触发呕吐反射、婴儿拒绝乳房和乳汁供应问题的风险,尤其是在新生儿期(**图227～图229**)。与直径较大的乳头一样,长乳头也可能导致"适配问题"。

BWC曾与多个大家庭的母亲合作,她们成功地为前5或6个婴儿哺乳,但随后有婴儿出现了体重增长不良的情况。由于乳头较长,后出生的婴儿只能吸附在乳头轴上。浅表的吸吮会引起疼痛和创伤,阻碍乳汁流动,并对乳汁供应产生负面影响。部分母乳喂养或仅仅是让婴儿舒适吮吸是可行的,但在这之后需要使用吸奶器泵奶,以维持乳汁的供应,并为婴儿提供额外的母乳。如果乳头导致婴儿呕吐,或者哺乳时母亲感到极度疼痛,那么母亲可能需要暂时使用吸奶器来吸取乳汁,以喂养婴儿,直到婴儿成长到能够适应乳头为止。

酒窝状乳头

酒窝状乳头是一种乳头内陷的形式,其乳头突出但中心被回拉。有时,褶皱内的组织可能会粘连在一起。当吮吸撕裂这些粘连时,哺乳会引起疼痛。**图 137** 中的女性刚刚完成泵奶。**图 138** 展示了相同的乳头在泵奶 2 分钟后恢复到凹陷的形状。这位母亲为她在新生儿重症监护室的新生儿泵奶。泵奶时第 1 次使粘连乳头组织分开。与暴露在正常光线、空气和衣物摩擦的皮肤相比,粘连的皮肤非常脆弱。在哺乳或泵奶后,乳头回缩到了它原本的位置,但水分依旧滞留在凹陷处,造成组织浸渍和出血。

在哺乳或泵奶后,指导母亲用手回纳并冲洗有凹陷的乳头是很重要的。让乳头处于能自然风干几分钟的位置上是有帮助的。同样的操作也应在洗澡期间和洗澡后进行。使用润滑剂,如纯化羊脂膏,可以形成一层湿化屏障,有助于保护皮肤。保持清洁对于凹陷的乳头预防感染非常重要。如果凹陷的乳头出现早期感染迹象,母亲应咨询医生关于外用抗菌剂或抗生素乳膏的使用。通过反复暴露在光线和空气中,组织可以愈合。

用乳盾帮助管理扁平乳头和凹陷乳头

由于哺乳是分娩过程的自然延续,可以肯定的是,不接受母乳喂养的婴儿确实有其固有的原因。哺乳顾问必须明确妨碍婴儿哺乳的障碍。如果婴儿无法克服由于扁平或内陷乳头引起的挑战,哺乳顾问必须考虑以下 3 个问题:

- 婴儿如何喂养?
- 婴儿需要多长时间才能应对乳头问题?
- 是否可以让婴儿一直吮吸乳房,直到乳头突出?

泵奶和母乳喂养(如果婴儿能够接受乳房的话)常能够帮助拉出扁平和轻度内陷的乳头。这个过程可能需要数天、数周甚至数个月的时间,这取决于乳头内陷的严重程度和乳房组织的弹性。如果在矫正期间婴儿从未吮吸过乳房,那么将婴儿转换到乳房喂养会变得更加困难。这是明确的,无论在此期间婴儿通过何种其他方式喂养。

薄型硅胶乳盾

基于主要临床经验,Powers(2012)描述了薄型硅胶乳盾在哺乳支持中的各种用途。这些适应证包括:对疼痛乳头的屏障保护,早产儿吃奶的改善,提高扁平和内陷乳头的伸展性,应用乳盾阻止过于强烈的乳汁喷射。许多专业人士认为,使用乳盾的最大风险在于它可能会掩盖婴儿摄入乳汁不足的情况,进而导致乳汁供应减少。因此,在使用乳盾的情况下,进行密切的后续护理至关重要,应当监测婴儿的生长发育情况。

Hanna(2013)在一家符合爱婴医院™标准的医院调查了母亲对乳盾的满意度,72%的母亲认为乳盾"非常有帮助"。使用乳盾的中位数持续时间为6.6周,其中31%的母亲在6个月时仍在哺乳。这些发现与其他研究一致,表明乳盾可以帮助那些本来可能要放弃哺乳的女性(Chertok 2009, Chow 2015)。

尽管乳盾被广泛应用于保护疼痛的乳头,但在哺乳相关文献中很少提到在受损或感染的乳头上使用薄型硅胶乳盾是否安全的问题。一些哺乳顾问担心在破损乳头上戴乳盾会有感染的风险。虽然硅胶过敏可能也是一个问题,但硅胶在医学领域被广泛应用。外用硅胶已被用于治疗瘢痕以及预防瘢痕的产生。

Weissman在2010年发表于整形外科期刊的一篇文章中介绍了一种新方法,该方法采用薄型硅胶乳盾来保护经历过乳头重建手术的非哺乳期患者,帮助她们恢复这一敏感组织。作者将新重建的乳头描述为容易受到"机械压力和剪切力"的影响,这可能导致皮瓣坏死和脱落,最终引发感染。10位手术患者被要求哺乳时佩戴乳盾以保护她们正在愈合的乳头。每天用肥皂和水清洗乳盾,术后几天或根据需要在瘢痕上涂抹抗生素软膏。患者的疼痛减轻,没有并发症,并且"完全遵守了术后敷料方案,使用方便、易得、成本低且符合审美的材质"。尽管Weissman的研究并非关于哺乳,但对佩戴和清洁乳盾提供了一些方法,这些乳盾适用于哺乳相关的破裂乳头。广泛阅读整形外科文献以深入了解这些问题,可能有助于制定针对那些有乳头感染风险的哺乳期母亲使用乳盾的指导方案。

Wilson-Clay的一项病例回顾研究纳入了32名有6周龄以下婴儿的母亲,她们在接受咨询时已经使用薄型硅胶乳盾来处理宝宝拒绝乳房、吮吸困难或乳头疼痛等问题。她们说,她们把乳盾看作是解决她们母乳喂养问题的一种尝试,但是她们中大多数人觉得使用乳盾让她们有一种愧疚感。所有的32位母亲告诉BWC,如果泌乳期的咨询不能够提供答案和解决方法,她们准备放弃母乳喂养。在这些女性中,38%的人在6周之前就断奶了,但其余的人继续使用乳盾,6周之后她们仍在母乳喂养。值得注意的是,32名女性中有15名有扁平或内陷的乳头。与使用乳盾的其他原因相比,这些母亲更有可能断奶。这与其他研究一致,这些研究将乳头扁平或内陷视为导致母乳喂养失败的重要风险因素。

图139展示了一位初产妇的乳头组织缺乏弹性。她的2周龄的足月产婴儿之前从未吸吮过乳头,一直通过奶瓶喂食泵出的乳汁。这名母亲第1次使用乳盾并成功地进行了母乳喂养。喂奶前和喂奶后的重量测试证实,婴儿摄入了79毫升乳汁。虽然乳头组织最初没有足够的弹性引起婴儿的吸吮反应,但一旦额外的刺激引发了婴儿有力的吸吮时,它就有足够弹性将乳头吸入乳盾中。但当婴儿比较小或者体弱时,结果可能有所不同。这个婴儿继续使用乳盾母乳喂养了几周并且每天体重增加大于30克。随着时间的推移,乳头逐渐变得更具有弹性,她成功地将婴儿过渡到了无需乳盾的直接母乳喂养。

Eglash(2010)调查了美国医疗保健人员使用乳盾的情况,发现490名受访者中有92%的人使用过乳盾。然而,Eglash指出,在使用乳盾的患者中缺乏后续跟踪调查。McKechnie(2010)的研究也支持这一观点,并指出在美国,使用乳盾已成为解决各种母乳喂养问题的常见做法,且呼吁开展更多研究。Ekstrom(2014)对医疗保健人员进行了有关使用乳盾的教育,发现接受教育后使用乳盾母亲的母乳喂养持续时间有所改善。"可能并非乳盾本身影响母乳喂养,而是乳盾与专业支持相结合,才能为母乳喂养的持续时间带来最理想的结果。"

乳盾设计的临床意义

乳盾是一种非常耐用的工具。有关这一工具的描述出现在 500 多年前,它们由各种材料制成(有些是有毒物质,如由铅制成的乳盾)。许多用来制作乳盾的材料,如锡、玻璃和厚橡胶,都太过坚硬,以致无法充分刺激乳房,导致乳汁摄入量受损。

薄型硅胶的发展使得乳盾能更好地贴合乳房,并改善与乳头的接触。薄型硅胶乳盾对婴儿的吸吮模式和催乳素刺激的影响较小(Woolridge 1980)。Chertok(2006)在 5 名妇女的小样本研究中发现,使用薄型硅胶乳盾,哺乳期间催乳素水平没有显著变化。Chertok(2009)在后续研究中发现,在使用或不使用薄型硅胶乳盾哺乳的婴儿中,第 2 周、第 1 个月和第 2 个月时的体重增长没有显著差异。

乳盾的厚度不是唯一需要考虑的问题。乳盾不能太长,以免触发婴儿的呕吐反射或引起母亲的乳头疼痛。有时,较长的乳盾会导致下颌关闭并使舌头压在乳头轴,夹住乳头。除非考虑到市面上的乳盾长度在 1.9~6.4 厘米(Drazin 1998),否则关于乳盾长度的因素可能不会得到充分的理解。

母亲通常在没有具体指导的情况下购买乳盾,这增加了不良结果的风险。**图 140** 中的乳盾是于 2002 年在英国伦敦的一家药店(chemist's shop)购买的。这个乳盾和**图 141** 中展示的 Haakaa® 蝴蝶形乳盾(2019 年在网上购买)都属于设计过时的乳盾。这些乳盾没有十分贴合乳房,由于厚实的屏障结构、较宽的直径和较长的乳头长度,减少了与乳头的接触。

乳盾的直径也可能存在很大的差异(Frantz 1994)。制造商之所以采取这种变化,是为了适应人类乳头直径的不同范围。值得注意的是,商业乳盾包装上标注的尺寸可能并不准确。

学习如何使用乳盾,哺乳顾问将从研究人类乳头尺寸变异的信息中受益。在主要是白种妇女的群体中,乳头直径的平均值似乎为 15~16 毫米(Ziemer 1993,Stark 1994,Ziemer 1995,Ramsay 2005)。Wilson-Clay 和 Hoover 在《母乳喂养图册》(第 2 版,2002 年)中首次提出了类似的乳头尺寸范围和平均值的研究结果,在本书中扩展了该讨论(参见第十章)。观察发现,婴儿在控制较大的母亲乳头方面可能会有困难。对于一些婴儿来说,较大的乳盾也会引起类似的问题。

在乳盾适应方面,有经验的从业者之间存在着不同的观点。有些人认为,乳盾应该适应婴儿的口腔,而另一些人认为应该更适合母亲的乳头(Chow2015)。两种观点都应该得到论证。在理想情况下,乳盾应该对这两者都适合。这最好通过观察和密切随访来确定。

Powers(2012)认为乳盾更应适合母亲的乳头,因为它更适合乳头直径较大的母亲。她认为,即使早产儿也能张开足够大的嘴来使用 24 毫米的乳盾。然而,尽管婴儿可能能够张开嘴巴,更重要的问题是婴儿的嘴是否能够在如此大直径的物体周围保持密封。对于一些婴儿来说,这可能是一个问题,无论母亲是否拥有大乳头或使用乳盾。

如果将乳盾适配到婴儿的口腔,建议使用最短的奶嘴和最小的底部直径。BWC 和 KH 更倾向于这种方法,因为它确保乳盾不会引发呕吐反射,并允许与乳头有最大接触。然而,在某些情况下,小尺寸的乳盾在底部可能不够宽,因此难以适应较大直径的乳头。在将乳盾应用到母亲的乳头上时,可以尝试拉伸乳盾以弥补这个问题。

考虑到乳盾的轮廓、质地和尺寸的差异,选择乳盾时应考虑"适合"的问题。在提供乳盾时,选择合适的乳盾往往需要一定的试验和调整。作为个人练习,哺乳顾问可以购买多种类型的乳盾,以了解它们的触感、气味,甚至口感。这种熟悉程度将有助于为母亲提供建议。哺乳顾问应建议母亲避免使用厚、硬、长的乳盾。母亲应向哺乳顾问展示她们如何将乳盾正确地居中放于乳头上并使之与乳头贴合。理想情况下,哺乳顾问应观察婴儿在使用乳盾吸乳时的情况,并进行称重测试以确保乳汁成功转移。在使用乳盾后,监测乳汁产量及进行后续跟踪非常重要。

与乳盾相关的水泡和婴儿口腔内高负压问题

Perrella(2015)报道了一位母亲患有严重的双侧乳头疼痛和乳头表面水泡的案例。这位母亲乳头解剖结构正常,正在哺育一个 3 个月大的婴儿,这个婴儿没有明显的口腔畸形。细菌培养结果未发现感染的迹象,也没有证据表明血管痉挛或任何其他原因导致疼痛。这位母亲经常使用乳盾来试图保护乳头。在检查时发现乳头表面的水泡与乳盾上的孔相对应。婴儿吸吮力度很大,以致乳头的一部分被薄型硅胶乳盾的孔吸引起来(详见参考文献中的照片)。哺乳过程中的测量结果确认,婴儿的口腔内负压比参考值高307%。

婴儿过度吸吮的原因尚不完全清楚。Perrella 认为这可能是导致早期断奶的一个少有报道的原因,并可能解释为什么有时似乎没有任何方法可以缓解与哺乳相关的乳头疼痛。Perrella 对这个案例进行了跟踪观察,随着时间的推移,哺乳过程痛苦减轻了,在婴儿约 6 个月大时问题得到了解决。

虽然 BWC 无法获得这种现象的清晰照片,但她在家访中观察到了一个类似的案例,这位母亲也抱怨乳头疼痛。当婴儿从乳房上离开时,BWC 观察到乳头组织被拉到薄型硅胶乳盾的孔中。在访问后,BWC 给 Medela 公司的一名工程师(Brian Silver)打电话,描述了这一情况并寻求建议。他建议在较小的乳盾上放一个较大的乳盾,以在乳盾之间形成一定的空气缓冲区,并重新分配过度的压力。这解决了上面这个棘手的问题,并使母亲可以继续直接哺乳,同时最大限度地减轻了不适感。鼓励母亲在乳头能够耐受的情况下尽可能多地进行哺乳,并在其余时间进行泵奶。与 Perrella 案例类似,随着时间的推移,婴儿的吸吮似乎变得正常。大约在 6 个月后,母乳喂养变得可以接受,这位母亲无需再使用乳盾。

乳盾的使用

母亲可能会对乳盾滑动和脱落感到沮丧。以下3种方法可以帮助乳盾保持在正确的位置上。

内翻法:在将乳盾放置在乳头上之前,将奶嘴部分的1/3翻到内侧,如**图142**所示。

帽檐法:将乳盾居中放在乳头上,将"帽檐"像宽边帽一样翘起。然后将帽檐平滑地贴在乳房上。硅胶乳盾的轻微改变形状有助于它的附着。如果在使用前将乳盾放入热水中加热,它会更好地贴附在乳房上。

拉伸法:用手指拉伸乳盾的"乳头"与"乳晕"连接处。将乳盾居中放置在乳头上,然后通过松开手指来释放张力。当被拉伸的乳盾回弹时,母亲的乳头会被吸入乳头盖中。这个技巧不仅有助于乳盾保持在原位,还减少了婴儿吸吮乳头盖中的初始吸力。对于体弱或体重较小的婴儿来说,这是很有用的。

乳盾是不完美的装置,当乳盾的边缘卷起并遮住婴儿的鼻子时,一些母亲会感到担忧。一般来说,婴儿仍然可以呼吸,但鼓励母亲留意是否有窒息呼吸的声音,并根据需要调整乳盾或婴儿的位置。一些公司生产带有切口的乳盾。有些人更喜欢这种设计,因为这些乳盾不会滚到婴儿的鼻子上;另一些人则认为传统设计的乳盾更能保持在原位,因为其表面积更大,滑动较少。

乳盾的护理

由于乳盾上通常有乳汁,所以将其放在家庭宠物无法触及的地方非常重要。此外,大多数乳盾由透明材料制成,所以丢失在床上或地板上时难以找到。许多母亲在从乳房上取下乳盾后将其放在一个专用的碗中。乳盾必须保持清洁。应该用热肥皂水清洗乳盾。如果需要,可以用沸水对乳盾进行消毒。如果将其浸泡在肥皂水、漂白剂或其他消毒溶液中,硅胶会吸收它们的味道和气味,可能造成婴儿不愉快的体验,导致其拒绝乳房。

一例使用乳盾的扁平乳头母亲的简要案例研究

图143展示了使用薄型硅乳盾的新生儿正在母乳喂养。这位母亲的乳头扁平,轮廓不清晰,但她6月龄的孩子身体健康,精力充沛。在此之前,婴儿一直拒绝母乳喂养,完全在用奶瓶喂养。母亲准备放弃母乳喂养。哺乳顾问建议使用乳盾,由于乳盾模仿了奶瓶奶嘴的熟悉感觉,婴儿很容易就吃上了奶。他有良好的吸吮节奏,有明显吞咽声,并明显使乳房变软。测试称重确认他在吃奶过程中摄取了74毫升的奶量。请注意,婴儿的嘴唇在乳房上形成外翻,表明婴儿有良好的吸附。

图 144 展示了婴儿如何将母亲的乳头吸入乳盾中。几天后,乳头的弹性显著改善。此时,母亲开始逐渐使婴儿戒除乳盾。她等到婴儿吸了几分钟并且不那么饥饿后再尝试取下乳盾。她试着在喂养的不同时段移走乳盾,同时灵活地允许婴儿掌握吸吮节奏。如果婴儿不是过于饥饿、疲倦或沮丧,他们更愿意在没有乳盾的情况下吸吮。母亲坚持尝试不使用乳盾进行母乳喂养,婴儿逐渐变得更愿意在没有乳盾的情况下吃奶,由此建立了对母乳喂养的信任和喜爱。

乳盾与早产或虚弱婴儿

肌张力低下和其他神经肌肉问题(如普拉德-威利综合征、唐氏综合征和其他遗传性疾病)的婴儿可能通过使用乳盾获得更好地喂养。他们可能需要更多的本体感觉刺激来引发喂养反应,并可能需要更长时间依赖乳盾。

早产儿似乎从使用乳盾中受益。Meier 研究了一组平均妊娠 31.9 周的 34 名早产儿。这些婴儿使用乳盾吸吮时,每次喂奶摄入的奶量比不使用乳盾时多 14 毫升(Meier 2000)。他们的奶量平均增加了约 75%(不使用乳盾时为 3.9 毫升,使用乳盾时为 18.4 毫升)。这代表了摄入量的在统计学和临床上显著增加。使用乳盾有助于纠正"乳头滑出"和"在乳房上入睡"等问题。Meier(2000)指出:"对于在母乳喂养过程中摄入不足的早产儿,乳盾可以作为一种有效的临时乳汁转移装置,而不会对母乳喂养的总持续时间产生不利影响。"该研究中的大多数早产儿在 2～3 周内停止使用乳盾。与不使用乳盾的母乳喂养相比,使用乳盾的母乳喂养持续时间更长。

图 144 帮助解释了 Meier 的发现。在这张照片中,即使婴儿离开乳房,乳头仍保持延长状态。在第 1 次吸吮后,婴儿就不再需要过多的吸力来保持乳头拉长。此外,乳盾头端残留的乳汁充当了提供激励的乳汁储备池。这些观察结果有助于确定乳盾如何帮助体弱或早产儿实现和保持更稳定的进食行为。

乳盾与特殊需求婴儿

图 145 展示了一个 7 日龄的婴儿,他未能很好地衔接乳盾。在经历了创伤性分娩后,这个婴儿在医院就出现了衔接困难,并且只能吸吮很少的乳汁。注意婴儿的嘴巴是如何位于乳盾柄上的。这个婴儿已经失去了超过 9% 的出生体重,并且他还在继续体重减轻。这张图片和案例说明了未经指导使用乳盾的问题。乳盾的需求暗示着婴儿从一开始就未能正常喂养。在这种情况下仅仅提供一个乳盾是对母婴护理不足的例子。密切随访至关重要。

当重新调整乳盾位置并正确使用时,测试称重显示同一婴儿在约 15 分钟内从乳房摄入了 52 毫升的母乳。哺乳顾问建议每隔一天进行称重检查,直到婴儿恢复出生体重,这通常在 4 天内发生。随着婴儿逐渐恢复体力并从创伤性分娩中康复,母亲可以逐渐停止使用乳盾。到第 3 周时,婴儿能够良好地吸吮乳房,并且每天体重增加超过 28.35 克。

评估在使用乳盾期间是否需要进行泵奶以保证乳汁供应

任何为母亲提供乳盾的人都应提供书面的后续计划。应直接评估哺乳姿势和衔乳情况,以确保婴儿不是只吮吸乳盾的柄。应评估乳汁产量和婴儿的摄入量。许多乳汁供应良好的母亲发现,在使用乳盾时不需要泵奶。然而,在使用乳盾期间,应继续监测,直到确定婴儿在使用乳盾时的乳汁转移是充分的。母亲应在大多数喂奶后进行泵奶,以确保充足的乳汁供应。如果婴儿在进食过程中显得冷漠,如在几分钟内入睡,应增加泵奶次数。称重检查可以提供必要的信息,以确定婴儿是否能够在乳盾使用期间维持母乳的摄入。

小　　结

扁平乳头和凹陷乳头在哺乳过程中可能带来困难,并与早期断奶的风险增加相关。尽管健壮的足月婴儿可能能够通过适当的位置和吸吮技巧应对扁平乳头,但体重较小、体弱、早产儿以及存在神经肌肉问题的婴儿可能无法适应扁平乳头。严重凹陷的乳头可能存在乳腺导管异常,使母乳喂养变得不可能。使用或不使用乳盾仍然存在着争议。然而,许多临床医生已经得出结论,与额外的吸奶工作,如奶瓶喂养和断奶的风险相比,使用简单、廉价的设备如薄型硅胶乳盾让婴儿保持母乳喂养是合理的。虽然在没有任何辅助器具的情况下进行母乳喂养是最理想的,但能够借助乳盾让婴儿继续母乳喂养,母亲通常会对这个工具心存感激。

使用乳盾时需要密切监控,因为它们可能影响婴儿刺激产生充分的乳汁供应能力,并且可能会减少婴儿的乳汁摄入量,除非结合泵奶。应定期评估乳房位置、含接情况、乳汁产量和婴儿摄入量,以确保充足的母乳喂养和乳汁供应。

第八章

乳头疼痛

乳头疼痛是导致母亲断奶的最常见原因之一,仅次于母亲自觉乳汁不足(Witt 2012)。乳头疼痛给妇女及其家庭带来了相当大的困扰,有研究已经证实,乳头疼痛和产后抑郁有相关性(Amir 1996,Watkins 2011)。在大多数国家,出院后的母乳喂养支持有助于防止纯母乳喂养率的迅速下降。

到目前为止,关于治疗乳头疼痛的最佳循证实践方法仍需进一步研究。因此,毫无疑问地,不同的文化衍生出了各自不同的处理乳头疼痛的方法。然而,许多方法都没有或者只能用较弱的证据来支持其有效性,有些甚至有使症状加重的可能。大多数乳头疼痛的情况在 1 周左右即使没有使用任何方法也会得到缓解。

图 8-1 用示意的形式展示了用于描述乳头损伤位置的术语。

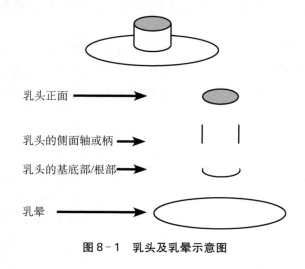

乳头正面 →

乳头的侧面轴或柄 →

乳头的基底部/根部 →

乳晕 →

图 8-1 乳头及乳晕示意图

乳头疼痛的发生率及意义

尽管爱婴医院运动对产后的母乳喂养管理产生了积极影响,但是在过去的几十年中,乳头疼痛的发生率保持相对稳定。1945年，Gunther在英国进行了一项研究，发现大多数(64%)的哺乳母亲都会发生乳头疼痛。一个由100名美国母亲组成的样本中，Ziemer(1990,1993)发现有96名母亲报告曾在某一时刻有乳头疼痛的情况发生，尤其是在产后第1周内。Buck(2014)的一项前瞻性研究报道了一组接受爱婴医院照护的336名澳大利亚初产妇的哺乳疼痛情况。大多数(79%)的母亲在出院前即有乳头疼痛，58%的母亲在产后的最初1周内出现乳头皲裂，50%的母亲在产后3周仍存在乳头疼痛，20%的母亲在产后8周仍有乳头疼痛。

目前没有统一的评估工具能够对伴或不伴有乳头损伤女性的乳头疼痛程度进行确切的评估(Coca 2019)。在使用0～10分的疼痛评分量表进行评估时，有乳头损伤的女性(6.2分)比没有损伤的女性(2.7分)乳头疼痛程度更高。当母亲报告自己有乳头皮肤破损时，哺乳顾问应让她们对乳头疼痛程度进行打分，并立即对乳头进行直接的评估。对于乳头有可见创伤的母亲，应当进行感染情况的监测(McClellan 2012, Berens 2016)。定期提供帮助并及时调查乳头持续疼痛的原因，以改善产妇的身心健康。

Berens(2016)描述了一种被称为触痛的乳头疼痛类型，表现为平常不会引起疼痛感觉的轻微刺激即会引起她们疼痛。很多临床医生观察到部分报告有乳头疼痛女性的乳头外观是不对称的。出现不明原因的疼痛时，她们表现得非常敏感和焦虑，深怕这种不适会伤害自己。在慢性疼痛的文献中，疼痛性功能紊乱往往与抑郁症和焦虑症有关。

然而，Amir(1996)观察到，当产妇乳头疼痛的问题解决后，产后抑郁也消失了。难以解释和不受控的疼痛令人痛苦，而且母亲们的疼痛往往被忽视、被轻视，甚至被归咎于心理因素。家庭成员甚至是卫生保健人员可能会认为疼痛是引起抑郁症的原因并建议通过断奶来缓解抑郁。相反，他们也许需要认识到，抑郁症可能是由乳头疼痛管理不佳导致的结果。产后早期对母乳喂养预期咨询不足是部分原因，更重要的是要帮助母亲理解，大多数乳头疼痛是暂时性的，并不会造成伤害。

在临床实践中，通过向产妇简单解释大多数女性都会经历早期乳头疼痛，并提供适当的护理建议，可以显著减轻她们的焦虑。分娩时采用的自我管理干预措施，如呼吸和放松技巧，已被证实能够有效减轻焦虑。Lucas(2018)进行了一项随机对照试验研究，该研究对经历乳头疼痛的新手母亲提供指导和同伴支持。干预组的母亲获得了在线互动、电话咨询以及支持性书面材料。研究结果显示，这些母亲在第1、2和6周时的疼痛感明显减轻。

产后早期乳头的敏感性

有许多关于产后早期乳头敏感性显著增加的似是而非的理论(Prime 2007)。乳头敏感性增加的同时增强了乳头对触觉刺激的反应能力，催产素释放增加，从而引发喷乳反射。通常喷乳反射建立越好，乳头的高敏感性下降越快。

早期乳房和乳头的疼痛可能与正常的激素水平变化有关。Cox(1999)观察到妊娠期乳头的发育和催乳素水平之间的关系，并指出妊娠20周时乳头的敏感性与血清催乳素水平的上升有关。大多数女性可以回忆起妊娠期的某个时间点乳头变得极为敏感。分娩后催乳素水平急剧上升,可能导致乳头触痛的增加。

虽然乳头的敏感性没有正式的量化指标,但应该有一个广泛的个体差异范围。有些母亲表示,她们的乳头在特定触碰或遇冷时总是异常敏感。这些女性中有些可能曾经接受过乳房手术,并可能存在神经损伤的问题。她们可能还存在血液循环障碍,并且有雷诺病的病史(Lawrence 2022)。

产后早期,许多产妇反映在婴儿刚开始含接乳房时会有持续 20～30 秒的疼痛。这种疼痛可能是由于乳头组织在适应拉伸时所带来的低负荷肌肉劳损。一些哺乳顾问建议,如果乳头疼痛在 30 秒内消退,那么产妇可以忽略它。如果持续不适,母亲应该移开婴儿并重新含接。应避免持续超过 30 秒的乳头疼痛,以防止乳头损伤。

在下奶或喷乳反射时,乳腺导管会快速地扩张(Ramsay 2004)。有些母亲描述这种感觉是奇怪的或疼痛的,直到她们识别并熟悉喷乳反射的感觉为止。

持久性母乳喂养疼痛的潜在原因

随着哺乳时间的推移,乳头不会"变硬",而是增加弹性并达到正常的敏感性。持久性乳头疼痛被定义为乳头疼痛持续超过 2 周(Berens 2016)。乳头疼痛的常见原因(Kent 2015,Berens 2016)包括:

- 哺乳姿势或含接不良
- 婴儿吸吮功能障碍(多种原因)
- 乳汁过多(参见第十一章)
- 舌系带短缩(舌系带过短)
- 婴儿解剖异常(下颌后缩、高腭弓或异常上腭)
- 产妇乳头异常(扁平乳头、凹陷乳头、大乳头、长乳头)
- 吸奶器相关损伤
- 皮肤病(湿疹、真菌感染、接触性皮炎)
- 乳头佩吉特病(乳腺癌)
- 感染(细菌性、真菌性、病毒性)
- 血管痉挛
- 乳腺导管堵塞
- 触痛
- 损伤或创伤

组织损伤的分级评估

当母亲哺育第 1 个婴儿时,通常需要他人帮助来区分这种乳头疼痛是常见的、暂时性轻微疼痛还是有其他严重的情况。由于很多女性刚开始都是通过电话或网络寻求哺乳帮助,卫生保健人员必须要问一些关于乳头外观的细节问题,来判断乳头皮肤是否有损伤。非常重要的是,要了解乳头疼痛情况存在的持续时间,以及母亲是否正在进行可能会使症状加重的自我处理。

哺乳顾问要详细询问乳头的外观情况。乳头损伤导致的疼痛,通常会有皮肤的变化,包括红斑(发红)、水肿(肿胀)、皲裂、水泡、皮肤颜色改变、结痂、脱皮、流脓和愈合延迟。

伤口通常发生在乳头表面,然而一些创伤(特别是吸奶器的口径过紧引起)可能发生在乳头的基底部或轴部。哺乳初期,由吸吮损伤引起的早期皮肤变化通常表现为弥散性皮肤刺激或组织肿胀。第2个典型损伤是发生在乳头正面的"压缩条"或"局部变形",一般由哺乳时某些不良因素引起乳头变形所致。Woolridge(1986)称吸吮性损伤和压迫性损伤是引起乳头疼痛的两个主要物理原因。次要原因如感染或皮炎,一旦皮肤的完整性被破坏就可能发生。

乳头损伤可以表现为瘀伤、发红和肿胀。也可能会观察到有浅表的裂痕、水泡和压缩条。随着裂痕变深,伤口可能会恶化。

与低乳汁流速/低乳量有关的乳头吸吮性损伤

Woolridge(1986)解释,当乳汁自由流出时,婴儿吸吮时所需要的压力就会减少:"假如乳头流出乳汁很少或乳汁流速不能满足婴儿的胃口,他们就会不断地吸吮,吸吮的压力作用于乳头表面引起吸吮性创伤"。Sakalidis(2013)通过超声证实了Woolridge关于乳汁流速不足时婴儿吸吮动作发生改变的表现。

在母乳喂养的最初几天里,可能由于可获得的初乳量非常少,一些婴儿为了得到更多的乳汁会过多且持续不断地吸吮。确实,许多母亲表示乳量增加后感觉哺乳变得更舒适。BWC观察到乳汁供应持续不足的母亲通常会抱怨乳头疼痛。当婴儿面对乳汁供应不足、乳房水肿或导管堵塞时,可能会用更高强度的吸吮来获取更多的乳汁,从而损伤乳头。同样,母亲们表示空吸时(在没有奶水流动时泵奶)会感觉不适。

吸吮动力学差异(过度吸吮)

并非所有婴儿在吸吮时施加的力度都一样,即便他们都在吸吮,一些母亲可能对吸吮感到高度敏感或产生强烈的反应,而其他母亲则不会。在临床实践中,很少有卫生保健人员能够掌握测量吸吮强度的技术。因此,为了提供最优质的护理,观察婴儿吸吮的效果和母亲的反应是至关重要的。

尽管乳汁的流速很正常,但一些母亲在被纠正了哺乳姿势和含接方式后仍然感觉到婴儿的吸吮是疼痛或"强烈"的。在排除舌系带过紧和母亲乳头大小与婴儿口腔不匹配后,超声研究人员发现有些婴儿会产生异常高水平的吸吮力。哺乳时,过强的吸力会造成明显的乳头变形(McClellan 2008)。

BWC 曾对一些母亲进行调查研究,除了在哺乳过程中有持续性疼痛外,她们的婴儿和哺乳过程看上去并没有什么异常。在研究过程中,为一些母亲提供了乳盾,通过使用超薄型硅胶乳盾形成的物理屏障可以帮助这些母亲缓解不适,而另一些没有获得乳盾的母亲甚至无法直接哺乳。在一个令人关注的案例里,BWC 观察到一名婴儿能通过 Medela 乳盾的 4 个小洞吸吮到乳头组织(在第七章中了解更多细节)。

当怀疑婴儿吸吮力过强时,使用医院级别的吸奶器可以保证乳汁供应,并为婴儿提供乳汁。母亲们可以继续尝试亲喂,但如果每天多次哺乳,她们往往无法保持无痛。在 6 个月的时间里,一些母亲报告称能够逐渐增加无痛哺乳的次数,而不会造成组织损伤。最终,一些人能够完全停止泵奶。

对这些行为或感觉可能有很多不同的解释。随着时间的推移,婴儿的吸吮方式也许开始不同,或者由于乳头敏感性的降低使母亲能够更好地耐受哺乳,也可能是婴儿的嘴巴变大了或者下颌往前移改变了婴儿吸吮动力学。如果哺乳顾问分享有关这一现象的信息给母亲,一些母亲或许会决定继续更长时间的泵奶,这样可能会比预期获得更好的效果。在此期间,婴儿也会继续享受母乳喂养带来的好处。

乳房肿胀和乳头疼痛

明显的乳房肿胀使乳头被拉平并造成婴儿含接困难。Geddes(2007)推测,乳房肿胀的女性可能会经历由于乳腺腺泡压力增加(动物模型中),压扁泌乳细胞(产奶细胞),而造成短暂的乳汁分泌量减少。婴儿会用更大的吸吮力来补偿扁平且难以含住的乳头,并通过更强的负压试图获得更多的乳汁。这种补偿吸吮可能会引起母亲乳头疼痛。这种疼痛通常是暂时的,在乳房肿胀缓解后也随之缓解了。

婴儿疼痛、安抚吸吮与乳头疼痛之间可能的关系

吸吮对婴儿具有镇痛作用(Marin 2013,Zhu 2015)。从难产和产伤中恢复过来的婴儿也许会更积极地吸吮乳房并在乳房上停留更长时间,以试图调节行为状态和应对疼痛。因为乳头敏感性在产后的前 24 小时明显增加(Geddes 2007),受伤婴儿的母亲可能会更容易发生乳头疼痛,并需要对乳头创伤进行更多的监测。在这种情况下,为婴儿提供减压护理而进行持续肌肤接触时使用安抚奶嘴可以帮助母亲缓解乳头疼痛。

婴儿可能会施加过多负压的原因:

- 婴儿吸吮力过强
- 乳房肿胀使得乳头难以塑形/需要过度吸吮来补偿
- 正常吸力难以含住扁平的乳头(参见第七章)
- 舌系带短缩阻碍了正常吸吮
- 喷乳反射延迟(慢流速)

- 乳汁大量生成延迟(泌乳 Ⅱ 期延迟)
- 增加吮吸频率和强度以缓解婴儿疼痛

乳头创伤的图像

先驱哺乳顾问 Chele Marmet 描述了"覆盆子乳头",如**图 146** 所示。Hoover(2013)提出,将乳头的各个部分称为"小核",这个术语来源于覆盆子或黑莓的小核果。小核之间的湿气积聚可能会造成组织破损,从而有可能引发炎症和感染。

当乳房水肿阻碍乳汁流动时,乳头表面中心出现不规则形状的损伤。在这种情况下,婴儿如果吸得太用力了,会导致脆弱、过度拉伸的乳头组织出现撕裂。

图 147 展示的是第 2 天略微发炎的乳头。乳晕上静脉曲张,一些小核出现孤立性肿胀。接下来的几天里,乳头损伤变得更加明显。这位母亲发展为乳腺炎,并接受了口服抗生素治疗。

图 148(照片由 Cindy McKegney RN、BScN、IBCLC 提供)展示了一个母亲在第 2 个婴儿出生 72 小时后左乳严重乳头凹陷和乳晕静脉曲张。凹陷乳头周围的皮肤有些已经感染,其他地方则干燥、脱屑。产后 12 小时内,两侧乳房的乳晕组织下的静脉在触摸时变得"肿胀"和疼痛。这位母亲的右乳头正常外翻。母亲能够忍受从右侧乳房喂养婴儿。然而,婴儿难以含住内陷乳头,并开始拒绝左侧乳房。由于左侧静脉曲张引起的疼痛,手动挤奶和泵奶都很痛苦。

哺乳顾问建议采用反向按压使乳房变软,冷敷及手挤奶来缓解乳房肿胀。左乳只能挤出几滴乳汁,从未出现充血。几天后,由于不适,母亲停止了挤压左乳。婴儿用右乳房进行纯母乳喂养并且生长良好。到第 30 天,进行哺乳的右侧乳晕上的静脉曲张仍然明显,但它们较小且不引起疼痛。左侧乳晕(已经断奶)则未见静脉曲张。值得注意的是,这位母亲有腿部静脉曲张的病史。

PubMed 里未能搜索到任何关于哺乳期妇女乳晕静脉曲张的参考文献。然而,有几篇文献提到将医用水蛭应用到经历乳房术后"静脉淤血"的妇女中。Gross(1992)描述了 2 个在术后将水蛭附着在乳晕静脉曲张处的案例。这种治疗方式据称是无痛性的,并没有导致明显的惊吓,并且能够"显著缓解静脉淤血"。

图 149 展示了一个产后 4 天的肿胀乳房,可见扁平乳头的表面有损伤。这种损伤可能是由于婴儿过度吸吮并试图将乳头吸入嘴中所致。由于乳房胀满,组织很容易受到损伤。

乳头损伤通常有特征性表现,可能提供有关损伤原因的线索。从侧面看,一个被挤压或者扭曲的乳头,形状类似于新买的唇膏或"矫正"奶嘴。在乳头表面会出现压缩条纹形状的裂口或痂,平行于婴儿上唇,像胡子一样。如果是摇篮式喂养婴儿,压缩条印记会出现在 12 点至 6 点方向。如果婴儿继续以这种方式含接乳头,其产生的挤压可能会导致裂口和痂。

哺乳顾问和母亲应该在婴儿刚吃完奶时就观察乳头的形状。在乳房肿胀期,乳头扭曲变形容易导致创伤,因为肿胀会使乳头组织被拉长和变薄而变得更加脆弱。由于反复的创伤,皮肤很快就会破裂。

引起压缩性损伤可能的原因包括含接太浅,为了控制乳汁流速过快而发生的行为改变,婴儿口腔或母亲乳头解剖结构异常,或吸吮动力学改变。某些婴儿的生理解剖结构问题可能会导致乳头扭曲变形,如舌系带过短或舌头短、嘴巴小、下颌回缩和腭裂。乳头过大或过长可能会妨碍婴儿进行良好的含接,导致婴儿咬住乳头轴。

图 150 展示了在哺乳结束婴儿离开乳房后几秒钟的被挤压乳头。乳头伤口的方向表明婴儿是被用摇篮式抱着哺乳的。注意乳头的特征性变形。

图 151 展示了一个产后 4 天的乳头,其愈合中的压缩性条纹已经结痂。伤口的方向表明婴儿是被用摇篮式抱着哺乳的。在纠正含乳后,哺乳顾问可能会指导母亲在伤口愈合期间变换哺乳姿势。

图 152 展示了产后 4 周母亲的乳头裂痕。她在母乳喂养前两个孩子时,没有任何困难,但最小的孩子在出生后存在舌系带短缩。在哺乳这个孩子时,她两侧乳头都有裂痕并发生了感染,通过口服抗生素进行治疗。哺乳顾问解释说暂停母乳喂养可以加速乳头的痊愈。用吸奶器泵奶可避免损伤的根源,使乳头得到痊愈。这个家庭没有给婴儿做舌系带切开术,他们将泵出的乳汁用奶瓶进行喂养,直到 4 个月后断奶。

图 153 展示了一个深裂乳头,潮湿且伴有毛细血管床暴露。医生认为这种损伤是由真菌感染引起并指导其局部使用制霉菌素。当伤口无法愈合时,他建议母亲断奶。她通过哺乳咨询来探讨适合她的选择。根据评估,哺乳顾问 KH 推测喷乳反射时急速的乳汁流速和过多的乳汁供应使婴儿通过挤压乳头来控制乳汁流速。在 10 周时,乳汁过多得到控制,婴儿停止了补偿性的吸吮行为。消除乳头创伤的源头有助于母亲的乳头愈合,同时婴儿继续母乳喂养。严重受损的乳头容易再次受伤和感染。这种情况需要采取多种干预措施,包括清洁乳头,有时停用泵奶,注意采用正确的喂养姿势,并进行密切的随访。

图 154 展示了一张受损乳头在愈合前后的照片。红肿的区域和母亲报告的剧烈疼痛促使助产士开了抗生素和抗真菌药膏。5 天后,可以观察到组织的部分再生。如果乳头受损的母亲无法忍受哺乳,必须采用其他方法来保持乳房排空并保证乳汁供应,同时使乳头愈合。否则,母亲极有可能患上乳腺炎和乳房脓肿。

图 155 展示了一个严重受损的乳头。母亲将一根扁平牙签放在裂口旁边,以展示伤口的深度。牙签上的标记测量为 7 毫米。

负压创面清创

清创是指清除伤口上的坏死(死亡)组织来促进愈合。坏死组织会抑制健康新组织的生长,并增加感染的风险。不论是泵奶还是亲喂,都有可能通过不断地清除伤口渗出物来保护母亲的乳头免于感染。在母乳喂养中,吸吮或泵奶对乳头伤口产生的有益影响尚未得到验证。它可能有助于解释为什么一些乳头皲裂的母亲尽管伤口护理不一致且不断接触婴儿口腔中的病原体,但并不会患乳腺炎。

有关乳头疼痛治疗的争议

各种各样的方法被用来治疗乳头损伤,但其中许多属于风俗习惯传统方法。这些方法包括母亲用自己的乳汁来敷乳头、用薄荷水浸泡、用橄榄油润滑、用湿的茶叶包湿润、涂抹羊脂膏、服用维生素 A 和维生素 E、使用水凝胶垫,以及各种草药疗法(Morland-Schultz 2005,Sayyah 2007,Cordero 2015)。这些方法有明显的疗效,可能是由于乳头疼痛趋势随着时间推移而改善,也可能是安慰剂效应或各种补救措施中未知的抗菌和抗感染的特性(Beauchamp 2005)。Sams-Dodd(2018)报道以麦卢卡蜂蜜为例,它含有一种对人和动物细胞均有抗菌效应的抗菌剂。由于婴儿可能会接触到肉毒杆菌孢子,所以乳头上仅能应用医用级蜂蜜。

透气对伤口是有帮助的,但一些设备如乳盾、乳汁收集器,甚至是不正确地握持吸奶器的吸乳护罩,都有可能引起乳汁淤积和乳腺导管堵塞。将哺乳文胸的杯垫取出或者尽可能不穿衣服可以让疼痛的乳头透透气。

许多乳膏和药膏被推荐用来治疗乳头疼痛。一种所谓的万能乳头膏(APNO 或复方乳头膏)中包含莫匹罗星(一种抗菌剂)、类固醇和抗真菌剂。口服莫匹罗星会迅速代谢,因此用于治疗乳头表面感染,不太可能会对婴儿产生不良反应(Hale 2019)。然而,需要担心的是这些治疗可能会导致药物过度使用和细菌耐药。莫匹罗星可能会产生皮疹和皮肤刺激等不良反应,因此应避免长期使用。

如果局部使用氢化可的松软膏治疗感染的乳头组织,应当少量涂抹,短时间使用。

虽然万能乳头膏在临床中被广泛使用,但唯一一项评估其有效性的研究发现,使用羊脂膏或全能乳头膏的妇女在 1 周和 12 周的结果上没有差异。研究人员得出结论,万能乳头膏在治疗受损乳头方面并不优于羊脂膏(Dennis 2012)。

哪种治疗乳头疼痛的方法效果最好? 一项 Cochrane 系统评价(Dennis 2014)指出"没有充足的证据证明,甘油凝脂敷料、乳盾加羊脂膏、单独羊脂膏或万能乳头膏能够改善产妇对乳头疼痛的感受。"由于证据不足,很难对乳头疼痛的治疗方法进行准确和统一的比较。Dennis 总结:对于女性早期短暂的乳头疼痛,不用涂任何东西,涂抹挤出的乳汁可能与药膏同样有效。大部分乳头疼痛可以由产妇自己通过改善母乳喂养技巧和提高乳汁的移出量等简单的方法来解决。

不同类型和程度的乳头创伤可能对不同的治疗方法有不同的反应。在一项对比研究中,评估了 90 名足月分娩初产妇治疗乳头疼痛的方法(Akkuzu 2000)。受试者随机分为 3 组,第 1 组采用热敷方法,第 2 组采用涂抹挤出的母乳(EBM)方法,最后一组不予治疗只是保持乳头清洁和干燥。热敷组乳头皲裂的发生率最高,表明保持乳头潮湿并没有帮助。涂抹挤出的母乳组对乳头疼痛的主诉最少,而且乳头皲裂愈合最快。直到评估的最后一天,清洁干燥组乳头皲裂发生最少。作者的结论是,应该指导母亲保持乳头清洁和干燥。

保持乳头干燥,并不是"干透",轻度润滑可以促进潮湿的创面愈合,而不会引起湿疹。虽然使用纯化羊脂膏不会降低疼痛评分,也不会影响母乳喂养结果,但在一项随机研究中报告,使用羊脂膏组的女性比对照组的满意度更高(Jackson 2017)。Santos(2013)使用纯化羊脂膏保护化疗患者的嘴唇免受脱水、开裂和疼痛,发现其对癌症患者是一种有效的支持性治疗。嘴唇的活动性及其受到与乳头类似的湿润-干燥应力的影响,使得这项研究在支持使用羊脂膏方面具有一定的意义。

水凝胶乳头垫

基于湿性伤口愈合的研究,水凝胶乳头垫被建议用于乳头皲裂的治疗。它给人一种凉爽的感觉,并有一些证据表明它可以减轻疼痛感(Dodd 2003)。然而,Lawrence(2016)指出湿润度(即使在完整的皮肤上也会引起刺激)和保护内部湿润(湿性伤口愈合的基础)是有一定区别的。潮湿的乳垫和又湿又脏的水凝胶垫会使乳头伤口暴露于病原体中,并不能加速愈合。当水凝胶乳头垫由于积液而变得浑浊时就应更换。

Brent(1998)开展了一项比较水凝胶乳头垫和羊脂膏使用情况的研究,发现水凝胶组明显有更多的感染情况发生,这导致研究提前终止。在另一个研究中,Dodd(2003)发现那些使用水凝胶乳头垫组的母亲,疼痛评分显著降低,但是该研究强调产妇使用敷料时要注意卫生,尤其是要注意洗手。在哺乳后,母亲需要用温水清洗乳房并待干,水凝胶垫也需要清洁待干,直至更换新的敷料。当水凝胶变浑浊时,母亲需要将之丢弃并更换一个新的敷料。按照这些规定做,使用水凝胶乳头垫的母亲没有发生感染。

实质上,Dodd研究中的参与者在接受使用水凝胶乳头垫来减少疼痛的同时也保持了乳头清洁。这个模式值得进一步考虑。显然,强调清洁卫生是该研究中的女性没有发生感染的一个重要因素。

乳头皲裂的即刻伤口护理

伤口清洁是标准的急救护理。急性(新获得)的皮肤伤口通常使用温和的肥皂和流动水清洗。这些简单的措施可以去除妨碍伤口愈合和引起感染的污染物(Page 2006,Fernandez 2012)。

母体免疫系统的水平在创面愈合的速度方面发挥着重要作用。免疫反应在妊娠期通常会被抑制,部分会延续至产后。因此,产妇更容易感染。

像身体的其他部分一样,皮肤也有自己的菌群生态系统。伤口破坏了皮肤的正常菌群生态,因为伤口的潮湿、发热和营养因子聚集等所有降低免疫的因素均在创面上增加。这种环境下,过度繁殖的真菌、病毒和细菌(甚至是表皮葡萄球菌这类良性菌)结合在一起形成一种称为生物膜的黏性胶状物覆盖在伤口上。这种生物膜使得致病菌落对局部使用和口服的抗生素更具抵抗力。生物膜越来越多地被认为是延迟伤口愈合的一个因素。而破坏它们的方法仍在研究当中。抗菌治疗和温和的清创术有助于清除生物膜(Ryan 2007)。

为避免乳头过于干燥,每天肥皂水清洗仅1~2次即可。在哺乳或泵奶后用自来水清洗乳头(Fernandez 2012)。一些女性发现,在淡盐水中加入肥皂水进行清洗很有帮助。要将乳头自然晾干或轻轻拍干,然后涂上挤出的乳汁或安全的润滑油,如纯羊脂膏。

伤口内的混合微生物群也可能是一个与伤口愈合息息相关的问题,微生物群包括病毒、真菌和细菌(Kent 2015)。用棉签擦拭乳头并将分泌物进行培养,有助于确定微生物的类型,以选择合适的治疗措施。

细菌性乳头感染

通过接触定植在婴儿口腔和暴露于环境中的病原体,因而不断重新接触病原体是增加皲裂乳头感染的风险因素。金黄色葡萄球菌感染是哺乳期女性乳腺炎最常见的病因(Lawrence 2022)。耐甲氧西林金黄色葡萄球菌(methicillin-resistant *S. Aureus*,MRSA)也与乳腺炎有关,并且在哺乳期女性中导致脓肿形成的风险很高(Amir 2006)。MRSA 感染的女性对甲氧西林类药物如苯唑西林无反应,必须使用其他药物进行治疗。MRSA 可能通过口腔、鼻腔、手、物体和衣物携带。在 MRSA 感染期间,可以继续哺乳婴儿(美国儿科学会红皮书 2018)。

由于医院环境中病原体的存在,大部分皲裂乳头的感染和乳房感染发生在产后前 2 周(Kitajima 2003)。感染的乳头伤口可能会有渗出并伴有黄色结痂。Livingstone(1999)建议,"⋯⋯用肥皂和水仔细清洗乳头,以去除硬痂和渗出物⋯⋯在表皮葡萄球菌感染的早期阶段,涂抹如 2％莫匹罗星等局部抗生素软膏可能有效。"

Ramsay(2004)的超声检测显示,当喷乳反射(涨奶)消失时,乳汁倒流会导致病原体进入乳腺导管系统。这提供了一个合理的解释,即一旦细菌渗入乳腺导管,莫匹罗星等的局部治疗就不起作用了(Livingstone 1999)。如果乳房充盈,并且正常的乳汁排空动作被延迟或缺失,患乳腺炎的风险就会增加。

图 156 展示了感染的皲裂乳头。黄色脓液表明存在深部组织感染和全身感染的潜在风险。这种情况需要医生介入,且不适合在感染的皮肤上使用水凝胶敷料。

银离子医用帽

银离子是一种天然、无毒的抗菌剂,它不会被皮肤吸收,但个别人群可能会发生过敏反应。在一项观察性前瞻试验研究中,乳头皲裂的女性被随机分为两组,一组接受标准护理,另一组在标准护理的基础上给乳头戴上银离子医用帽(**图 157**)(Marrazzu 2015)。标准护理包括调整婴儿的哺乳姿势、卫生指导和使用乳汁涂抹破损处(这项研究没有将银离子医用帽与羊脂膏进行比较)。由于研究的样本数量较小,研究结果不具有普遍性,但用银离子医用帽可以加速伤口愈合。目前还需要进行更多的研究来确定银离子医用帽是否能加速皲裂乳头的愈合。银离子医用帽可洗涤和重复使用。

真 菌 感 染

真菌的类型非常多样。皮肤组织活检可以确定真菌感染的类型。真菌感染可以出现在身体上的多个部位,包括足癣、持续的尿布疹、阴道感染、手指或脚趾甲真菌感染、股癣、严重的头皮屑、皮癣等。使用正确的药物来治疗这些感染是很重要的,否则它们将无法愈合。BWC 观察到了乳房上的皮癣感染。这种感染的病变特征为中心苍白,周围有一个红色的圆晕。这位母亲是被她的猫所感染的。

皮肤真菌感染可能会持续很久并需要数周时间才能治愈,尤其是在炎热潮湿的天气。肥胖人群、糖尿病患者、免疫抑制患者(尤其是艾滋病病毒携带者或艾滋病患者)的真菌感染尤其难以根除。适合真菌类生物存活的 pH 范围非常小,所以传统上会用在稀释的小苏打溶液或醋里浸泡或沐浴的方法来治疗轻度的局部真菌感染。醋会引起刺痛,而小苏打是一种盐类,所以需要强调的是,这些物质应用于身体敏感部位时必须稀释和谨慎使用。顽固的感染则需要医疗介入。

念珠菌(酵母菌)*

念珠菌是真菌的一个种类。在喉咙、阴道、胃肠道和皮肤上都有许多念珠菌的亚型。有时候它们也被称为"酵母菌",大多是无害的。有时,一些变化会打破体内念珠菌群与益生菌群之间的平衡。这可能会导致疾病,这些疾病通常是轻微的,除非个体免疫功能低下。白色念珠菌是人类中最常见的真菌,它与鹅口疮、阴道炎和尿布疹息息相关(Shirtliff 2009)。

乳头酵母菌感染可能会有以下表现:

- 近期母亲或婴儿使用过口服抗生素
- 婴儿口腔内有鹅口疮
- 婴儿真菌性尿布疹或母亲阴道真菌感染
- 家庭成员或宠物局部有真菌感染

乳房灼烧感和乳头瘙痒疼痛感均与"酵母菌"感染有关,但仍然一直存在争议,因为目前尚不清楚念珠菌在这些症状中的作用占比。一项大型研究(Jimenez 2017)采集了通常被认为是有"乳头酵母菌感染"症状的 529 名女性的乳汁样本、乳头细胞采样、乳头组织活检样本。结果表明,白色念珠菌在乳房和乳头疼痛中的影响是"微乎其微的",大多数症状似乎与细菌过度繁殖有关。因此,这些研究人员建议美国医学图书馆命名时避免使用"乳腺念珠菌病"或"乳头酵母菌感染"等术语,并替换为"亚急性乳腺炎"(参见第十一章)。

产后最初数周,乳头皮肤破损很可能是因吸吮创伤或细菌感染所致。典型的乳头酵母

---

* 译者注:念珠菌是酵母菌中的一种。

菌感染表现为皮肤刺激,通常发生在婴儿有明显的鹅口疮或尿布疹且治疗没有效果时。当婴儿患鹅口疮时,母亲应该每天2次用肥皂和水清洗乳头,并在每次哺乳后冲洗乳头。

在美国,医生通常采用口服制霉菌素来治疗婴儿鹅口疮,而在美国以外的地区则广泛使用口服凝胶咪康唑。孕产妇的治疗通常包括手卫生,如有需要,会局部使用含有制霉菌素、咪康唑或克霉唑的软膏。哺乳时这些药物不必洗掉,每次哺乳后可以再少量重复涂抹。一些女性会对局部抗真菌药物过敏,并出现皮疹。如果抗真菌治疗使乳头状况恶化,应该重新评估母亲是否存在过敏情况。龙胆紫是一种抗真菌药物,但现在有一些国家将其认定为致癌物而禁用,并且不再被推荐用来治疗婴儿鹅口疮。

如果不予治疗,表皮真菌感染会进一步发展并引起皮肤破损。迟发性疼痛、乳头过度敏感、皮肤色素减退以及皮肤进一步破损都是乳头念珠菌感染的重要征象。

鹅 口 疮

如**图158**中所展示的婴儿舌头上覆盖的白色斑膜可能会被认为是鹅口疮,然而这个婴儿不是。

鹅口疮的疮面会逐渐变厚并快速蔓延到其他口腔表面。在1天左右的时间里,它就会附着在嘴唇、牙龈、面颊内侧和上腭上,呈现为有绒毛的白色斑块,如**图159**和**图160**。

真菌感染好发于身体潮湿的部位,这也是尿布疹的常见原因。然而,必须注意,尤其是在早产儿人群中,不应仅凭假设就认定是酵母菌感染,而应排除由缺锌和金黄色葡萄球菌或链球菌引起的皮肤感染,这也可能是引起持续性尿布疹的原因。皮肤细菌培养可以确诊。

图161展示了一个脆弱而红肿的乳头,注意乳头表面变色的区域,这是乳头真菌感染的特征。

图162展示了一个感染的乳头,同时接受抗真菌和抗生素药膏治疗。母亲和婴儿都患有鹅口疮。

应该注意的是,病毒感染也可能会在舌头上产生白色覆盖物。各种类型的疱疹病毒感染会改变婴儿口腔黏膜的外观并扩散到乳头上引起疼痛。非常重要的是先寻求医疗诊断,避免在诊断为鹅口疮之前开始任何的家庭治疗,因为这是很严峻的,可能会导致接触性皮炎等继发性问题。

非真菌感染的白舌

有些婴儿舌头上会有一层白色的乳状覆盖物(**图38**、**图158**)。有时它会非常厚,但仅局限在舌头上,不会扩散。

Jacobs(2019)发表了一项线上案例研究,一个健康的2周龄婴儿的舌头上有厚厚的白色覆盖物。这被认为是鹅口疮。婴儿接受了口服奈他汀类悬液、氟康唑口服悬液和龙胆紫治疗后仍无法解决。将舌头覆盖物进行白色念珠菌培养,结果呈阴性。作者最后总结,除非婴儿有尿布疹、进食困难、发热或其他感染迹象,否则"白舌是无痛且有自限性的,不需治疗"。他们的理论是,随着婴儿成长并产生更多的唾液,舌头上的白色覆盖物就变得不那么明显了。

过 敏 反 应

任何能引起身体皮肤过敏的情况也会引起乳头、乳房皮肤的过敏。过敏反应相对多见于初产妇中,也许是因为产后女性在接触化学物质、刺激性物质或过敏源时会有暂时性的敏感性增高(Pray 2000)。局部使用可的松激素霜和软膏、抗真菌剂和莫匹罗星可能会导致继发性皮疹(Hale 2019)。

接触性皮炎经常被错认为是真菌感染。产妇可能会打电话给哺乳顾问抱怨"难愈性的乳头真菌感染",尽管她已经在数周的时间里采用各种治疗方法、改变饮食结构以及将衣物分开单独清洗。哺乳顾问的明智选择是建议她们停止自我治疗并将她们转介给皮肤科医生。通常,去除过敏源和局部短暂使用糖皮质激素软膏治疗可以解除她们的症状。

乳房过敏性皮炎的可能原因:

- 使用洗涤剂、肥皂、洗发水或除味剂喷雾
- 使用霜剂、软膏、草药或其他药物
- 对乳房罩、乳盾或吸奶器、吸乳护罩等材料敏感
- 添加固体食物(通过婴儿的唾液接触)
- 婴儿接受药物治疗或使用牙胶
- 出牙期唾液成分改变
- 母亲既往有身体其他部位的过敏性皮炎病史

图 163 中的母亲停止在她的乳头上涂抹药膏之后,她的过敏反应消失了。

图 164 中的母亲有乳房荨麻疹,是局部使用制霉菌素引起的过敏反应。她长期患有轻度湿疹,并在分娩后在乳晕边缘附近长了一块明显的湿疹。但她并没有把这个病变和湿疹联系起来,因为它长在乳房上(它不太可能是乳头真菌感染,因为它只发生在一个乳房上)。和朋友交谈后,她确信自己是真菌感染,并要求用制霉菌素来治疗。儿科医生不知道她有湿疹史,在没有亲自评估乳房的情况下就开了处方。4 天之后,这位母亲还用制霉菌素来涂抹婴儿的嘴巴且直接涂抹在自己乳头上。

当这位母亲注意到她的乳房皮肤产生变化并开始发痒时,她申请了哺乳顾问的咨询。哺乳顾问通过询问病史和发现这位母亲手肘处有湿疹后,怀疑可能是制霉菌素引起的一种过敏反应。她通过电话与妇产科医生沟通,医生建议这位母亲停止使用制霉菌素并推荐了一种局部使用的非处方糖皮质激素霜剂来控制瘙痒。她指导这位母亲每隔 6 小时口服 2 片苯海拉明(diphenhydramine)来控制严重的过敏反应,每包药上面都有用法说明书。12 小时后这位母亲的瘙痒和荨麻疹就消退了,不再需要其他治疗。

这个案例说明了直观检查和全面了解病史的重要性。将所有乳房皮肤发红或瘙痒的斑块都假定为真菌感染是不明智的。在开始使用药物之后若出现症状恶化,应立即评估是否存在药物过敏反应。

湿 疹

湿疹是一种严重的特应性皮炎。它可能会出现在乳晕上,并伴有瘙痒、烧灼感和渗液(Barrett 2013)。有些人是遗传性湿疹易感体质。在敏感的个体中,湿疹的发生可能是由于某个刺激物引起的化学性皮肤损伤(肥皂、漂白剂、洗涤剂)。乳头霜、局部抗生素、羊脂膏、维生素 E、洋甘菊、芳香剂的过敏反应也会引发湿疹。除了增加对过敏源致敏的风险外,特应性皮炎患者还易受感染,特别是由金黄色葡萄球菌等细菌,以及包括单纯疱疹病毒在内的某些病毒感染(Tsakok 2019)。长期暴露在热水、氯气和化纤衣物中引起的皮肤水分流失和不透气可能会加重湿疹。

图 165 中的女性在乳头和乳晕上出现湿疹。湿疹常见于有枯草热和哮喘家族史的人群。湿疹可能要通过其他地方的皮肤破损才得以发现,如腘窝、四肢或任何皮肤受压的部位。图中的女性没有罹患湿疹的既往史,婴儿 11 月龄时她的乳头出现烧灼痛。她和婴儿均被当成真菌感染来治疗,包括局部药物治疗和母亲口服氟康唑。当治疗不能够缓解她的症状时,母亲被转介给皮肤科医生并诊断为湿疹,糖皮质激素霜剂逐渐缓解了她的症状,治疗期间母亲继续母乳喂养。

哺乳顾问应当询问母亲是否有其他皮肤状况,或在身体其他部位是否有类似的刺激性皮损。这个问题有助于确诊母亲是否之前已有皮肤问题,而母乳喂养的反复干-湿性的环境引起了皮损的恶化。然而,如**图 165** 中母亲的乳头湿疹可能是自发的,也许发生在婴儿开始出牙或吃固体食物时,食物残留引起的过敏反应(Amir 1993)。

通常,有乳头或乳房湿疹的母亲会与皮肤科医生保持联系,并且手头上备有适量的外用药物。医生或药剂师会确认在乳头上使用这些药物是否安全(Huggins 1993)。假如皮损出现感染,联合使用局部抗生素和局部类固醇激素来治疗通常很有效(Hale 2002)。

长期使用类固醇激素会给婴儿造成健康问题(Amir 1993, Hale 2019)。当母亲长期使用类固醇激素进行局部治疗时,应当通知儿科医生监测婴儿的健康情况。若母亲哺乳时疼痛难忍,可以在伤口愈合期间采用吸奶器泵奶维持奶量。但泵奶时吸乳护罩产生的摩擦可能会进一步刺激湿疹性皮肤。母亲可以用安全的食品级润滑剂(如橄榄油)来润滑塑料材质的吸乳护罩,以防止给脆弱的皮肤带来摩擦创伤。

类似湿疹的乳头佩吉特病

一种类似乳头湿疹的乳房癌症被称为乳头佩吉特病(Paget's disease of the nipple, PND)(参见第十二章)。PND 占乳腺癌的 2%~3%,临床表现包括乳头溢血、红斑和潮湿、脱屑、乳头糜烂或溃疡、乳头内陷、可触及的乳房肿块或增生,伴或不伴有乳头的变化(Lopes 2015)。PND 常以单侧形式出现并与导管内癌相关。当药物治疗不能改善乳头湿疹时,可能需要进一步的检查,包括组织活检。

银屑病(牛皮癣)

银屑病和银屑病性关节炎是一种自身免疫性疾病,会对生活质量造成显著影响。有银屑病病史的母亲在哺乳期间可能会经历急性发作。在疾病暴发期间,鳞状皮肤堆积并形成斑块,这些斑块可能会发生在乳房和乳头上。皮肤和关节都可能被感染,且会在红色的皮肤基底上形成银色的斑块。这些病变可能会累及皮肤下面的神经并引起触痛。这些斑块会引起瘙痒、出血并分泌脓液。银屑病似乎是通过遗传获得,或是由某些环境因素触发易感个体获病。它不具传染性,且不会通过乳汁传染给婴儿。然而,母亲的受损皮肤可能易受感染。受遗传因素影响婴儿可能会出现银屑病或湿疹,而母亲的感染性疾病如脓疱病等可能会传染给婴儿,因此要对婴儿皮肤情况进行监测。

图166 展示了乳头与乳晕部位的银屑病。这位母亲身体的其他部位也有覆盖着银色皮屑的橙红色斑块。在她的2个儿子出生后,病变扩散至乳房。母乳喂养因剧痛而难以继续,这位母亲选择了断奶。

在某些案例中,银屑病是局限性的且不会对母乳喂养产生显著影响。**图167** 中展示的女性患有银屑病性关节炎,在她生完第1个孩子6个月后皮损发展至全身85%的皮肤(照片提供自 Christine Jones-Wollerton、IBCLC)。后来她又生了2个孩子,在皮肤科医生、风湿免疫科医生、产科医生和儿科医生的共同监护下她接受各种口服和局部药物治疗,并安全地进行了母乳喂养。

银屑病妇女的哺乳管理包括选择合适的哺乳姿势来减少皮肤触痛(哺乳枕、在皮肤和婴儿之间使用纱布垫或柔软的毯子、侧躺、护理时让婴儿躺在桌子上)。母亲可能会需要帮助来进行伤口护理和舒适泵奶(润滑吸乳护罩,使用安全的吸力)。她可能需要咨询如何促进她与健康照护团队的沟通,在哺乳的同时找到安全的药物来治疗她的症状。

毒 葛

图168 展示的是一位乳房上有毒葛的女性。当皮肤清洗之后,引起过敏反应的植物油就会被去除。因此,婴儿接触乳房或乳头并没有发生毒葛的危险。然而,继续哺乳会使继发感染和剧烈疼痛的风险显著增加。如果不能忍受亲喂,母亲可以采用泵奶的方式直至伤口愈合。在哺乳期间使用氢化可的松乳膏和短期口服糖皮质激素是安全的(Hale 2002)。

乳头白点:白泡或堵塞的导管

图169 展示了一个表面有小白点的乳头,伴有疼痛性的乳腺导管开口(乳孔)堵塞。这

样的白点通常被称为水疱(blebs)。O'Hara(2012)指出,水疱是小而疼痛的炎症性囊肿,可能是由创伤引起的。在水疱后面的乳房叶状结构中可能会形成一串硬而疼痛的干乳块。超声解剖学研究显示,乳头表面平均有 9 个通畅的乳管开口。任何乳管开口的阻塞都会显著影响乳房的排乳,增加乳腺炎的风险,并减少乳汁的产生(Ramsay 2005)。

使用尖锐的消毒针探查并疏通导管可能可以去除这些囊泡并使淤积的乳汁被挤出。这项操作建议由医护人员来执行。然而,许多女性会对乳房和乳头疾病进行自我治疗。

在咨询哺乳顾问和医生之前,一位母亲描述了她白点堵塞乳孔的经历:"……有一小块(约一粒芥末种子的大小),像干奶酪那么稠。我用指甲轻轻弹了一下,再向下抠了一下,露出了一部分,然后我用消过毒的镊子将剩余的部分夹住并将它拉出来。乳汁马上从乳孔里喷涌而出,过了好一阵子乳汁才放慢流速。因皮肤下还有一个小肿块,在下次喂奶时,我的乳头仍有一些疼痛。通过再次的哺乳,肿块完全消失了,而且不再有任何的不适或肿胀。"应建议妇女在这种情况下尽可能寻求医疗服务,除了始终保持她们的双手、乳晕和探查工具清洁外,如果出现了感染迹象要及时寻求医疗帮助。

乳头小白点有时候会被误认为是乳头念珠菌感染,但 O'Hara(2012)未能在小白点里发现真菌或细菌。该研究中的组织样本表明,当宿主的防御机制将炎症控制在一个区域时就会形成水疱。这些胶质组织由"泡沫状细胞浆液和纤维蛋白沉积物组成,这些免疫细胞显示了乳汁从乳腺导管渗漏到周围组织产生了组织反应"。根据发现,乳头小白点可能是一种炎症反应的结果,O'Hara 建议在短时间内将一层薄薄的中效类固醇激素药膏涂在红肿的纤维化组织上。研究人员建议,要仔细评估有乳头小白点的女性,这样才能控制引起复发创伤的潜在因素。

出血也可能是引起感染的并发症。Mitchell(2020)报告了一个病例,一位母亲母乳喂养她的第 3 个宝宝时有左乳房深部疼痛,小白点和反复乳管堵塞的病史。她没有出现发热、乳房发红、水肿等症状。在产后 5.5 个月且进行 3 个疗程的口服抗生素治疗后,她的症状未能缓解。乳汁培养出多重耐药的耐甲氧西林金黄色葡萄球菌。联合使用达托霉素和达巴万星静脉注射治疗后,她的所有症状得到完全缓解。报告该病例的作者呼吁进行更多关于抗生素治疗的研究,以成功解决亚急性乳腺炎和乳头白点。

无痛性乳头白斑

吸吮性水泡可能形成乳头白斑,通常会覆盖更大的区域,并且没有乳头疼痛那样严重。有些白斑一点也不痛。它们可能是由一些坏死的皮肤堆积而成,类似于乳痂,治疗的方法也相似。母亲们可以用油膏润滑乳头(Lawrence 2022)并轻轻揉擦去除死皮。

图 170 展示了一个无痛性乳头白斑。母亲的乳房上没有出现肿块,说明白斑并没有覆盖乳管的开口。经过一段时间,乳头白斑消失了。

非母乳喂养引起的囊肿:一个简单的案例研究

乳头疼痛可能有许多不同的原因,有时恰巧遇上女性哺乳期。**图 171** 中的女性打电话给 KH 描述一种疼痛性"乳管堵塞",说发现从乳头白点处挤出白色条索状的物质,她无法将它们完全挤出。

当 KH 观察她的乳头时,发现白点在乳头轴部而不是乳头表面,乳房是柔软的,没有任何乳管堵塞或乳腺炎时充血肿胀、结块的现象。

从白斑处挤出来的条索状物质更像是皮脂分泌物而不像是浓缩的乳汁。这些线索让哺乳顾问确认这种情况与泌乳无关,而看起来更像是丘疹。当这位女性第 2 天咨询医生时,被证实是皮脂腺囊肿,并挤出大量油性物质。去除这些物质后,疼痛得以缓解,乳头伤口也愈合了。这个病例很好地说明了并不是所有的乳房和乳头问题都与哺乳有关。

乳头血管痉挛

乳头血管痉挛是一种血管收缩导致乳头表面颜色变化的情况(Anderson 2004)。收缩引起刺痛或痉挛(Page 2006)。目前公认,血管痉挛是哺乳期女性乳头疼痛的重要且不明确的原因(Kent 2015)。Buck(2014)对 360 名初产妇进行调查,发现有 23％的人经历过乳头血管痉挛。同时还发现,这些女性的疼痛评分高于无血管痉挛症状组。许多因血管痉挛引起乳房深部疼痛的女性被误诊为酵母菌感染(Morino 2007)。当女性主诉伴有乳头发白或经过抗菌治疗后仍有持续性疼痛时,应该考虑是否存在血管痉挛(Barrett 2013)。

乳头顶部的颜色发白或变化有助于鉴别血管痉挛,血管痉挛可能是单独发生的,也可能是雷诺现象的结果。**图 172** 展示了在血管痉挛时乳头变苍白。

在描述正常的伤口愈合过程时,Enoch(2003)指出"血管收缩是创伤发生时最初的反应。"这解释了为什么既往乳头损伤可能会有导致血管痉挛的倾向。冷刺激可引发乳头血管痉挛,尤其是已经存在乳头疼痛时。保持乳头温暖可以缓解许多女性由血管痉挛引起的刺痛和剧痛。应避免湿敷,因为水分的冷却蒸发可能会重新诱发血管痉挛。有很多方法可以保持乳头温暖,包括多穿一层衣服,穿羊毛胸衣,使用加热垫或干燥温暖的布,以及用背巾将婴儿抱在怀里肌肤接触。

口服硝苯地平缓释片可以用来治疗乳头血管痉挛,常用剂量为每天 30～60 毫克(Barrett 2013 Anderson 2004)。有血管痉挛史的母亲应该避免或减少接触尼古丁、咖啡因,并尽可能避免使用血管收缩药物,如茶碱、特布他林、肾上腺素、去甲肾上腺素、5-羟色胺、前列腺素和避孕药。在 Lawlor-Smith 的系列案例研究中,有 5 位乳头血管痉挛的女性均描述了剧烈的、让人崩溃的乳头疼痛(1996,1997)。乳头会在哺乳期间或刚结束哺乳时立即变白,也可能在两次哺乳之间随机发生。所有患者都可以被观察到当乳头暴露于寒冷空气时乳头会变白和疼痛。

哺乳顾问 Diana West(2005 年的个人交流)分享了以下观点:"一些女性反映通过按摩增加乳头的血液循环可以解除血管痉挛。具体做法是轻轻挤压乳头根部并向前推进"(**图 173**)。West 认为,恢复乳头的血液供应有助于解除乳头疼痛和灼烧感。她发现这些手法技巧比热敷起效更快。

正如之前所强调的,原因不明的疼痛让女性感到担忧。尤其是在血管痉挛的案例中,向她们解释疼痛并不总是意味着有损伤可以令她们安心很多。血管痉挛虽然很烦人,但本质上是一种不会伤害乳房的良性疾病。还有一种情况也应当引起注意,有些女性会观察到有乳头变白但没有疼痛。

雷 诺 现 象

乳头血管痉挛不一定是雷诺现象(也称为雷诺病)。经历过乳头变白的女性不一定有雷诺综合征。这是一种相对常见的现象,可以发现约 20% 的育龄女性患有雷诺综合征(Olsen 1978)。这种状况主要涉及身体末端血液循环差的部位,如脚趾、手指、乳头、耳朵和鼻子(Morino 2007)。由于乳头也是肢体的末端部位,可以推断在患有雷诺综合征的个体中,乳头可能会受到累及。

通常,雷诺现象可以在受影响的肢体末端产生 2 种或 3 种颜色变化(Lawlor-Smith 1996,1998)。首先是肢体末端会泛白(变亮)。在某些情况下,它会变蓝色(发绀相)。最终,在恢复到正常颜色之前先变红。雷诺现象与某些疾病和药物相关联,如红斑狼疮、类风湿关节炎、甲状腺功能减退症。目前较少报道,既往乳房手术史与乳头雷诺现象的相关性(Anderson 2004)。

Jansen(2019)报告了 2 例乳头雷诺现象。在一个案例中,采用以保暖为主的传统护理来治疗乳头紫色病变和疼痛。在另一个案例中,对妊娠中期出现乳头变色和严重疼痛的妇女采用硝苯地平治疗,她的症状迅速消失。

吸 奶 器 创 伤

吸奶器创伤是引起乳头疼痛的另一个重要因素(Berens 2016)。**图 174** 中的女性在数周内一直很顺利地使用吸奶器。然而在使用医院级别电动吸奶器时采用太高的压力设置后,她的乳头上突然出现了一个水泡(乳头上的白色物质是乳汁)。这种负压水泡也可能发生在吸奶器的吸乳护罩太小或位置不在中间时。有时候,当乳汁供应减少或堵塞时,婴儿的吸吮也会引起类似的水泡。这种情况下,婴儿为了获得更多的乳汁会补偿性地格外用力吸吮。**图 174** 中的母亲被鼓励保持乳头清洁干燥,并涂一层薄薄的润滑剂。她购买了大一号的吸乳护罩并采取了最舒适的吸力档进行泵奶。这些措施解决了问题,水泡消失了,没有留下任何后遗症。保护肿胀的乳头组织避免吸奶器创伤很重要,因为这些皮肤已经被拉伸且极容易被撕裂。

乳晕皮脂腺肿大

在妊娠期和哺乳期,人类乳晕上的皮肤腺会自然地增大。乳晕皮肤腺包括汗腺、皮脂腺和被称为蒙哥马利腺的小结节。蒙哥马利腺有一个小的导管系统,类似一个微型的乳腺系统(Lawrence 2022)。分泌皮脂腺物质的小导管有时会与分泌乳汁的乳腺导管相通。乳晕皮脂腺分泌的油脂会保护皮肤免受婴儿唾液的浸渍。这些腺体分泌物发出的气味,是吸引婴儿的有力信号,并诱导了觅乳反应(Doucet 2012)。

Schaal(2006)和Doucet(2012)观察到乳晕皮脂腺的数量和分布具有个体差异。Doucet的样本有121名女性,大多数女性每边乳晕上有1~20个腺体。有较多乳晕皮脂腺母亲的婴儿显示在产后3天内的体重减轻更少。产妇先天的乳晕皮脂腺情况可能对婴儿的母乳喂养、早期生长和泌乳启动具有促进作用(注意**图170**中乳晕腺体的缺失,有趣的是,这位母亲在第1个孩子出生后第6天才下奶)。

如**图175**所示,有液体或乳汁从这些"疙瘩结构"中滴落是很常见的,有些女性可以从蒙哥马利腺中挤出少量乳汁。

偶尔,也有母亲报告蒙哥马利腺发炎或感染(**图176**)。这是一种典型的自限性疾病。使用湿热敷和轻柔的操作可帮助疏通堵塞。**图176**中的女性采用了温水浸泡后仍然有疼痛。哺乳顾问建议她打电话给产科医生,医生在电话里开了口服抗生素的处方。服用抗生素数小时后,她感觉好多了。第2天,感染部位出现一个白头,她可以挤出白色稠厚的乳汁,接着是脓,然后是血,最后是透明的浆液。这位母亲用温和的肥皂水仔细冲洗了这片区域,并且涂上了局部抗生素乳膏,损伤很快就愈合了。此后,她经常看到乳汁从蒙哥马利腺中流出。所以这可能起初就是一节堵塞的乳腺导管。

有时,蒙哥马利腺感染会给使用吸奶器的女性带来困扰,尤其是当感染发生在乳房与吸奶器吸乳护罩相贴的地方时。如有必要,在吸乳护罩上割一个槽口,开口放置在疼痛处以避免其接触吸乳护罩。在吸奶时使用带开口的吸乳护罩可以有效避免对乳腺脓肿切开引流创口的压迫而引起疼痛。但切开的塑料边缘可能会很锋利,应当小心使用,避免受伤。

蒙哥马利腺在妊娠期通常会明显增大,有时会出现非感染性的乳头和乳晕不规则增大。**图177**中的女性在第5次怀孕时出现了乳晕组织的异常肿胀。在这次和后面3胎的每个妊娠期,她的乳晕都会变得红肿,并且蒙哥马利腺急剧增大,每次都是在孩子出生数月后恢复至正常大小。然后蒙哥马利腺组织出现褪色,变得坚韧,并出现疣状结构。而这些坚硬的组织给新生儿的母乳喂养带来很大困难。她不得不在孩子们能含接之前进行泵奶和手挤奶。

乳头病毒性感染

乳头或乳晕处的单纯疱疹病毒(herpes simplex virus, HSV)感染极其疼痛,表现为微小的充满液体的水疱群。破裂的水疱伤口会感染母乳喂养的婴儿。对3个月以内的婴儿来说,这种感染非常危险,可能引起神经系统的损伤,甚至导致死亡(Barrett 2013)。HSV 感染对新生儿很可能是致命的。

Field(2016)描述了一位健康足月儿的母亲在分娩前 1 周出现乳头溃疡的案例。护士、产科医生和哺乳顾问均认为溃疡是脓疱病,并使用局部抗生素治疗。婴儿出院时,下颌有一个小病灶,第 9 天因 HSV 感染引发的并发症而死亡。Field 总结,在乳头或乳晕上出现这种病变虽然罕见,但必须考虑 HSV 感染。对母亲和婴儿身上可疑的病变进行病毒培养,对预防悲剧的发生至关重要。

图 178 展示了一位母亲在猜测自己得真菌感染并进行自我治疗数周后被诊断是 HSV 感染(照片及案例细节提供自 Sue Cox、RN、IBCLC)。HSV 可通过病毒培养或其他测试来排除。这样的测试应该要被推进,尤其是像本例一样有生病婴儿的家庭。HSV 感染的母亲应当用阿昔洛韦治疗,如果乳头和胸部存在活动性病灶则应停止乳房亲喂。

D'Andrea(2019)描述了一例 3 周龄的母乳喂养婴儿因 HSV 感染住院的病例。他的母亲也因双乳疱疹而短暂住院。她得到了泵奶设备并被指导将乳汁丢弃。母亲乳房上的病变逐渐愈合,但仍需接受伤口护理专家的治疗。幸运的是,她在泵奶时仅有轻微不适。当婴儿和母亲康复后,他们恢复了哺乳。

图 179 展示了一位母亲乳头出现溃疡,其 18 月龄的母乳喂养孩子患有手足口病(照片和案例细节由 Erin Michel、RN、BSN、IBCLC 和 WHNP 提供)。这种疾病由肠道病毒感染引起,还会通过咳嗽、打喷嚏和换尿布时接触被感染的粪便而传播。儿童和成人都可能出现持续 5~7 天的疼痛性溃疡[疾病预防控制中心(CDC),2012]。这位母亲发现母乳喂养和泵奶都非常疼痛,但在感染的最初阶段她进行了母乳喂养。2 周后,尽管乳头上的溃疡已经愈合,这位母亲发现左乳房里有一个不固定且有压痛的小肿块。应指导母亲,在她与婴儿的症状完全消失之前,仅使用吸奶器泵奶,并且尽量减少与怀孕同事的接触。经过一段时间,感染便完全消退。

皮 赘

图 180 中的乳头顶部有一个皮赘,母亲担心可能会影响哺乳或导致疼痛,但并未发生。母乳喂养时皮赘对乳房的影响仅为轻微不适,有时皮赘会在哺乳时被撕破和出血。皮肤科医生可以很容易地将它们摘除,但在妊娠期操作会更好,可以让乳头有更多的时间恢复。有时皮赘会长在乳房上,在婴儿拉扯它们时可能会引起炎症。有些母亲会在哺乳时盖住皮赘防止婴儿玩弄它们。

正确地将婴儿从乳房上移开

婴儿应该被允许由他/她自己完成哺乳并松开乳房。然而,有时母亲必须把婴儿从乳房上移开。母亲们经常没有先阻断吸吮再将婴儿从乳房上移开。婴儿用力回吸或反射性咬合是具有创伤性的,并会造成乳头轴部的擦伤。**图181**展示了母亲将手指插入婴儿牙龈之间(不是嘴唇之间)。假如婴儿受到轻微惊吓并咬下,咬合会发生在母亲的手指上而不是乳头上。缺少将婴儿从乳房上移开的技巧可能是母亲主诉持续性乳头疼痛的一个重要因素。

<h1 align="center">咬 伤</h1>

年龄较大的婴儿通常会给母乳喂养带来新的挑战,而母亲也会因乳头被啃咬而再次经历乳头疼痛。年长儿极易受噪声和喂养时环境变化的影响而分心,可能会在尝试环顾四周时拉扯乳房,或因长牙不适而咬乳头。有时,出牙期的婴儿会造成乳头皮肤撕裂伤。随着水分在皮肤下积累,伤口的边缘可能会变白(类似于手指上的伤口,在洗澡或洗盘子后颜色变浅)。母亲应用温肥皂水清洁咬伤的伤口,局部涂抹薄薄一层消毒剂或抗生素软膏预防感染。由于咬伤很容易感染,不论是疼痛还是炎症的加剧都应向医疗照护人员报告。

母亲应当与婴儿保持目光交流,并用简单的语言告诉他:"不要咬我!"重复相同的句子,尤其是在哺乳过程中婴儿会咬乳头时。假如婴儿不理会这些语言和命令,一些母亲发现将婴儿从乳房上移开,暂时放下并坚定地重复口令会有效果。大喊大叫是不被鼓励的,因为可能会使婴儿气馁并突然拒乳。

婴儿在重复中学习,如果母亲保持一样的回应,用不了多长时间婴儿就会记住口头命令并停止咬乳头。有时学步期婴儿会咬紧下颌(尤其是奶睡时)并在乳晕上留下牙印,但这并不是一个问题,除非皮肤破损或母亲主诉有擦伤。如果婴儿咬破乳头,采用预防感染的基本应急处理是很重要的,包括用温肥皂水清洗。抗菌肥皂是不必要的,应避免使用。如果发生感染,应及时就医。

<h2 align="center">激素的变化</h2>

激素的改变不仅在哺乳早期影响乳头的敏感性,偶尔,月经恢复的女性也会注意到在月经周期前乳头有触痛。乳房和乳头敏感性的改变可能是怀孕的最初征象,甚至在女性发现月经延期之前。怀孕的女性会经历乳汁产量的骤减,且可能会在哺乳期间发现持续性的乳头不适。随着乳头敏感性的提高,一些疼痛可能由于乳汁产量的减少和婴儿为了获得更多的乳汁而进行补偿性强吸吮造成的。

<h1 align="center">小 结</h1>

乳头疼痛可能由多种原因造成,如哺乳姿势不当或含乳方式问题导致的损伤,婴儿过度吸吮或吸奶器使用过度,以及各种细菌和病毒感染等因素。乳头裂口的感染是很常见的,当皲裂乳头在几天内不能愈合时,建议进行医疗评估。乳头局部的真菌感染也可能会发生,但

经常被过度诊断。过敏反应、皮肤慢性病和乳头血管痉挛也常见于哺乳期女性。乳孔堵塞、婴儿咬伤和激素改变引起的乳头敏感性增加,均会导致哺乳疼痛。至关重要的是确定乳头疼痛的原因和预防进一步的损伤。为了获得良好的结果,需要在确认问题完全解决之前,持续进行跟踪和随访。就像处理身体其他部位的伤口一样,基本的卫生习惯,如保持乳头清洁、干燥和涂抹轻薄的润滑剂是促进伤口愈合和预防乳头感染的基本措施。

第九章

乳房和乳头的异常表现

乳房的解剖结构十分复杂。乳房是身体各器官中在出生时并未完全发育的器官之一。它们随着女性的生命周期而发生变化,在青春期迅速发育,在妊娠期和哺乳期发育成熟(Lawrence 2022)。哺乳顾问应熟悉乳房的正常解剖结构及其发育阶段。

有时,哺乳顾问可能会注意到某些乳房或乳头的异常情况,这些都可能影响哺乳过程。在为这些母亲提供咨询时,哺乳顾问应牢记,与真正的发育异常导致的母乳喂养问题相比,母乳喂养问题更常见的原因是产后管理不当、缺乏及时的专业支持以及母亲自信心的缺失。因此,哺乳顾问需要具备识别和准确描述问题的能力,这样母亲在照顾自己和婴儿时,才能做出明智的护理选择。

Spence 腋尾部肿胀

延伸到腋窝区域的乳腺组织被称为 Spence 腋尾部(Lawrence 2022)。乳腺组织中Spence 腋尾部产生的乳汁通过中央导管排出。部分女性在产后早期会感觉到该区域产生明显的肿胀不适,这种状况通常要持续到乳房排空才能缓解。Spence 腋尾部也可能会发生乳腺管堵塞、乳腺炎和乳腺癌。

图 182 中的母亲很担心产后第 3 天发生在腋下的肿胀。当得知 Spence 腋尾部肿胀是常见的,她感到放心了。她通过冷敷缓解了疼痛引起的不适。数天内,肿胀消退了。

副乳和乳头组织

副(额外)乳腺导管、乳头和乳腺组织可沿乳嵴发育。这就是所谓的"乳线",从身体向下延伸,从腋下到腹股沟和阴唇。副乳组织最常见于腋窝(但要与 Spence 腋尾部组织进行区分)。此外,副乳和乳头组织也可能会出现在大腿和臀部,称为多乳症和乳房肥大症,且男性和女性都有可能发生(Lawrence 2022)。多余的乳腺组织有时还会出现在外阴部(Baradwan 2018)。外阴组织在充血期会出现水肿,保守方法是观察它是否会在充血期过后自行消退

（Larson 2020）。

乳房 X 线透视发现,副乳的形态与正常的乳腺组织类似,虽然它从中央导管系统中分离,但与中央导管系统并不相通。那些影响乳房的情况,包括充血、囊肿、脓肿和癌症,同样也会影响副乳。副乳可以分泌乳汁,也可以自行退化。如果不受外界刺激,尽管局部可能会出现暂时的充血和不适,但副乳会自行停止乳汁分泌。因此,对于有副乳的女性来说,应避免对该部分组织束缚过紧或过度揉搓,尤其是在易发生充血的哺乳早期。乳房 X 线透视可区分副乳和恶性肿块,从而避免不必要的活检（Adler 1987, Silverberg 2003）。

多乳头症是指多余的或附属的乳头,有时也称为副乳头或多余乳头。Schmidt（1998）发现 5.6% 的成人有多余乳头,男性的发生率较女性更高。多余乳头的出现通常提示要评估其他器官发育是否存在缺陷,尤其是肾脏异常。一些研究表明,多乳头可能是患有癌症的临床征兆（Grimshaw 2013, Galli-Tsinopoulou 2014）。多乳头症和多余乳头是随机发生的,但似乎与家族遗传相关（Grossl 2000）。

图 183 中的女性产后 1 个月,腋下有肥大的副乳。

请注意**图 184** 中女性的一侧乳房,她的副乳没有乳头。

图 185 中的母亲腋下有副乳组织,但没有乳头。在她第 3 个孩子出生后的第 3 天,这个区域开始肿胀,并持续了几天才消退。由于副乳产生的乳汁无法排出,对副乳的持续压力导致了腺体组织的退化与萎缩。可以用冷敷缓解不适,直至肿胀完全消退。她的主要乳房未受影响,仍在继续哺乳。

图 186 中的母亲产后 6 周,在她的乳腺上有乳孔。也就是说,她有一个无副乳或乳头组织的异位管。每当她经历喷乳反射时,就会有一滴乳汁出现在皮肤表面。

图 187 展示了多乳头乳房的外观,位于乳嵴（位于乳房的胸腔肋骨区域）上。一些多余的乳头具有明显的外观,如**图 188** 和**图 189**,但它们通常都只有基本的导管和腺体结构。每当发生喷乳反射时,都可能出现少量乳汁。但这类组织通常不会产生大量的乳汁。母亲可以放心,多余的副乳和乳头不会影响母乳喂养。当发展成乳腺炎时则需要接受治疗。

图 188 和**图 189** 展示了发育良好的副乳头（照片由 Susan Gehrman 提供）。当这位女性出生时,医生告诉她母亲:"在她完全发育之前,不要过早地进行整形手术,如果她打算母乳喂养,应该三思而后行。"19 岁那年,这位年轻的女性生下了她的第 1 个孩子,并且母乳喂养了 16 个月,并拍下**图 188** 和**图 189**。她的副乳在每次哺乳时都会渗出乳汁,且在双侧乳头下方的副乳很容易被触碰到。在哺乳时她不得不把衣服垫在多余的乳头上方吸收溢出的乳汁。在其他方面,哺乳没有受到影响。22 岁时,她咨询一位外科医生,讨论如何去除副乳头。经过咨询,她选择继续推迟整形手术。这位女性的兄弟们、伯父和远房的表妹也都有副乳头。该家族还有肾脏异常家族史。然而,图中的这位女性并没有任何肾脏疾病史。

乳头痣过度角化

痣是皮肤细胞的异常增长,可能在出生时或出生后发生。痣可以出现在身体的任何部位,可能很小,如一颗痣,或者很大而且变形。80% 的病例发生在女性的青春期或妊娠期。

有些痣发展得比较粗糙,外表呈鳞片状纹理(角化过度)。迄今为止没有已知的治疗方法能均匀有效地去除大痣。它们可能被去除后再生且持续无限期生长(Fenniche 2010)。虽然痣通常是良性的,但是增加了发生与色素痣相关黑色素瘤的风险(Lyon 2010)。

乳头痣比较罕见,而且很少报道母乳喂养的结果。Yikilmaz(2016)为一位母亲提供了哺乳咨询,其右乳头被一个表面粗糙的痣(3.5 厘米)覆盖(**图 190**,由 Sirin Yikilmaz 提供)。尚不清楚这个大而厚的痣是否会阻碍乳汁流出,或婴儿是否会接受这个质地的乳房。另一个令人担忧的问题是,乳头是否会在婴儿吸吮力的作用下产生皲裂,从而增加发生乳腺炎的风险。

最初婴儿接受了该侧乳房;但是,一旦母亲的乳房开始肿胀并且乳头的弹性变差,婴儿便不能成功地含接乳头。每日轻柔地清洗乳头,并在乳头上涂抹母乳和纯羊脂膏以保持润滑。母亲用吸奶器吸该侧乳房,直到肿胀消退。她将吸出的乳汁瓶喂给婴儿,并坚持用左侧乳房喂养。婴儿出生后第 3 个月开始接受右乳房,母亲停止泵奶。直到最后一次咨询,婴儿的生长发育都正常,且始终是纯母乳喂养。这位母亲打算到孩子 6 个月时再添加辅食。

尽管哺乳顾问在整个职业生涯中可能都不会遇到乳头痣的情况,但这种罕见病例的处理方法为解决其他影响乳头皮肤完整性的案例提供了借鉴。这个案例同时也展示了哺乳顾问如何与母亲合作,共同探索可能的解决方案。

乳房组织缺陷或发育不全

乳房和乳头组织完全缺失的情况罕见,但确实会发生。无乳腺畸形是指乳腺组织缺失,无乳头畸形是指乳头组织缺失。双侧无乳腺畸形常被发现与腭和上肢发育异常相关。单侧无乳腺畸形可能与波兰综合征相关(Caouette-Laberge 2013)。波兰综合征是影响单侧乳腺发育的胸壁畸形。在某些关键阶段,如由于激素问题,会发生乳房组织发育不全。在临床上,这种情况并不像波兰综合征那样罕见。

哺乳顾问在临床实践中一定会遇到乳房发育不全和乳房外观异常的女性。有些乳腺组织发育不全的女性会寻求重建手术(不应混同为整形手术)。此类手术一般包括隆胸以及乳头和乳晕的重新定位,以获得更为正常的乳房外形。在这种情况下,重建乳房是无法进行哺乳的。

任何类型的乳房手术都会增加乳房泌乳功能受损的风险(Hurst 1996)。因此,对于寻求手术以矫正畸形或重建乳房的女性而言,必须考虑到泌乳能力下降的问题。在产前和哺乳期护理期间,应将乳房手术问题作为常规的询问内容。Huggins(2000)对 34 名乳房外观异常的哺乳期女性进行了前瞻性研究,以探索乳房发育不全和乳汁分泌量下降的相关性。她发现,"大多数有一定程度乳房发育不全并且乳房内径为 4 厘米的女性,产后第 1 周的产奶量仅供维持婴儿正常生长所需的50%或更少。"研究中的许多女性反映没有出现与怀孕相关的乳房发育或变化。虽然有些女性通过精心照顾逐渐提升产乳量使乳汁达到最大量,但仍有 61%的女性在产后第 1 个月内无法达到纯母乳喂养。

图 191 展示的是一位年轻女性未发育的乳房(乳腺发育不全或者乳房过小)。她的病史

包括不孕症。由于无法怀孕,她收养了两个孩子,并试图进行诱导哺乳。她从未产生超过几滴的乳汁,但通过使用喂养管装置和乳盾诱导婴儿到她的乳房上使她体验到哺乳的感觉。

Neifert(1985)研究了乳汁分泌不足的问题,并发现乳房"腺体发育不足"是一大原因。Heimburg(1996)提出了一个"结节性乳房畸形"分类系统,包括4种畸形类型:

- Ⅰ型:下内侧象限发育不良
- Ⅱ型:下内侧和外侧象限发育不良
- Ⅲ型:下内侧和外侧象限发育不良,乳晕下区皮肤缺损
- Ⅳ型:严重乳房收缩,乳房基底极小

当发现如乳房发育不良或双侧乳房距离较宽等体征时,做好婴儿生长的监测,并提供额外的援助来鼓励母亲达到最佳的母乳产量。

图192和**图193**展示了乳房不对称和乳腺发育不全的女性。这两位母亲均不能分泌婴儿所需的母乳量,两个婴儿都需要补充配方奶粉。**图192**中的女性,其胸部符合Heimburg分类系统中的Ⅱ型和Ⅳ型的特征。

图193中的女性双侧乳房呈Ⅳ型畸形。她每天能为她的两个孩子各自产生约227克的乳汁。她母乳喂养了第1个女儿,并用奶瓶补给配方奶粉;她给第2个女儿母乳喂养时使用了母乳辅助装置。

图194展示的是不对称、发育不全呈管状的乳房(Ⅰ型和Ⅱ型),对于产后3周的产妇来说这种乳房显得松弛。这位母亲由儿科医生转介给哺乳顾问寻求咨询,因为她的婴儿生长发育不理想。第1次哺乳咨询时,这位女性没有去除哺乳文胸,因此哺乳顾问没有注意到异常的乳房形状。这位母亲遵循标准的建议去改善哺乳姿势、增加喂养频率并按摩乳房。然而,在1周后的随访中发现,婴儿的体重并没有增加。第2次咨询时,接诊的是另一位哺乳顾问,她要求母亲去除她的胸罩后发现了乳腺发育不全。这一案例说明哺乳顾问在咨询时需要仔细并全面地评估乳房。

在此后的1周内,通过精确到2克的电子秤称重和使用喂养辅助装置,可确定母亲大约能够生产婴儿所需母乳量的一半。为方便起见,她决定使用奶瓶补充喂养,并继续部分母乳喂养数月。一旦开始补充喂养,婴儿增重良好。这个案例中的母亲得知自己的母乳喂养问题是因她的身体情况造成的,而不是由于她作为母亲的能力不足,这让她感到宽慰。这也是她一直以来的担忧。

图195展示的是一位乳房形状异常的女性。她的第1个孩子体重增长得不是很好,但是第2个纯母乳喂养的孩子体重增长正常。随着每次怀孕,乳房的腺体数量都会随之增长,并且有证据表明哺乳本身可以使腺体发育更加成熟(Cox 1999)。这也许解释了为什么这位母亲的第2胎哺乳更为成功。这位母亲的情况提醒我们,既往的哺乳经验不一定能准确预测未来的哺乳体验。同时也激励女性尽可能地进行母乳喂养。刺激乳房能会对以后的哺乳产生积极影响。

图196中女性的乳头和乳晕呈一种圆锥状、发育不良的管状乳房。这位母亲在喂养第1个孩子时,遇到了乳汁供应不足的问题。3周后,她儿子体重比出生时低142克。哺乳顾问用精密的电子秤获取婴儿喂养前与喂养后的体重。1小时连续母乳喂养,辅以乳房按摩,仅摄入了53克的乳汁。怀孕期间和产后第1周乳房没有变化,通过称重证实了婴儿摄入量

低,并通过乳房外观来判断,婴儿体重增加不良可能与腺体组织不足有关。基于这些信息,这位母亲开始给孩子添加配方奶,同时继续母乳喂养以让孩子得到安抚。

乳房的变异和哺乳结局

Vazirinejad(2009)研究了扁平或内陷乳头、大乳房、大乳头或其他变异是否是新生儿在生命第 1 周内通过哺乳增重的障碍。一项前瞻性队列研究,在 100 名健康足月新生儿中,50 位产妇有"正常"的乳房,另外 50 名产妇有几种类型的乳房变异。正常乳房组母亲的婴儿较乳房变异组母亲的婴儿在第 7 天体重增加显著。卫生保健专业人员必须提升他们的评估技巧,以便鉴别女性是否有乳房形状变异。适当、及时地干预有助于产妇最大限度地提高产奶量,保持纯母乳或部分母乳喂养。

乳房在发育的过程中往往会出现不对称,如**图 192~图 195**所示。大多数女性一侧乳房比另一侧稍大,有时差异非常明显。经常能够观察到左、右乳房产奶量的差异,尤其是在同时使用吸奶器泵奶时(Engstrom 2007)。事实上,从同一个乳房的不同乳腺管取出乳汁,比较其乳汁中的胰岛素分泌和蛋白质浓度表明,不同的乳腺叶生产的乳汁成分也不同(Murase 2009)。

如**图 194**所示,关注乳房的外形很重要。虽然乳房外形的异常并不总是意味着哺乳困难,但哺乳顾问在咨询时不能回避有关乳房发育的问题。女性乳房或乳头出现异常的征象时,良好的咨询技巧至关重要。他人的评论会使母亲产生焦虑或丧失信心,对这些母亲而言,这本身就会产生与乳腺解剖无关的母乳喂养问题。关于乳房外形的讨论应实事求是,并应清楚解释采集这些信息的必要性。同时,应鼓励那些之前没有成功母乳喂养的母亲,尝试母乳喂养她们之后的孩子。因为后续的哺乳可能由于很多因素而更成功,包括每次怀孕时腺体发育更为成熟,以及母亲信心的增加(Ingram 2001)。

多囊卵巢综合征

多囊卵巢综合征(polycystic ovary syndrome, PCOS)是女性常见的内分泌疾病,估计全球有 1.16 亿女性受到影响(Mobeen 2016)。PCOS 的症状有很多种,可能包括闭经、不孕症、多毛症、高胰岛素血症、卵巢囊肿、持久性痤疮、肥胖、三酰甘油升高和成人型糖尿病。PCOS 女性妊娠期患高血压、子痫前期、妊娠糖尿病,以及焦虑和抑郁症等情绪障碍的风险增高(Hollinrake 2007, Palomba 2015)。Vanky(2008)发现 PCOS 女性在产后早期的母乳喂养率较低。

Balcar(1972)使用乳房软组织的 X 线摄影诊断 PCOS,当时被称为 Stein-Leventhal 综合征。作者发现,异常卵巢与异常乳房发育之间有 80% 的一致性。这项研究得出结论:"乳腺实质减少(甚至在大乳房的情况下)可能提示激素紊乱……在这种情况下,可以作为一种简单易行的筛查方式。"目前使用激素测试和卵巢超声来诊断 PCOS。

询问女性在怀孕期间乳房是否发育至关重要（Nommsen-Rivers 2012）。在一项 PCOS 妇女的研究中，Vanky（2012）也报道了 PCOS 女性若怀孕期间乳房大小没有变化，则更容易发生代谢紊乱而不那么容易进行母乳喂养。Marasco（2000）提出了母乳供应不足和 PCOS 之间的关系。一些 PCOS 女性在怀孕期间乳房大小没有发生变化，也没有出现产后涨奶。如**图 197** 所示，触诊发现松弛的乳房只有小块的腺体组织（图片由 Lisa Marasco 提供，IBCLC）。

图 198（罗马尼亚助产士、Alaptar 学院创始人 Georgeta Musat 提供）展示了一名 33 岁妊娠 36 周的妇女，其乳房没有发育。尽管对哺乳期进行了仔细的管理，一些妇女仍可能无法产出足够的乳汁。

其他影响乳房发育的因素

Sharma（2006）报道，长期存在原发性甲状腺功能减退的女孩可发生卵巢囊肿。甲状腺功能恢复正常状态（与甲状腺水平相关的平衡状态）与卵巢囊肿消退相关。这些研究表明合并卵巢囊肿的年轻女孩需要排除甲状腺功能减退症。考虑到卵巢囊肿和乳房发育异常之间的关联，早期治疗甲状腺功能减退症也许可以保护乳房的正常发育，并防止潜在的泌乳不足。

暴露于环境毒素和干扰内分泌的化学物质会影响女性乳房发育（Diamanti-Kandarakist 2009）。食物和水中的农药、塑料释放的化学物质及动物饲料添加剂，被证明影响农村和城市女孩的体型和乳房发育（Bandera 2011）。一些暴露于化学物质中的女孩，其乳房似乎含有更多的脂肪组织，而她们的腺体组织往往发育不良或在某些情况下缺失（Guillette，2006）。全球许多地区发现女孩出现了性早熟合并早期乳房发育的情况。据推测，这是持续暴露于环境化学物质导致的结果，特别是雌激素（Asci 2014）。

青春期男性乳房发育症（乳房增大）与天然存在的内分泌干扰物有关，包括薰衣草油、茶树油和茴香，可能由于其雌激素效应（Henley 2007，Fisher 2014）。

需要进一步研究以确定接触化学品是否会对人类乳房发育产生广泛影响，以及这些改变是否干扰女性泌乳。

乳房整形术：隆胸

在许多国家，数以百万计的女性经历了隆胸。在美国，这是最受年轻女性欢迎的整形手术之一。美国食品和药品监督管理局（Food and Drug Administration，FDA）发布在线信息，旨在帮助女性对隆胸作出明智的选择。信息定期更新研究成果。FDA 网站为哺乳顾问及消费者提供了实用的概述。主题涵盖了不同类型的植入物及其并发症，列出各品牌的价格和制造商。并且不同植入点的风险和优势都在网站上有具体的讨论内容。想要具体信息，可访问 www.fda.gov，使用搜索词"breast implants"。

美国 FDA(2019)建议已经接受或正在考虑隆胸的人群,应意识到隆胸带来的一些严重局部并发症,包括乳房/乳头感觉改变、皮疹、肿胀、乳房疼痛、硬化、起皱、不对称、瘢痕、囊膜破裂(Brown 2001)和感染。乳房植入物并非永久性材料。据 FDA 称,它们保留在体内的时间越长,发生并发症的可能性越大,去除植入物就越有必要。在美国,即使最初的手术费用由保险覆盖,手术去除植入物的费用也可能不被纳入保险。

FDA 认为隆胸具有"一定的安全保证",尽管植入物可能会使乳房 X 线检查变得复杂,并可能干扰乳腺癌的检测(FDA 2019)。建议女性随时向医护人员报告新出现的相关问题。磁共振成像(magnetic resonance imaging, MRI)检查可以用于识别植入物破裂。

一种非霍奇金淋巴瘤(不是乳腺癌,而是免疫系统癌症)与 Allergan* 生产的纹理乳房植入物有关联。由于"乳房植入物相关的间变性大细胞淋巴瘤"的众多病例报告,FDA 要求 Allergan 自愿召回这些植入物。目前尚不清楚由其他公司生产的纹理乳房植入物是否也会增加这种癌症的风险。FDA 建议女性应对就这一风险进行咨询。

女性寻求隆胸的原因各不相同。询问她们的原因,了解她们对术后结果的体验以及是否出现并发症至关重要。一些女性寻求隆胸是经历了因意外或烧伤导致的胸壁的重大伤害(Davis,1996)。这种创伤可能会影响哺乳。

虽然隆胸是全球最常见的整形外科手术之一,但并没有广泛研究其对母乳喂养结局的影响。澳大利亚一项大型的人口学研究(Roberts 2015)发现,隆胸母亲在出院时不太愿意给婴儿哺乳。

Roberts(2015)指出,从未接受过隆胸手术的女性或在妊娠前已植入乳房假体的女性,比在怀孕间期接受隆胸手术的女性更有可能进行母乳喂养。也许隆胸手术的不良反应影响了泌乳功能。一些产妇也可能更容易受到社会压力和态度的影响,包括担心母乳喂养可能影响令人满意的隆胸效果。Roberts 的结论是:"……1/5 隆胸女性在之后的生产中可能无法或不愿母乳喂养。"这项信息应纳入考虑整形隆胸女性知情选择的一部分。

了解隆胸手术对母乳喂养影响的数据是有益的。然而,在临床实践中,哺乳顾问发现,一些做过隆胸手术的女性能纯母乳喂养,一些女性能部分母乳喂养。卫生保健工作人员应该鼓励该类女性进行母乳喂养,并提供指导和监测,以确保良好的母婴结局。

隆胸切口位置

隆胸通常通过以下 3 个位置的切口将乳房植入物放入体内:

- 手臂下(腋下)
- 在乳房的乳腺褶下(乳房下)
- 沿着乳晕边缘(乳晕)

为了达到美容效果,外科医生通常会尽量缩小切口尺寸。有些外科医生更喜欢把切口

---

* 译者注:一家全球性制药公司。

"隐藏"在乳晕边缘。然而,此类切口位置可能会影响将来的哺乳。

女性的乳头神经分布复杂多变,这使得在手术中避免神经的切断并且不影响乳头感觉具有挑战性(Schlenz 2000,Geddes 2007)。将乳房视为时钟的面板,从第4肋间神经的外侧分支4点处进入左乳房,在8点位置进入右乳房。如果乳晕周围有瘢痕,哺乳顾问应该询问手术后乳头敏感性的变化。

既往乳房手术史使泌乳不足风险增加3倍,而乳晕周围切口导致的风险增加几乎是5倍(Neifert 1990)。Hurst(1996)也发现,隆胸妇女泌乳不足的发生率远高于无隆胸史妇女,且乳晕切口可能是最主要的原因。

从乳晕切口放入植入物更容易切断乳腺管,从而影响乳头的感觉神经。乳房解剖学的超声研究描述乳头上平均有9个乳腺管开口(Ramsay 2005)。由于通畅的乳腺管数量比之前所认为的少,因此少量的乳腺管中断就可能影响产乳量。

将切口定位在乳晕边缘产生的影响可能没有跟育龄期妇女进行充分的商量和讨论。即使女性对哺乳不感兴趣,也应该在乳房手术前与她们讨论选择乳晕切口的后果。

图 199 展示了一位接受以乳晕为切口进行隆胸的女性。她在第1和第2胎之间做了隆胸手术。做这个手术的外科医生认为,该女性的乳头因哺乳期被拉伸而影响了美观,所以他为了美容效果便"修剪"了她的乳头。后来,该女性的乳头感觉很差。她右侧乳头感觉缺乏,且乳头表面出现了一个大裂口。哺乳顾问推测,这位母亲可能无法感觉到婴儿是否吸吮不良。

虽然**图 199** 中女性有正常母乳喂养第1孩子的经验,但她的第2个孩子却发育不良。她坚定地想要母乳喂养,并使用喂养管辅助装置给婴儿喂配方奶。她用左侧乳房进行母乳喂养,右侧乳房用医院级电动吸奶器泵奶,使皲裂的乳头可以尽快愈合。她的努力并未使她产生足够的母乳量,这提示乳房外科手术对乳房的泌乳功能有着完全的负面影响。

图 200 中的母亲也通过乳晕切口植入硅胶。然而,为了保护乳房功能,她的医生避免切断乳头上的主要神经。这位母亲反馈术后的乳头感觉良好。注意观察,图中有自发的乳汁喷射(乳头上有乳汁滴下),提示乳头与大脑间的神经通路完好。这个案例中的母亲进行了纯母乳喂养,并向当地的母乳库捐献了5914毫升母乳。

乳房植入物破裂

图 201 中是一位产后8个月并一直顺利母乳喂养的母亲。她有过硅胶假体破裂、患处脓肿渗漏的经历。乳腺褶皱中瘢痕组织已变得脆弱、红肿。产科医生劝她立即断奶。哺乳顾问建议单侧断奶,这样她可以继续用另一侧未受影响的乳房进行哺乳。

与其他专家协商后,这位母亲被指导用吸奶器将脓肿一侧的乳汁弃去。她接受了抗生素治疗以控制感染。她开始慢慢减少受感染乳房的产奶量,以减轻肿胀、脆弱的瘢痕组织的张力。危机解决了,母亲继续用未受感染的一侧乳房母乳喂养,同时缓慢地将受感染的一侧乳房断奶。断奶后,她决定摘除两个乳房中的植入物。

乳房植入物的风险

怀孕后双侧乳房的大量充血是隆胸后罕见的并发症。主要危险因素表现为术后(紧随着植入物的放入)感染的发生。由此形成的瘢痕组织会阻塞乳腺导管,阻碍乳汁流出(Acarturk 2005)。

Hurst(1996)推测植入物本身对乳房的压力可能偶尔会影响母乳产量。长时间增加乳房内压可能导致乳腺腺泡细胞壁萎缩,从而减少乳汁分泌。在一些女性中,植入物可能造成与不能缓解的乳房肿胀相似的情况。如果植入物产生的压力影响乳汁的排出,植入物还可能增加乳腺管堵塞的风险。

从理论上来说,乳汁排出不畅也可能造成植入物的渗漏,导致母乳和植入物的内容物同时渗漏到组织间隙,引发强烈的免疫反应。母乳中的促炎症细胞因子能够引发严重的炎症反应(乳腺炎)。相比生理盐水渗漏,有机硅泄漏可能更会加剧炎症反应(Fetherston 2001)。

乳房缩小手术

乳房过大、过重(巨乳)可能会引起肩部和脊柱问题,导致不良的姿势、颈部和背部疼痛、头痛、形体不佳。通过乳房缩小术来缓解以上症状的女性,可能事先并没有专门与她们的外科医生讨论过哺乳的问题。

现代乳房缩小技术理论上不影响哺乳(Marshall 1994)。虽然技术不同,但都是将皮肤和皮下组织从乳房上剥离,但保证了乳头-乳晕复合体的锥形基底的完整性(Hagerty 1989)。由于脂肪和腺体组织混合在一起(Geddes 2007),手术不可避免地会对乳腺组织造成一定程度的损伤(Nickell 2005)。

多项研究报道,采用垂直或水平双蒂法缩乳的女性,术后均有积极的哺乳结局(Brzozowski 2000, Kakagia 2005, Cherchel 2007, Cruz 2007)。需要指出的是,积极的哺乳结局是指母乳喂养 2 周。为了完整地描述喂养结局,需要更长的时间进行随访,尤其是婴儿的生长情况。

有报道描述乳房缩小手术后哺乳期泌乳功能存在很大差异,从完全不能哺乳到完全哺乳不等(West 2001)。Cruz(2007)观察到曾运用不同蒂型技术进行过乳房缩小手术的女性,和那些有巨乳但并未手术的女性相比,两者哺乳期的表现并没有显著差异。这说明没有乳房手术史的巨大乳房女性在母乳喂养方面也存在挑战。人体是有可塑性的,但我们很难仅凭肉眼预测乳腺的功能。我们可以鼓励缩胸术后的母亲进行母乳喂养,但哺乳顾问应当提供进一步的支持,监测婴儿的生长发育。

图 202 中的女性乳房非常大。她正常哺乳了前两个孩子。**图 203** 展示了这名女性接受缩乳手术后的情况。从一个乳房中切除了 455 克组织,从另一个乳房切除了 682 克组织。

几年后她意外怀孕,她刚出生 5 天的女儿因脱水和严重黄疸再次入院。与此同时她下奶了,但乳汁无法流向乳头。在经历了几天痛苦的涨奶后,她最终泌乳减少并断奶。

其他类型的乳房手术

图 204 中的女性因罹患乳腺癌行了乳房肿瘤切除术。在乳晕边缘可见一条因之前的活检留下的细微瘢痕,与乳房肿瘤切除术瘢痕平行。乳房皮肤的青铜色由放射治疗引起。放射治疗一般会导致泌乳功能减退,但是一些案例也显示即使接受治疗依然可以保留部分泌乳功能(Higgins 1994)。

关于乳房手术方面的指导

哺乳顾问应在常规接诊过程中询问女性是否有胸部外伤或手术史,如车祸,并且追溯进行手术的原因(即手术是否通过美容来矫正发育不良的乳房或者创伤的乳房)。

- 观察瘢痕的位置。需特别注意乳晕周围的瘢痕,如女性左侧乳房 4 点钟方向、右侧乳房 8 点钟方向的瘢痕会增加泌乳不足的风险。
- 询问手术后乳头敏感性是否发生变化。注意观察乳房/乳头手术后敏感性增加或降低情况。
- 告知母亲如何评估正常喂养(哺乳后乳房变软,听吞咽声音,婴儿频繁排便以及正常的婴儿体重增加)。
- 通过一台精确的秤测量体重来确认婴儿喂养的情况,或每周 2 次监测体重,直到泌乳功能建立完好。
- 通过手挤奶和观察泵奶来评估泌乳溢出的情况,并与自然滴奶的情况相比较,以证明喷乳反射的存在。泵奶时,观察到的是乳汁喷射而不是滴乳。
- 告知混合喂养、人工喂养的信息,以及部分母乳喂养的好处。
- 鼓励母亲倾诉哺乳的感受,尤其是负面感受。感知她的失落感。
- 支持母亲寻求其他方式加强与婴儿的亲密关系,如使用背带,和孩子一起睡觉、一起洗澡等。

乳晕处的毛发

图 205 中的母亲乳晕的边缘有毛发生长。她很担心毛发是否会影响给婴儿母乳喂养,并考虑是否应该拔掉或刮掉。哺乳顾问告诉母亲乳晕处有毛发是常见的,不必担心。剃刮毛发可能会长出更硬的毛发或导致皮肤破损,从而增加感染的风险。

特殊形态的乳头

乳头的大小和形态因人而异。有时,如**图 206** 中展示异常的乳头形态,可能会引起对潜在母乳喂养问题的担忧。哺乳顾问与母亲的助产士进行交谈,并共同确认,尽管婴儿无法像**图 95** 所示那样以橄榄球式的喂养姿势进行含接,但尝试摇篮式喂养可能会喂得很好。这个姿势可以使乳头最宽的部分正好位于婴儿的嘴角之间,留有足够的空隙。即使婴儿出生时体型较小,只要仔细调整到合适的位置,婴儿也能毫无困难地适应母亲的乳头。

类似的哺乳姿势方法也可以用于双乳头的女性(**图 207**),使其双乳头舒适地放入婴儿的口中。注意双乳头都有乳汁流出的情况。

穿孔的乳头

图 208 中展示了一名非哺乳期的女性的穿孔乳头。虽然目前尚无对照研究评价乳头穿孔对母乳喂养的影响,但似乎大多数穿孔妇女都能顺利进行母乳喂养(Lactmed 2018)。穿孔乳头的愈合时间通常需要 6～12 个月,如果发生感染,则可能需要更长时间。乳头穿孔对哺乳的影响可能受到穿孔操作师技术水平的影响。乳环或乳钉的大小也可能是决定因素。由于乳环或乳钉有造成婴儿窒息的危险,因此应在哺乳期摘除。

Garbin(2009)报道,3 名哺乳期女性寻求西澳大利亚大学哺乳诊所的帮助,她们的婴儿在接受穿孔乳头喂养后变得不安。超声检查提示输乳管阻塞。无论是婴儿还是吸奶器都不能从患侧乳房中吸出大量的乳汁。同时还观察到患侧乳房的血流量减少。作者推断乳头穿孔可出现哺乳期并发症。如果出现并发症,可建议单侧乳房母乳喂养。

BWC 曾对 2 名乳头穿环且正在哺喂婴儿的女性进行追踪。对这位女性随访了 3 个月,在此期间,她的婴儿纯母乳喂养生长良好。她没有乳头疼痛或乳腺炎。第 2 位女性被穿孔 2 次的右乳头出现轻微的问题。第 1 次穿孔后发生感染,痊愈后乳头环被摘除。那个乳头似乎有更多的瘢痕组织,婴儿更喜欢另一侧的乳房。

图 209 展示了一个摘除乳环后尚未完全愈合(肉芽组织形成)的穿孔乳头。乳汁从乳头穿孔处漏出。这张照片拍摄于婴儿 9 月龄时。穿孔处漏奶并没有对母亲或婴儿造成任何影响。

KH 分享了一个母乳喂养 2 年的女性的故事,这位女性报告乳头穿孔部位疼痛。她认为疼痛是由神经损伤引起的。

乳 头 内 陷

图 210 展示的是静息状态的乳头。**图 211** 呈现了**图 210** 中的乳头被人为挤压时的状

态。观察乳头如何发生塌陷和内陷。母亲将婴儿放置在乳房上时,婴儿开始哭泣。确认双侧乳头内陷有助于解释为什么婴儿出现含乳困难。为鼓励母亲母乳喂养婴儿到乳头突出更明显(参见第七章),临时采用了乳盾作为干预措施。

识别其他异常情况

图 212 中的母亲两侧乳房中间有一道很长的瘢痕,因为她在青少年时期行了开胸心脏手术。第 1 个孩子出生后,她经历了乳汁分泌不足的情况。在没有其他因素可以解释的情况下,哺乳顾问推测,侵入性手术累及胸壁影响了她的泌乳功能。

研究报道,一些女性在早产儿时期因气胸曾在重症监护室接受治疗,从而导致乳房发育异常(Rainer 2003)。为了防止将来女孩因乳房发育异常造成心理痛苦,并保护她的母乳喂养权,建议新生儿科医生给女婴放置胸腔引流管时,远离乳腺组织。

图 213 中年轻的母亲刚刚生下她的第 1 个孩子。9 年前,她曾接受了一种所谓汗腺炎疾病的治疗。她腋窝处的一些淋巴结被手术切除。BWC 担心母亲可能因 Spence 腋尾部的瘢痕组织造成乳汁排出困难。产后不久,母亲抱怨乳房下方略低于手术瘢痕的位置出现了乳腺导管堵塞。BWC 建议她调整喂养姿势、频繁哺乳以保持乳房柔软,并使用冷敷以减轻肿胀。乳腺管堵塞问题得到解决后,母亲继续母乳喂养。有一例产后腋窝乳房肿胀的病例报告,该母亲被误诊为汗腺炎(Silverberg 2003)。

图 214 展示了甲状腺手术的瘢痕。有报道称,甲状腺疾病的既往史与青春期乳房发育异常相关。并且动物研究也提示,甲状腺疾病与泌乳功能减退相关。通常情况下,患有甲状腺疾病的女性会接受医疗随访,并使用甲状腺激素补充剂。如果她们甲状腺功能正常,哺乳期应该不会受到影响,除非甲状腺疾病影响青春期乳房发育。哺乳顾问始终应该仔细询问瘢痕情况,探讨母亲的健康史可能对母乳喂养造成影响。转诊到初级保健提供者时应做进一步的筛查。

图 215 展示的是乳房纹身。纹身不影响母乳喂养,因为它们仅在乳房表面做标记。然而,纹身和穿刺机构可能不受监管。除非这些机构使用一次性的仪器、设备、染料,否则会增加感染各种血源性疾病的风险。一般不建议妇女在母乳喂养期间纹身。

图 216 和 **图 217** 展示了两位双下肢水肿的女性。这两位女性都因为在分娩后没有经历乳房肿胀阶段而寻求哺乳顾问的帮助,并且在产后 7 天她们仍然面临乳汁供应不足的问题。

Hall(2002)认为,孕产妇高血压是产后 1 周断奶的风险因素。众所周知,高血压孕妇很容易出现四肢水肿(外周水肿)。

Nommsen-Rivers(2010)报告称,产后水肿是排除了肥胖(BMI≥24)后导致泌乳延迟的一个显著因素。临床医生应密切跟踪产妇的四肢水肿问题,因为这是增加延迟泌乳的重要风险因素。

BWC 指出,四肢肿胀严重的母亲(无论是否伴有血压升高)在水肿消退时,乳汁产量会出现反比增加。指导母亲不断地刺激乳房,当她们的脚和脚踝恢复到正常大小时,乳汁也会随之增多。

图 216 中是一位产后 7 天的母亲。她的乳房是松软的,而婴儿体重仍然减轻。产前她被确诊为妊娠高血压综合征(pregnancy induced hypertension, PIH)。她经历了四肢水肿,并向哺乳顾问主诉头痛。哺乳顾问建议她立即将所有症状告知她的产科医生,并与儿科医生取得联系,开始启用配方奶补给以保证婴儿的生长。

图 217 中的女性也经历了严重水肿,尽管她没有高血压病病史。保持下肢抬高,并每次冷敷 10 分钟,有助于减轻水肿。

异常乳房或乳头母亲的咨询

在卫生保健中的一些常用术语可能歧视女性,使她们处于易受攻击的状态。例如,超过 35 岁以上女性被称为"高龄"初产妇,使用"功能不全"来描述子宫颈,并在分娩过程中提及"产程停滞。"哺乳顾问在临床实践中会接触到的各种各样的身体情况,因此需学会使用尊重且准确的术语来描述乳房和乳头变化对哺乳的影响的信息。在与母亲交流时,保持同理心也很重要。

小　结

乳房出现各种正常或异常情况会影响女性的哺乳能力,并影响女性的自我形象和自信心。哺乳顾问可通过良好的沟通和细致的观察,来准确发现现存的或潜在的问题,并提出可能的解决方案。导致泌乳困难的因素包括激素失调、乳房发育异常、环境相关干扰、隆胸和缩胸手术、既往乳腺或胸腔手术、乳头内陷和乳头穿孔等。

第十章

解剖差异是母乳喂养挑战中的一个问题

评估一项涉及两个个体（一对二分体）的活动，需要仔细观察这一对个体并且了解他们之间的关系。乳房、乳头以及婴儿在大小和形态上都存在差异。大多数情况下，母乳喂养能够适应正常的解剖差异。但是，在母乳喂养评估与管理中，一些乳房及乳头大小的显著变化还未引起足够的重视，实际上这样显著的解剖差异可能会带来乳头疼痛、乳汁贮存、乳汁分泌刺激以及泵奶等相关问题（Vazirineiad 2009，Ventura 2021）。在产后早期的母乳喂养中，由于母婴间乳房的"契合度"不佳或者乳头与吸奶器、吸乳护罩或乳头保护罩之间的不匹配，都可能会给哺乳带来很多的阻碍。

婴儿体重大小、肌张力、成熟度情况、口腔解剖以及生理指标都会影响母乳喂养的结局。当母亲乳房解剖异常时，这些指标就显得更加重要。例如，一个健康强壮的足月儿可以含接肿胀、无弹性、大尺寸的乳头，而一个 37 周出生的舌系带短缩且刚从产伤中恢复的婴儿，则无法做到。

一位有经验的哺乳顾问在制订合适的喂养干预计划时，会评估母亲、婴儿情况以及母乳喂养配合的问题，包括辅助设备的选择，补充喂养的建议以及持续的随访计划。

大 乳 房

巨乳症（大乳房）的母亲可能会面临身体形象的困扰。与小乳房母亲相比，她们的乳头和乳晕对皮肤接触的敏感性较低（Longo 2014）。她们可能经历由于乳房尺寸问题造成的身体不适，如背痛，这不仅影响生活质量（Kerrigan 2001），也可能影响哺乳（Cruz 2007）。妊娠和哺乳会引起乳房和乳头的改变（Park 2014）。乳腺组织在产后受到吸吮的刺激而生长（Cox 1999）。这些由妊娠和哺乳引起的乳房改变会增加有意愿母乳喂养的大乳房母亲的担忧（Hoover 2008）。

Mangel（2019）研究了产妇体重指数（body mass index, BMI）以及乳房和乳头解剖结构变化对母乳喂养的影响。在一项包含 109 位新生儿母亲的研究中，BMI 越高，乳房越大，BMI 指数较高的妇女在产后 6 个月时母乳喂养的可能性较低。

大乳房母亲的管理建议

图 218 中是一位大乳房的母亲,她在哺乳过程中无法看到婴儿的脸。对于新手妈妈来说,在没有良好视野的情况下让宝宝采用舒适姿势哺乳是很困难的。有些母亲甚至不容易看到或感觉到乳头,从而增加了哺乳难度。通过对着镜子哺乳的方式可以帮助母亲在哺乳时定位乳头,放置婴儿。新手母亲可以放心,即使是在黑暗的环境中,婴儿也会很快能够适应含接乳房。

大乳房的女性一开始哺乳时可能很难找到一个舒适的体位,特别是如果这位妈妈手臂较短而且打算坐着哺乳,这个问题会更加明显。母亲也可使用任何表面坚硬的物体来支撑乳房和婴儿的重量(**图 105**)。住院期间,母亲可以将婴儿放在小餐桌上;在家里时,可以尝试使用厨房或餐厅的桌子辅助哺乳。对于很小或患有呼吸系统疾病的婴儿,应该重视的是哺乳时让乳房远离婴儿胸部,避免婴儿受压。

在婴儿很容易接触到乳头的情况下,采用仰卧姿势可以避免对乳房的支撑。如果乳房遮盖住了婴儿的鼻子,可以让母亲协助保持气道通畅(参见第六章)。乳房较大的母亲可以用手"C"字形托举乳房(**图 114**),也可以在乳房下放一个小枕头或卷起的毛巾支持以提供支撑或调整乳头以便婴儿更方便地含接。如果她们确实需要外力帮助,可以穿戴哺乳文胸,也有母亲在旧胸罩上剪一个直径约 7.5 厘米的小洞充分暴露乳头和乳晕的圆圈(这个圆圈必须足够大,保证婴儿能够用脸感受母亲的皮肤而不是衣物)。还有些母亲将一块布料系在脖子上做一个吊带来支撑她们的乳房。随着婴儿长大,母亲逐渐不再需要托住乳房。侧卧姿势喂养可以帮助母亲解放双手,母亲可以一只手调整乳房形状,另一只手在乳房堵住婴儿鼻子时开放气道。Claesson(2018)发现许多肥胖女性更喜欢侧卧姿势。

在公共场所哺乳时,对于大乳房的母亲来说,想要减少身体暴露非常具有挑战性。有的母亲会穿着剪了一个洞的内衣背心,这样婴儿既可以接受哺乳,内衣背心又可以进行一定的遮挡,这种内衣背心长度约至母亲腹部。

由哺乳教育资源提供的名为《大乳房母乳喂养》的家长手册可以在网上免费获得,上面有描述上述建议的照片(Hoover 2017)。

乳晕的质地和大小

乳晕组织通常是具有弹性的,但有些女性的乳晕组织是缺乏弹性、比较致密的,可能会导致婴儿的含接困难(Venture 2021)(**图 148**)。乳头颜色较周围皮肤深,这种色素沉着作为一个视觉目标,有助于婴儿定位到乳头。小的乳晕皮肤腺体——蒙哥马利腺,通过散发气味吸引婴儿。大约 33％ 的母亲乳晕处的蒙哥马利腺会分泌少量乳汁(Doucet 2012),母亲们可以放心,这是正常的现象。

乳晕尺寸也有不同,正常情况下比较宽,与种族、母乳喂养史和体重等因素有关。Park

(2014)使用圆规观察了 234 名韩国女性(468 只乳房)的乳头乳晕复合体的大小与其年龄、生育史、种族和母乳喂养史之间的关联性。Park 观察到亚洲女性的乳晕直径小于白人女性,并且研究中观察到韩国女性的乳晕会在妊娠及哺乳期增大。

　　Park 发现年纪大的女性乳头乳晕复合体较大,Brown(1999)的研究也发现乳晕大小随体重增加而增加,乳晕的大小并不会影响母乳喂养。

　　大乳晕:**图 219** 中是一位大乳晕的母亲。如果发生锥形乳晕的形态,则标志着乳房发育异常(图 237)。然而,乳房图片展示的 4 个象限均饱满而圆润。外观没有发现乳房发育不全或管状乳房的迹象。关于乳晕大小,她所要面对的唯一挑战是,如何解读"婴儿含入所有乳晕"的建议。显然,这是不可能的。

　　小乳晕:**图 220** 中的母亲的乳头直径较小,乳晕直径也较小。她的乳晕直径约为 23 毫米,为了使乳晕的大小形象化,我们使用硬币作为对比,这个乳晕约是 1 枚 25 美分或加币的大小,也相当于 1 澳元硬币或 1 欧元硬币的大小。图中这位母亲在母乳喂养第 3 个孩子 5 年后,她决定离乳,她的两侧乳房上限都不够饱满。考虑到她成功的母乳喂养史,这个现象可能因为她目前正在断奶,并不是乳房发育不良。乳房看起来"瘪"可能是由于断奶引起乳腺腺体组织萎缩,这是离乳后常见的现象。随着乳房的脂肪组织再生,乳房的形状会更圆润饱满,这在年轻女性中尤为常见。

　　图 221 的母亲目前也有一个较小的乳晕,并且在乳晕的边缘有较深的色素沉着,这对于母乳喂养来说并没有什么临床意义。

乳头直径的大小差异

　　Kelly(2018)发现,即使在控制体重和胸围或胸廓大小后,女性乳头大小的变异也明显大于男性。这主要与母乳喂养有关,"为了便于含接,乳头一定不能太大以至于婴儿无法含接,并且向前拉伸时必须能够超过牙龈(Gunther 1955)"。如果乳头直径太大,小个头的婴儿在含接过程中会有困难。

　　除了乳房和乳晕的大小,从妊娠早期到妊娠中期,乳头也会逐渐增大(Rohn 1989,Cox 1999)。Park(2014)的研究观察到从妊娠早期到妊娠晚期乳头的长度和宽度都会增加,并且与前人研究一致,右侧乳头直径通常大于左侧(Thanaboonyawat 2013)。

　　BWC 和 KH 也观察到女性在产后 1 周乳头直径较大,数周后乳头变为正常大小。乳头充血可能与乳房充血同时发生,产后早期组织水肿或高激素水平会影响乳头大小。

　　Ziemer(1993)对 20 名产后 2 周的产妇进行研究发现,乳头直径大小存在较大的差异。研究显示,乳头平均直径为 16 毫米,略小于 10 美分硬币或 1 欧元硬币。1995 年,该学者研究了 50 名美国女性,发现乳头的平均直径为 15 毫米。

　　Stark(1994)用卡尺测量了 59 名正处于哺乳期(产后 1~36 周)且无并发症产妇的乳头直径。她将乳头大小进行了如下分组:

- 小:基底部<12 毫米(占 14%)
- 平均:基底部为 12~15 毫米(占 62%)

- 大:基底部为 16～23 毫米(占 24%)
- 特大:基底部＞23 毫米(占 0%)

乳头的平均直径约为 15 毫米。Stark 将这些数据与 86 名来自加州恩西诺哺乳研究所的存在母乳喂养问题的女性进行比较。第 2 组数据分组和百分比如下:

- 小:基底部＜12 毫米(占 8%)
- 平均:基底部为 12～15 毫米(占 47%)
- 大:基底部为 16～23 毫米(占 38%)
- 特大:基底部＞23 毫米(占 7%)

Stark 的结论是:"乳头直径更大的女性似乎存在更多乳房含接问题。"

BWC 使用工程师专用的测量圆尺,测量了 34 名母乳喂养女性的乳头基底部直径。由于许多母亲的左、右乳头的直径存在差异,将 68 个乳头测量数据作为独立数据。以下是分组及百分比情况:

- 小:基底部＜12 毫米(占 3%)
- 平均:基底部为 12～15 毫米(占 15%)
- 大:基底部为 16～23 毫米(占 70%)
- 特大:基底部＞23 毫米(占 12%)

KH 使用上述测量工具测量了 100 名女性的乳头直径,仅报告较大乳头的尺寸,乳头的平均直径为 17.5 毫米。以下是分组及百分比情况:

- 小:基底部＜12 毫米(占 14%)
- 平均:基底部为 12～15 毫米(占 17%)
- 大:基底部为 16～23 毫米(占 58%)
- 特大:基底部＞23 毫米(占 11%)

Ventura(2020)测量了 119 名女性的乳头直径和长度,并评估了乳晕组织的柔韧性。平均乳头直径 23.4 毫米。左乳乳头的平均长度为 8.5 毫米,右乳乳头的平均长度为 9.1 毫米。通过按压乳房的根部来评估乳晕的密度,并按照 1 分(柔韧度最低)到 3 分(柔韧度最高)的等级进行评分。重要的是,该研究记录了母乳喂养的结果,某些解剖特征的组合与早期母乳喂养是否顺畅有显著的相关性。

- 更宽的乳晕直径和更长的乳头与婴儿含接困难有关
- 较宽的乳头和致密(不柔韧)的乳晕组织与发生乳头疼痛有关
- 较短、较宽的乳头和致密的乳晕组织与母乳供应不足/婴儿体重增长缓慢有关
- 宽而长的乳头和密度较低的乳晕组织与母乳供应不足/婴儿体重增长缓慢有关

认识到母乳喂养与乳房解剖结构的相关性,有助于哺乳顾问提供预见性指导和针对性干预。

尽管目前乳头测量的研究样本量小且研究工具不一致,但这属于合理的偏差范围。必须提出的是,这些测量可能没有考虑到种族差异,正如 Park(2014)所提到的,他们也未关注随着时间变化乳头尺寸发生的改变,这可能是由于年龄、生育史或哺乳史(包括乳房肿胀期)的增加所致。未来的研究应包括更多不同种族背景的女性,并关注随着时间推移发生的乳头乳晕的变化。

在临床实践中,哺乳顾问可能无法得到精密的测量工具,因此讨论乳头的相对大小可能有些难。与常见物品的比较在进行教学和做哺乳咨询时更有用。**图 222** 展示了工程师专用的圆尺和带橡皮的铅笔,最上面一行是 1 个直径 7.5 毫米的铅笔橡皮擦。第 2 排展示的是 1 个直径 10 毫米的小乳头,第 3 排是 2 个美元硬币,分别是 24 毫米和 21 毫米。

乳头大小：问题管理和建议

乳头大小(包括直径、长度及凹陷程度)是一个与临床密切相关的问题,因为它影响着婴儿含接,以及喂养过程中婴儿是否容易吸吮。不同的乳头直径及舌头与上颚的异常可能解释新生儿母乳喂养不足的原因。以下案例会描述大或长乳头如何影响早期母乳喂养。最关键的管理问题是围绕母亲进行宣教,内容包括暂时性的自然问题以及通过早期有效的母乳喂养产量支持并保护母亲继续母乳喂养的选择。

大尺寸乳头

现有研究中最普通的观察性研究结论是大乳头的母亲面临更多的母乳喂养问题。一篇对 18 名婴儿再入院诊断为脱水的研究发现其中一位母亲是大乳头(Caglar 2006)。

图 223 展示了大乳头母亲的乳头情况。**图 223** 展示这位母亲在产后第 2 天就进行正常的母乳喂养。产后第 3 天,她的乳房开始肿胀,婴儿无法进行含接。医院护士告知 KH 母亲的乳头也开始肿胀。照片展示了肿胀乳头的大小,直径约为 25 美分硬币(24 毫米)大小。通过吸奶器泵奶维持乳汁分泌。产后第 4 天,肿胀情况缓解,乳头和乳房恢复到正常大小,婴儿能够进行母乳喂养。这个案例的经验表明乳头会肿胀,演示了增大的乳头可能会使母乳喂养的婴儿含接受挫。需要更多的研究观察产后早期乳头变大的情况以及记录发生的频率,并记录需要多长时间才能解决这个问题。

图 224 中的母亲正在喂养一对双胞胎,这是她的第 3 和第 4 个孩子。从侧面看,她有长乳头,乳头的直径约为 25 美分硬币大小。又长又大的乳头并没有对孩子造成问题,两个孩子都长得很健康。请注意,即使是在照片中仍能看出乳头组织是多么柔软。Ventura(2020)的研究展示这种乳头、乳晕的特征与乳汁分泌不足和婴儿体重增长缓慢有关。在这个案例中,这对双胞胎与母亲紧贴,母乳喂养很顺利。这也说明了所有的评估都必须个性化,风险因素的存在并不意味着一定会发生问题,但它确实表明需要更加注重母婴之间的关系和配合。

图 225 展示了乳头破损伴乳头乳晕出现红斑(变红)的情况,提示乳腺炎。注意到乳头表面有黄色、结晶状的渗出物,提示为金黄色葡萄球菌感染。BWC 在这位女性的每个儿子出生后都为她提供服务。她在两次分娩后都遇到了相同的乳头情况。两个婴儿在新生儿期都由于母亲乳头疼痛而无法含接。这位母亲的乳头和乳晕组织变得坚硬、结实、难以挤压。尽管两个婴儿的出生体重都达到了 7 磅,但也很难将整个乳头严密地裹在嘴里。

BWC 将**图225**中的母亲转诊给她的医生,医生用抗生素治疗了她的乳腺炎。在治疗感染的同时,维持泌乳也非常重要。辅助的支持性护理措施包括充分地休息、用吸奶器排空乳房以及良好的营养支持。产后 6 周,婴儿都能够含接乳头且不造成疼痛,两个婴儿母乳喂养的时间均超过 2 年。因为亲喂会被延迟,直到婴儿长大到可以含接这样大小的乳头,所以应密切关注吸奶器的泵奶护罩尺寸。如果一个大乳头的母亲使用一个标准尺寸吸乳护罩的吸奶器进行泵奶,她会感到疼痛,并且输乳管会受到挤压,从而抑制乳汁的流出(Geddes 2007)。

长 乳 头

母乳喂养管理中,乳头的长度差异较大,是一个尚未研究的问题。直尺(**图226**)或最好是卡尺可以测量乳头的长度。Park(2014)的一项研究中测量了韩国女性的乳头长度(他称之为"突出度"),发现乳头长度与哺乳持续时间的差异具有显著的统计学意义。哺乳时间少于 12 个月的母亲,一侧乳头平均长度为 4 毫米,而哺乳时间超过了 12 个月的母亲,双侧乳头的平均长度为 6 毫米。可以推测,长时间的吸吮会导致乳头长度的变化,这或许可以解释随着哺乳时间的延长,凹陷的乳头得以改善的原因。

图227 中是一位有长乳头的初产妇(休息时 2 厘米),她刚刚分娩了一对 36 周早产的双胞胎。所示的乳头直径较大,乳头成球状(底部为 20.6 毫米,顶部为 22.3 毫米)。这对早产双胞胎产后第 3 天"纯母乳喂养"后从医院回家,并没有执行早期喂养随访计划。他们计划在出生后 10 天前往儿科医生处进行检查。庆幸的是,婴儿排便减少,父母担心这一情况,促使母亲致电哺乳顾问进行了询问。

图228 中展示了 36 周出生、出生后第 6 天的双胞胎中的一个。该新生儿出生体重为 2 337 克,与出生体重相比,目前体重下降了 9%,并出现胆红素水平升高。拍摄这张照片时,这个婴儿已经 2 天没有排便了。照片展示了婴儿无法将球状的乳头完全含在上、下牙龈之间。

有时婴儿看似在吃奶,实际上却是含着一半的乳头睡着了。喂养后的称重显示婴儿没有摄入任何乳汁。双胞胎中的另外一名婴儿也出现了体重过度下降并且同样不能很好地含接乳头的情况。在这个案例中,母亲乳头偏大、早产儿及婴儿体重较小都应表明出院时需要紧密的随访。值得关注的问题还包括早产儿能否适应这样的长乳头而不呛奶。

在观察了双胞胎无法进行含接后,哺乳顾问评估了母亲的泵奶技术。母亲租赁了一个医用级别的电动吸奶器,但吸奶器的吸乳护罩是标准尺寸 24mm,无法匹配乳头的直径和长度。在这位母亲被拍摄时,还没有更大尺寸的塑料吸乳护罩调整套件用于适应更大的乳头。这个家庭当时买不起用来改造标准吸乳护罩的玻璃套件,这大约需要 50 美元。

图229 中展示了一位正在泵奶的双胞胎母亲,她的乳头完全伸展可以达到 4 厘米。这对双胞胎在含接这么大的乳头时都发生了呕吐。完全伸展的乳头填满了吸奶器的吸乳护罩管腔,并且似乎影响了泵的吸力。因此几乎没有乳汁被吸出。BWC 致电了吸奶器公司的工程师,讨论当乳头充满整个管道时对泵奶效果的影响。工程师解释为了产生吸力,乳头和吸奶器吸乳护罩之间必须有一定的空间。如果没有空气流动的空间,那么对乳头表面施加的

压力就会不足,则无法挤出乳汁。这个案例提示,哺乳顾问应该花费几分钟来观察泵奶过程,以便在开始拉伸乳头时确定乳头是否合适吸奶器的吸乳护罩。当婴儿无法直接母乳喂养时,提供更大吸力的泵至关重要。

在这个案例中,没有大尺寸的吸乳护罩提供给母亲使用,她无法承担更昂贵的费用去购买一个较大尺寸的吸乳护罩,她也不认为自己有时间和精力去手挤母乳保证两个婴儿的喂养,无奈之下她选择了配方奶。

图230中展示了一个底部窄于顶部乳头的母亲。注意观察乳头的倒影,呈"门把手"形。哺乳顾问应使用不同的术语描述乳头,并对其形状的差异进行描述,如圆锥形、圆柱形等。虽然她的乳头在形状和长度上都有些问题,但是她成功喂养了3个孩子,这可能与她的孩子出生体重都超过3630克有一定的关系。照片中的母亲是亚洲人,正如本章前面提及的,为了更好地分析差异,未来的研究中可以对不同种族人群的乳房和乳头进行测量。

注意**图231**中乳头的尺寸,KH测量直径为30毫米。图中展示,将这个尺寸的乳头与出生2.5周、体重为3310克的婴儿相比较。这对双胞胎在体重达4075克之前都无法进行母乳喂养。哺乳顾问必须接受有关母亲乳头尺寸匹配问题的培训。在这些案例中需要保障婴儿的乳汁摄入和母乳产量,直至婴儿长大。

BWC和KH致力于解决许多婴儿喂养过程中婴儿嘴巴大小与乳头尺寸不匹配的问题。大部分婴儿在长大一些后都喂养效果良好。

乳头大小对哺乳装置选择的影响

医用级吸奶器制造商应提供能够适应乳头尺寸变化的设备。哺乳顾问必须确保产妇选择正确尺寸的吸奶器。BWC和KH声明,没有与任何吸奶器公司存在商业合作关系,本文讨论的两家公司的吸奶器只是因为其在国际上被广泛应用,因此被拿来作为参考,目的是探讨如何进行吸乳护罩的选择。

美德乐生产了5种不同尺寸的吸乳护罩,可拆卸的24毫米直径的吸乳护罩及其他套件设备是其标准尺寸,同时还支持个体化定制™,包括21毫米、27毫米、30毫米和36毫米的吸乳护罩来满足不同乳头直径的需求。

在美德乐吸奶器定制部门可以找到25毫米直径的吸乳护罩,其他单独出售的尺寸选择包括28.5毫米、30.5毫米、32.5毫米和36毫米。

我们需要更多的研究来调查泵奶时乳头的不同表现。乳头在泵奶过程中通常会出现肿胀。在泵奶前和泵奶后用圆形模板进行测量,发现乳头直径可以增长3~4毫米。

图232和**图233**展示的是吸乳护罩过小的情况。**图232**中的母亲在医院使用的是标准尺寸的吸乳护罩。可以看到乳头紧密地嵌入吸乳护罩开口,导致乳头压缩,阻止了乳汁的吸出。用电动吸奶器吸奶后这位母亲的乳房仍然充盈且有硬块,且她的产奶量低于其他产后6天的产妇。哺乳顾问家访时,她的乳头已经破溃成疮。**图233**展示了同一位女性的乳头根部裂伤,这是由于吸乳护罩匹配不良造成乳头摩擦受损所致。由于住院的婴儿无法母乳喂养,因此不合适的尺寸吸乳护罩会危及母乳产量供应、婴儿的成长,同时会增加发生乳腺炎

的风险。这些都是评估不足造成的不可预期的结局。

  图 234 展示了使用不合适的吸乳护罩的情景。这位女性的乳头直径为 29 毫米,但却使用了 24 毫米的吸乳护罩,过紧的吸乳护罩造成乳头表面皮肤磨损。同时,注意乳头周围组织瘢痕,这是之前的乳房手术留下的痕迹。母亲应该将产生瘢痕的手术史告知哺乳顾问,并且还要考虑这有可能损害乳汁的分泌和排出。在这种情况下建议哺乳顾问观察一次完整的泵奶过程。

  图 235 和 **图 236** 展示了乳头在泵奶前后的尺寸变化。这位母亲泵奶前的乳头直径 20.64 毫米,泵奶后乳头直径为 23.81 毫米。使用硬币对比时,她的乳头从 1 个 5 美分硬币变为 25 美分硬币。因此,如果一位母亲的乳头直径有 20 毫米或者更大时,泵奶时就应该选择比她原乳头尺寸大一些的吸乳护罩。

  Meier(2004)也研究了采用完全泵奶的早产儿母亲选择吸乳护罩的尺寸,发现大部分的母亲需要一个更大的吸乳护罩。她在文中提到:"参与研究的 35 位母亲中,约有一半的母亲最初需要选择 27 毫米或 30 毫米的吸乳护罩以达到最佳效果,并且在泵奶过程中实现乳头无疼痛和乳晕运动。随着哺乳的进展,77% 或大于 3/4 的母亲最终发现她们需要更大尺寸的吸乳护罩。"

  图 237 展示了一位有多囊卵巢综合征的女性(参见第九章"多囊卵巢综合征")。图中可见她的双乳间距较宽,乳房形状呈锥形且发育不良,乳头直径极大。**图 238** 中,她正在使用直径 30 毫米的塑料吸乳护罩泵奶。即使在较大的吸乳护罩内她的乳头还是紧紧地贴合在管腔内。正确的使用方法应当在乳头根部留有一定的空间。这位女性更适合使用 36 毫米的吸乳护罩。

安抚奶嘴和奶嘴的差异

  安抚奶嘴、乳盾、奶瓶奶嘴都有各种尺寸。某些尺寸和形状或多或少是为了满足一些特殊治疗要求。例如,它们可以为婴儿在非营养性吸吮中锻炼婴儿薄弱的口腔肌肉,或帮助婴儿控制疼痛与缓解压力。重要的是要确保这些工具与婴儿嘴的大小匹配。

  奶瓶的奶嘴也有不同的尺寸和形状。尺寸因素会影响乳汁流出速率和婴儿的吞咽(Matthew 1990)。此外,奶嘴由不同材质制成,有些奶嘴会使婴儿暴露在化学物质下。当出于治疗目的时,选择最有效的奶嘴或乳盾是非常重要的,这是为了避免长奶嘴刺激吞咽反射或太快的流速导致婴儿呛咳。底部较宽的乳头有助于吸吮能力弱的婴儿形成密闭空间。将窄小奶嘴换成宽基底奶嘴,有助于从奶嘴喂养过渡到母乳喂养。然而尚没有研究可以指导我们如何选择奶嘴,还需待开展更多的深入研究。(参见第十四章)

小 结

  在大多数母乳喂养的案例中,母亲和婴儿相互适应良好。Sakalidis(2013)证实,随着婴儿年龄的增长,母乳喂养会变得更有效率。随着时间的推移,婴儿的成熟和成长可以解决大多数"适应"问题。然而,乳头形状和大小以及乳晕组织柔韧性的极端差异可能会对母乳喂养的开始产生负面影响(Ventura 2020)。当直接母乳喂养受到乳头、乳晕尺寸问题影响时,必须仔细评估吸乳泵和喂养设备。使用正确的吸乳护罩和/或适当的手挤奶来维持泌乳,有助于促进成功母乳喂养。乳头护罩、奶嘴都应该与婴儿的大小和吸吮能力相匹配。

第十一章

乳房肿胀、乳汁过多与乳腺炎

产后最初几周内,双乳出现充盈感是正常现象。有些产妇在乳房肿胀期会感到不适,但随着她们建立起自己的母乳喂养模式,这种不适通常会消失。一旦发生病理性的乳房肿胀需要谨慎处理,处理不当可能造成母乳量的下降。另一方面,应该将产后早期乳房充盈不足作为泌乳延迟或母乳分泌不足的风险因素进行研究(Newton 1951)。

哺乳期乳腺炎是一种从轻度乳腺炎症开始,直至发展到乳腺脓肿期间均可持续感受到的疼痛状态(Wilson 2020)。乳腺炎与乳汁分泌减少有关,并经常导致母乳喂养提前终止。目前并没有明确的专业术语来清晰地区分炎症性的、菌群失调性的或者感染性的乳腺炎。由于它们的临床表现相似,且并不是所有的乳腺炎都能获得乳汁培养的结果来证明感染情况,因此鉴别诊断乳腺炎的不同类型具有很大的挑战性。

乳腺炎的临床治疗侧重点是治愈病原体入侵导致的乳头破裂,采取舒适护理措施及改善乳房排空。如果乳汁过多是导致乳腺炎症状的主要因素,那么就必须对其进行评估和干预。哺乳期乳腺炎的产妇需要休息和足够的营养来维持强大的免疫系统。如果乳腺炎病情恶化则需要及时进行医学评估。感染性乳腺炎的治疗可能包括抗生素治疗。乳腺脓肿则可能需要外科手术引流。

产后生理性乳房肿胀

在胎盘排出后,由于母亲体内激素变化,双侧乳房会出现肿胀。72 小时内,乳房因为血流增加,乳汁积聚,淋巴引流受阻产生水肿而增大(Lawrence 2022)。产后即刻由婴儿主导、规律地乳房排空有助于预防产后生理性乳房肿胀发展为病理性乳房肿胀。

了解乳汁淤积与乳腺炎之间的关系有助于帮助哺乳期女性管理乳房健康。频繁的母乳喂养并不会加重产后早期乳房肿胀,相比之下乳汁淤积则会带来更大的风险。乳汁长时间停留在乳房中就会压迫乳管细胞,随后乳汁渗出到周围组织中引发局部免疫反应,症状包括乳房发红、疼痛、全身酸痛,有时还会引起低热(Fetherston 2001)。

了解产后乳房肿胀的模式

询问病史,了解产妇最初察觉到乳房充盈(即感觉到乳汁进入乳房)的时间,以及感觉到乳房肿胀的程度是很重要的。了解肿胀所处阶段有助于哺乳顾问评估母乳喂养的进程。

受到母体体质、激素状态,及早期乳房刺激时间和频率差异的影响,产后早期的乳房肿胀表现个体差异性很大,不同肿胀程度、模式及处理方式也各不相同。

程度:产后早期乳房胀大的体验受到以下一些因素的影响(Moon 1989):

- 母乳喂养开始较晚
- 未频繁喂养
- 喂养维持时间短
- 补充喂养的同时未通过挤奶或者泵奶排空乳房

模式和处理方式:对于产后早期乳房肿胀模式的研究很少,Hill(1994)和 Humenick(1994)在 2 项重要的案例系列研究中观察到 4 种不同的模式:

- 乳房又硬又痛,随后症状减轻
- 乳房肿胀高峰的时间各不相同
- 严重的乳房肿胀持续 2 周或者更长的时间
- 乳房只有轻微的变化,而没有明显的肿胀表现

Hill(1994)和 Humenick(1994)得出结论,每位母亲的乳房肿胀体验各不相同,有些母亲最早第 2 天乳房就开始肿胀,有些则在第 9～14 天出现肿胀高峰。在产后最初 2 周,有些母亲仅有 1 天感受到乳房的轻微疼痛和紧实感,另一些则可能在长达 9 天的时间里都感觉到非常严重的乳房肿胀,又硬又痛。哺乳顾问应当避免描述单一的乳房肿胀模式,以免让经历其他模式的母亲们感到忧虑。大多数情况下,产后早期乳房肿胀都可以通过适当的处理解决。

通过早期乳房肿胀模式预测母乳喂养的结局

Hill 和 Humenick 认为评估女性产后乳房肿胀模式具有预测价值。他们为此设计了一种乳房肿胀自测量表(类似于疼痛量表):1 代表乳房没有变化,6 代表最高程度的肿胀和不适。这种量表可以从产妇处收集到相当重要的信息,尤其是在无法当面评估的情况下优势尤为明显。

在 Hill 和 Humenick 的研究中,乳房肿胀的程度越严重,维持时间越长的女性,乳汁分泌过多的风险也就越高,长时间的乳房肿胀带来的不适会使她们对哺乳失去信心。而那些乳房肿胀程度轻的女性则可能面临乳汁分泌不足,无论是实际母乳分泌不足或者自觉母乳分泌不足,均会导致这些女性早期离乳比例升高。

Hill(1994)还观察到一个更重要的变量:既往哺乳史。"……无论产妇使用何种分娩方

式,第 2 次哺乳与第 1 次哺乳相比,乳房肿胀开始出现的时间更早,程度也更高。"

产后乳房肿胀的图片

最常见的乳房肿胀时间出现在产后的最初几天,可能是单侧的,也可能是双侧的。喂养的频率不足及新生儿喂养效率低下均可能导致乳房肿胀和疼痛发生。严重的肿胀可能导致乳汁排出受阻,婴儿含接困难。

图 239 中的母亲产后 3 天发生双乳肿胀,导致婴儿无法含接。

图 240 中是另一位产后 8 天发生双乳肿胀的母亲。婴儿含接乳头情况和体重增加情况良好。哺乳顾问安慰这位母亲,让她放心,告知她乳房会逐渐变软,并为她介绍了一些舒缓不适的措施。

图 241 中的母亲产后 6 天乳房严重肿胀。她的乳头很大且内陷(**图 138**),正如第十章所述,乳头和乳晕也会肿胀,导致婴儿最初无法实现母亲亲喂。仔细评估乳头直径很重要,母亲此时需要依靠吸奶器来维持母乳喂养,如果吸乳护罩的尺寸不合适可能影响乳汁的排出效果。图片中的母亲使用 1 周的吸奶器后,乳房肿胀消退,婴儿就可以含住她软化后的乳房组织了。

乳房按摩、反向按压软化/乳晕按摩

在一些国家,哺乳期产妇常通过按摩来缓解乳房肿胀(Witt 2012、Zhao 2014、Witt 2016)。Amir(2014)建议在手指上涂抹润滑剂后,从乳房的疼痛或乳汁淤积的部位轻柔地向乳头方向进行按摩。淋巴水肿专家建议从乳晕向腋窝淋巴结方向轻轻按摩,以疏通积聚的淋巴液,减轻肿胀。

Miller(2004)和 Cotterman(2004)描述了用于改善乳房肿胀的轻柔的按摩技术。Cotterman 将她的这种技术命名为反向按压软化(reverse pressure softening, RPS)。按摩的目的是暂时性地软化乳头乳晕区域组织,去除多余的淋巴液,使婴儿得以顺利含接。哺乳顾问或者产妇将手指或者拇指放在乳头根部并向下按压。乳头弹性得以短暂地提升,时间可能刚好够婴儿或吸奶器排出乳汁。但是吸吮或者吸奶器可能使淋巴液快速反流至乳头乳晕区。产妇需要在喂奶或者泵奶几分钟后交替使用 1 分钟的 RPS,直至乳房完全软化。在某些地区还可以寻求到淋巴引流按摩治疗师的帮助。

图 242 中,一名产妇正在进行 RPS(照片由 Colette Acker 提供,BS, IBCLC)。

RPS 用于缓解乳房肿胀的简要案例报告

BWC 接待了一位产后 6 天右乳极度肿胀的产妇(Hill 乳房肿胀量表 6 级),她无法亲喂,也无法通过手挤奶或者吸奶器排出乳汁。BWC 建议她服用适量布洛芬,以配合治疗人员在后续治疗中能够触碰她疼痛难忍的乳房,并在 20 分钟等待药物起效的过程中安装好医用级别的吸奶器。随后 BWC 进行 RPS,产妇随即从患侧乳房吸出了 18 毫升乳汁,约 1 分钟后乳汁停止流出,再次进行 RPS 后,又吸出了 10 毫升乳汁。

为了让婴儿能更好地含接患侧乳房,将母乳滴在乳盾上辅助含接,婴儿的吸吮刺激产生喷乳反射(观察到健侧乳房滴乳)。称重确认婴儿吸出了 12 毫升乳汁。亲喂后,这位母亲又用吸奶器从患侧吸出 15 毫升乳汁。

本次家访期间,共有 55 毫升乳汁从患侧乳房排出,这大大缓解了乳房的肿胀和疼痛程度。这位母亲每 2 小时或者根据需要重复以上步骤。第 2 天,她就能从患侧乳房吸出 90 毫升乳汁,乳房软化程度明显改善。婴儿借助乳盾可以很好地含接,泵奶前就不需要再进行 RPS 了。再过了几天,当婴儿成功含接乳头,乳盾也就不需要使用了。从这一刻起母乳喂养对母亲和婴儿来说就是愉快的了。

乳房肿胀处理不当的风险

图 243 举例说明了治疗不当造成长期乳房肿胀的风险。这名妇女的婴儿在第 10 天的儿科检查中没有恢复到出生体重。医生建议她咨询哺乳顾问,BWC 在第 12 天时进行了家访并拍摄了照片。这名妇女描述了长达 1 周的乳房肿胀伴严重疼痛。她并没有尝试排出乳汁,因为她觉得这可能会加重乳房肿胀。尽管她经常把孩子抱在怀里进行母乳喂养,但是她表示孩子大部分时间都在睡觉。

在家访过程中,两只乳房中都只能挤出或者吸出少量几滴乳汁。婴儿在母乳喂养的过程中昏昏欲睡。称重证实哺乳前后婴儿没有吸出任何乳汁。BWC 建议母亲每 24 小时至少吸奶 8 次,每次 15 分钟以刺激产奶,并建议她瓶喂配方奶时把婴儿抱在胸前,保持乳房与婴儿的肌肤接触,让婴儿频繁而舒适地在胸前吸吮。医生为她开具了催乳药物的处方。尽管进行了以上干预,但这名妇女最终还是没能达成母乳喂养。一些女性对产奶量突然下降更为敏感,而另一些女性则能够在充分刺激下建立充足母乳供应体系。

病理性乳房肿胀

病理性乳房肿胀可以在哺乳期的任何时候发生,原因也各种各样。**图 244** 和**图 245** 中的 2 名女性因乳腺炎导致严重的乳房肿胀。她们皮肤上出现的那些小凹陷有时被称为"橘皮征",这也同样是炎性乳腺癌的警示信号(参见第十二章)。

仍然缺乏乳房肿胀最佳处理策略的证据

临床医生必须依靠临床经验和科学实验来找出最适合每位母亲的治疗策略。一项

Cochrane 综述比较了缓解乳房肿胀的各种干预措施,包括针灸、穴位按压、卷心菜叶、冷凝胶包、药物治疗如催产素喷雾、超声治疗(Mangesi 2016)。但由于样本量小,方法多样,缺乏一致性等因素影响,该综述未能找到足够的证据来证明哪种措施更为优选。虽然大多数哺乳期妇女都会经历乳房肿胀期,但令人惊讶的是几乎没有很好的针对这一主题的研究设计。

显而易见的是,排空乳汁可以预防乳腺炎症,软化乳头乳晕,使婴儿更好地含接。对一些母亲来说手挤奶更舒适,而另一些则使用吸奶器更为舒适。很多母亲在使用吸奶器前会尝试手挤奶几分钟。对肿胀的乳房泵奶需要设定温和的压力,当乳汁顺利排出时可以适当增加压力。有时候彻底软化乳房甚至可以解决病理性乳房肿胀问题。

许多乳房肿胀的女性觉得一边冲热水澡一边挤奶对充分软化乳房很有效,使婴儿能够顺利含接。另一些女性发现把乳房泡在温水盆中能舒缓不适。

在有一些国家,新妈妈在产后早期被建议避免接触冷物。但是很多母亲表示,使用冷敷包和冰镇的卷心菜叶可以缓解乳房肿胀的不适感。一项随机对照研究将 227 名新妈妈分为 3 组,比较卷心菜叶、冷凝胶包和不干预 3 组的效果(Wong 2017)。研究人员分别在 2 次干预后 30 分钟、1 小时和 2 小时后评估乳房疼痛和乳房硬度。卷心菜组和冷凝胶包组的母亲均表示乳房疼痛和乳房硬度都明显改善,其中卷心菜组乳房疼痛和乳房硬度的缓解维持更久,尤其是在第 2 次使用卷心菜叶子后,母亲们对卷心菜叶疗法相当满意。

快速喷乳反射——处理建议

当乳头受到刺激、母亲对婴儿的思念或婴儿的气味都会引发喷乳反射(释放乳汁),有些女性的喷乳反射表现得非常强烈。喷乳反射有时与泌乳过多伴随发生(但有时也独立出现)。

图 246 中可以看到母亲的乳头中有乳汁喷出。强力喷出的乳汁可能导致婴儿的呛咳或松开乳房。每次喂养初始阶段,婴儿大口地吸入强力的快速喷乳反射产生的乳汁可能导致肠绞痛。虽然一些婴儿不受强烈喷乳反射的影响,但一些婴儿在喂食时会显得烦躁不安。母亲有时错误地认为婴儿是因为饥饿而烦躁,导致她们在婴儿已经很饱时再喂更多的乳汁。有时婴儿可能会拒绝母乳导致体重不增加,严重的甚至"罢奶"(拒绝母乳喂养)。

调整婴儿的喂养姿势有助于解决强力的喷乳反射问题。如**图 247** 所示,一些母亲把婴儿放在身上使用半躺的姿势喂奶。另一些婴儿则更适应侧躺或者直立的姿势。

许多母亲发现,在给婴儿含接乳房之前,手动刺激快速喷乳反射会有所帮助。她们用毛巾或杯子接住最初那些强力喷射的乳汁,在力量减弱后再让婴儿含接乳房。

对喜欢瓶喂的婴儿来说,使用乳盾也是很好的选择。乳盾可以在哺乳初始作为一个阻隔强力喷乳的屏障,以避免婴儿发生呛咳(Wilson-Clay 2006)。当乳汁喷射减弱时,母亲就可以将乳盾移除,继续完成母乳喂养。

KH 提出一种"按压技术",在哺乳开始时通过压迫乳房局部阻挡部分乳管分泌,来减少乳汁喷射。在哺乳开始使用手或者掌跟部压住乳房局部并保持 2 分钟左右再松开,之前被压住的区域内的乳汁也会随之被排空。

乳 汁 过 多

乳汁过多(oversupply/hyperlactation)是指乳汁分泌超过正常婴儿生长所需的量,通常在 450～1 200 毫升/天(Johnson 2020)。当母乳分泌速度过快时,婴儿无法充分排空乳房,从而导致乳腺炎症的发生(Vogel 1999, Cullinane 2015)。这些母亲会产生乳汁喷射过强、持续漏奶、乳房疼痛、乳管堵塞及乳腺炎的情况。

乳汁过多的原因并没有乳汁过少那么明确。无论是否多胎或者生育几次都可能遭遇乳汁过多的情况。BWC 曾接待过 4 位乳汁过多的母亲,她们在之前怀单胎生产后都没有经历过乳汁过多的问题,而此次均怀了双胞胎但是最终失去一个胎儿,她们推测自己的身体或许已经为喂养两个婴儿做好了准备。

乳汁过多可能是由于过度的乳房刺激(过度泵奶)或基础疾病引起的。甲亢可能表现出乳汁过多、体重快速减轻、出汗、心率快等症状。这些母亲需要接受医学评估。

Livingstone(1996)专注于研究母乳过多的母-婴二分体(母亲和婴儿)效应。她认为母乳过多是母乳分泌速度超过每小时 60 毫升。虽然婴儿的体重经常迅速增加,但在喂食过程中表现出不安。婴儿黄昏闹及喂养后呕吐常导致健康的婴儿接受胃食管反流(GERD)治疗。婴儿可能出现严重的水样便,有时婴儿会因吸入乳汁而导致呼吸困难,这些不愉快的体验可能致使婴儿拒绝母乳喂养。

乳汁过多和乳汁不足一样会造成许多喂养问题,父母可能无法辨别婴儿因乳汁过多伴随强烈的快速喷乳反射(MER)而出现的异常行为(Wilson-Clay 2006)。他们将问题归结于婴儿可能对某些母亲吃的食物过敏,母亲因此竭尽全力避免食用某些食物而造成营养失衡。

当婴儿在短时间内摄入了大量的乳汁时,乳汁摄入情况通过喂养前后的称重可以得到很好的记录。称重可以帮助父母了解到问题的实际情况而不受主观直觉的干扰。

BWC 曾经服务于一位母亲,她 3 月龄的婴儿生长发育良好,但是每次喂养后都会呕吐并经常拒乳。婴儿还在服用胃食管反流(GERD)的处方药物治疗。母亲由于担心婴儿的喂养时间短,确信婴儿因饥饿而烦躁,她频繁地喂奶,但是婴儿却转过头去,这令她倍感焦虑。出于对过敏的顾虑,她只吃鸡肉和米饭。

称重的结果展示婴儿在 90 秒内摄入了 107.7 克的母乳。母亲并不知道婴儿能在这么短喂养时间内摄入这么多母乳,于是她同意等到婴儿有需求再行喂养。在与儿科医生交流后,她停止了婴儿的胃食管反流(GERD)的药物治疗,恢复了自己的正常饮食,并停止了每次母乳喂养后将婴儿竖抱 20 分钟这一套费力的常规操作。她开始接受"婴儿主导"的母乳喂养方式,当婴儿开始调节自身的摄入量后,他的呕吐和烦躁行为都减少了,大便变稠厚,量也不像之前那么多了。随着母亲的乳汁逐渐减少,漏奶的情况停止了。

这个案例描述了母乳过多造成的严重问题。然而值得注意的是,如果称重结果证明婴儿摄入了足够的母乳但生长却不如人意,那么婴儿应接受适当的医学筛查以排除代谢性疾病的可能性。

乳汁过多的处理——一种保守的方法

在大部分情况下,乳汁过多的问题会随着时间的推移和机体对婴儿需求的调整而得以解决。同时,产妇还可以通过佩戴防溢乳垫和直接按压乳头来阻止漏奶。哺乳顾问不应忽视产妇对漏奶的困扰,因为漏奶是前 3 个月导致断奶的一个重要影响因素(Cooke 2003)。

在处理强烈的快速喷乳反射的案例中(**图 247**),喂奶前去除一些乳汁有助于软化乳房,以便婴儿更容易地含接并防止呛咳。母亲们可以尝试不同的喂奶姿势,半躺的姿势有助于婴儿控制快速流出的乳汁。婴儿可能在结束喂养后吐奶,但这并不重要,只要婴儿生长发育正常就没有问题。额外吸出的乳汁可以冷冻备用或捐赠给母乳库。

一些母乳过多的女性计划重返工作或学校,她们可能希望维持一定程度的母乳超量分泌。足够的乳汁产量可以帮助她们对抗后期因为工作压力和疲劳导致的乳汁减少。

乳汁过多的下调方法

乳汁过多可以有计划地进行下调(Johnson 2020)。有些女性每次喂奶只喂一侧乳房就能够在 24 小时内迅速下调乳汁量,解决母乳过度分泌的问题。

另一种下调乳汁产量的方法称为单侧喂养(block feeding),即在一段时间内仅使用一侧的乳房进行喂养,这段时间可能是几小时。少数情况下对一些母乳分泌特别多的女性来说需要单侧喂养 4~6 小时才能充分地减少乳汁分泌。大部分女性在开始单侧喂养的几天内就能观察到乳汁明显减少。

2007 年,van Veldhuizen Staas 建议开始单侧喂养前先排空双侧乳房。"……在特定时间段内,任选一侧乳房进行单侧喂养,并且每次母乳喂养均提供相同的乳房。"有时,仅仅一次完全排空乳房是不够的,母亲需要在第 2 天重复以上过程。需要注意避免过度刺激乳房。

母亲必须忍受一定程度的充盈感,乳房肿胀的持续可以导致乳汁分泌下调。如果对侧乳房感到非常充盈,尤其是在接近边缘的区域,母亲可以用手挤奶或吸奶器来稍稍缓解一点压力,缓解后立即停止。机体最终会自主减少乳汁分泌。

在下调泌乳量期间,哺乳顾问需要帮助母亲理解婴儿的行为。在首次进行单侧喂养时,由于乳房非常饱满,婴儿可能吸了几口就放开了乳房。母亲应该将其视作婴儿的"第 1 道菜",而非整餐。婴儿在单侧喂养期间多次喂养都应该用同一侧乳房,以使婴儿接触到富含脂肪的后奶。随着下轮单侧喂养再切换到对侧乳房。

乳汁过多常导致婴儿出现严重的水样便。平衡地摄入前奶和后奶,有助于改善水样便的情况。在乳汁过多得到改善时,家长首先可以观察到婴儿的大便开始变得稠厚,形似凝乳状,同时肠绞痛也随之减轻。随着母乳量趋于正常化,母乳喂养的过程对婴儿和母亲来说都变得更加平静和愉悦。最终婴儿会自发要求双乳哺喂,但母亲在换另一侧哺乳前应当确保婴儿已经充分吸软第一侧乳房。

乳汁过多的药物治疗

在录像采访中,BWC 和 KH 的客户描述她们的乳汁多到持续漏奶,以至于白天湿透衣服、晚上湿透床垫,这种情况让她们根本无法出门。婴儿也经历肠绞痛等不适的症状。KH 拍摄过一位几分钟内就可以从一侧乳房中吸出 237 毫升奶的母亲。这些女性感到抑郁和绝望。这种情况下除了行为干预,还可以使用药物来使乳汁分泌趋于平衡。

Aljazaf(2003)指出产妇在医生同意的情况下,仅单次使用 60 mg 的伪麻黄碱可以减少 24%的乳汁分泌。Johnson(2020)则建议初始剂量可从 30 mg 开始,如果没有发生过敏或失眠,剂量可以增加到每天 2 次(每 12 小时),每次 60 mg,最多持续 3 天。伪麻黄碱有升血压的作用,因此有高血压或者手脚肿胀的产妇禁用。据说有多种草药可以用于减少乳汁分泌,但并没有太多推荐剂量或有效性的证据。

BWC 服务过几位乳汁过多的女性,经历过多种治疗失败后,使用雌激素治疗减少乳汁分泌是有效的。在产后 6 周内,遵医嘱口服含 20~35 微克雌二醇的复方避孕药,7 天 1 个疗程(Lawrence 2022,Johnson 2020)。产妇在治疗后可能会出现阴道出血,应告知她们母乳喂养的避孕保护作用会受到影响。雌激素治疗不建议用于患有凝血障碍或行动不便的女性。

乳 管 堵 塞

乳管堵塞是由于乳汁流出受阻造成的,可以发生在哺乳期的任何时候。其局部的典型症状表现为疼痛和团块感。产妇可能感到疲劳,但不伴发热症状。

乳管堵塞的原因多种多样,常见的原因包括母亲疲劳、穿着过紧的衣物、胸部外伤或两次哺乳的间隔时间过长。产妇应该避免穿着过紧的内衣或者塑身衣。许多女性由于穿着不合身的哺乳内衣,哺乳时乳房被过紧的开口压迫,导致对应象限乳管的乳汁流出受到阻碍。此外,汽车安全带和婴儿背带也应该被调整到合适的位置以避免过度压迫乳房。

乳头损伤的发生可能早于乳管堵塞。乳头皲裂增加了细菌或病毒感染的可能性,损伤的乳头表面可以看到乳头白点(白泡)(参见第八章)。如果乳管开口被乳头白点、水泡、痂或者乳块堵住,乳汁就会回流到乳管中,从乳管开口到对应的乳腺小叶都会变得肿胀疼痛。

有时乳管堵塞也可能是由感染引起的。Mitchell(2020)的一份案例报告描述了一名不发热的妇女,她的乳房反复发生乳管堵塞和乳头白泡,从她的乳汁中培养出了多重耐药的耐甲氧西林金黄色葡萄球菌(MRSA)。随后她接受了静脉注射达托霉素(daptomycin)和达巴万星(dalbavancin)治疗,8 周后症状完全消失。

当母亲的乳房发生乳管堵塞时,他们可能会从乳管内挤出一条像奶酪一样的稠厚乳汁,这可能是乳汁轻度脱水,也可能是感染导致的脓液。当黏稠的物质被排出后,乳汁可能喷涌而出,乳房硬块也被软化,症状随之缓解。然而过度挤压乳房可能会适得其反,导致外伤和加重肿胀,延长堵塞时间。有时乳管开口可能会被砂砾样的结晶堵住,可以尝试用干净的指甲轻轻地刮掉,也可以热敷软化后用干净的毛巾轻轻地擦掉。

以下一些简单的操作可促进堵塞乳管的愈合:

- 保持乳房排空良好
- 先喂养健侧乳房,在乳汁开始排出后换到疼痛的患侧乳房
- 哺乳/泵奶的同时轻轻按摩乳房
- 哺乳前热敷乳房
- 哺乳间期冷敷减轻肿胀(一日数次,每次冷敷限制在 10～20 分钟)
- 用肥皂和水清洁破损的乳头,避免生物膜的形成,清除乳头表面的堵塞物和痂皮
- 充足的休息和足够的营养
- 如果问题持续存在,进行乳汁培养以确定是否需要抗生素治疗

预防乳管堵塞还需要评估婴儿的喂养行为和含接。如果婴儿松开乳房时乳头变形(图150),提示某些导管可能受到挤压而导致部分乳房小叶排空不足。沿着乳头变形的折线会形成水泡或老茧,阻碍乳汁流出。如果调整姿势无法解决乳头变形问题,哺乳顾问应评估婴儿是否存在斜颈和舌系带过短,并改善婴儿的咬合。对于正处于乳汁过多或过度活跃的快速喷乳反射(MER)的母亲,她们的婴儿可能会故意咬住乳头来控制乳汁流速,对她们来说预防乳管堵塞的根本途径是解决乳汁过多的问题。

乳　腺　炎

乳腺炎是一种乳腺炎症,表现为乳房局部的红肿热痛。急性乳腺炎的女性会主诉寒战、流感样疼痛和 38.5℃的高热。乳腺炎可能是非感染性的、自限性的,也可能是感染性的。虽然没有公认的临床定义,但乳腺炎包括病理性水肿、乳房菌群失调、亚急性乳腺炎、急性感染性乳腺炎和乳腺脓肿(Amir 2014, Wilson 2020)。

菌群失调(微生物失衡)指致病微生物的优势超过了正常菌群的情况,可能发生在任何器官,包括乳房。母乳 DNA 和 RNA 测试揭示了母乳中所涵盖的复杂微生物群落,包括细菌、病毒、单细胞生物和真菌,它们都可能在婴儿肠道菌群建立中发挥作用(Boix Amoros 2019)。Jimenez(2015)从乳腺炎患者和健康母亲处分别采集了母乳样本进行宏基因组分析,结果表明与健康母亲的母乳不同,乳腺炎母亲的母乳显示出病原体的过度生长。

确认乳腺炎的发病率是具有挑战性的,因为不同研究对乳腺炎的定义差别巨大(Kvist 2010)。很多研究并不区分炎症和感染过程。大多数乳腺炎的研究集中在前 3 个月。在 Foxman(2002)的前瞻性研究中,9.5％的母乳喂养妇女在哺乳期的前 12 周内患有乳腺炎。Amir(2007)发现乳腺炎的发病率为 17％,其中大多数发生在产后前 4 周。Cullinane(2015)的研究中有 20％的参与者发生了乳腺炎。

乳腺炎虽然在最初几周最为常见,但在哺乳期的任何时候都可能发生。Riordan(1990)对长时间母乳喂养的妇女进行了回顾性调查。她推测由于许多女性进行自我治疗,乳腺炎的真实发病率可能被低估。Riordan 研究中的一些女性哺乳 60 个月,其中 33％的女性经历过乳腺炎。1/3 的女性在 6 个月后经历乳腺炎,近 1/4 的女性在 1 年后患乳腺炎。

乳腺炎和早期断奶

乳腺炎是早期断奶的常见原因(Fetherston 1998，Crepinsek 2012)，其病因和最佳治疗方案尚待研究。非常重要的是，需要告知母亲乳腺炎期间持续母乳喂养对婴儿来说是安全的(AAP 2018)，然而一些女性无法忍受乳腺炎的痛苦而断奶。

乳腺炎的风险因素

不同的研究发现了一些乳腺炎的常见风险因素。在 Riordan 的研究(1990)中，母亲们对她们认为会增加患乳腺炎风险的因素进行了排序：

- 疲劳(导致免疫反应减弱)
- 压力
- 乳管堵塞
- 喂养次数的变化
- 乳房肿胀/乳汁淤积
- 家庭其他成员发生感染性疾病
- 乳房外伤

Fetherston(1998)对一组澳大利亚妇女开展前瞻性研究，以确定一些乳腺炎的预测因素。她发现 27% 的乳腺炎发生在前 3 个月，研究观察到症状存在显著的个体差异性，并可能会使母亲感到虚弱。将风险因素归类后 Fetherston 确定了 5 个最能预测乳腺炎发展的因素：

- 乳管堵塞
- 精神压力
- 含接困难
- 内衣过紧
- 哺乳期间乳头疼痛

既往的乳腺炎病史也可能是复发的风险因素(Mediano 2014)。像奶牛一样，乳腺炎可能会造成产妇乳房内部结构变化或导管中的瘢痕组织形成。HIV 病毒感染也会增加乳腺炎的风险。

在美国的一个大型妇女队列研究中，Foxman(2002)确定了类似的乳腺炎风险因素：

- 既往乳腺炎病史
- 乳房和乳头疼痛
- 乳头皲裂

Cullinane(2015)前瞻性地确定了以下因素：

- 乳头损伤
- 使用乳盾(可能不是原因，而仅是一个标记)

- 乳汁过多
- 乳头或乳汁中存在金黄色葡萄球菌

Wilson(2020)对文献进行了系统综述,在 42 个风险因素中,乳头损伤与乳腺炎最为相关。

乳腺炎的其他风险因素

- 产妇健康状况不佳,特别是有贫血史(Minchin 1998)
- 使用手动吸奶器(Foxman 2002)
- 剧烈运动或外伤导致的乳房损伤(Fetherston 1997)
- 乳房结构异常:先天性乳房发育异常、乳房既往手术、乳腺癌、囊肿、脓肿、烧伤瘢痕(Meguid 1995、Dahlbeck 1995、Olsen 1990)
- 乳盾的使用和/或清洗不佳(Fetherston 1998, Noble 1997, Cullinane 2015)
- 吸烟(Furlong 1994)
- 母体 IgA 免疫缺陷(Fetherston 2001)

乳头皲裂与感染性乳腺炎的相关性

乳头皲裂与感染性乳腺炎之间的关系毋庸置疑(Fetherston 2001, Amir 2007, Cullinane 2015, Wilson 2020)。当乳头在医院环境中出现皲裂,致病微生物会进入乳房并引起感染。在哺乳的任何阶段,来自环境、家庭成员的病毒或细菌感染都可能传播到乳头并进入乳房(Paquette 2015)。

病原体可以通过皲裂的乳头进入乳房。超声研究表明,"……我们观察到乳汁的逆流现象,乳汁并不储存在乳头附近的大导管中,而是会流回较小的集合导管和终末导管中,……"(Ramsey 2004)。因此,在乳汁分泌减少后,微生物随乳汁的回流被吸入乳房内部,从而导致感染。

鼻腔携带金黄色葡萄球菌是感染性疾病的风险因素之一(Peacock 2003)。Amir(2006)发现了更多感染性乳腺炎的母亲,她们的婴儿鼻腔携带有金黄色葡萄球菌,每次母乳喂养的口-乳头接触都增加了细菌暴露的可能性。

葡萄球菌感染可能发生在婴儿包裹尿布的区域并表现为脓疱(Fortunov 2006)。母亲在更换尿布后洗手对预防乳腺炎至关重要,特别是婴儿出现任何类型的尿布疹时。

亚临床/亚急性乳腺炎

注:虽然术语"亚急性"(subacute)似乎更具描述性,但搜索 PubMed 数据库表明,"亚临

床"(subclinical)在已发表的研究文章中更为常用。

亚急性/亚临床乳腺炎因为影响奶牛产奶量,在乳制品行业是众所周知的。在哺乳期妇女同样也会发生,通常表现为乳房持续而轻度的疼痛但不伴发热。Aryeetey(2008)将其描述为一种"无症状的乳腺组织炎症",与哺乳失败、婴儿早期生长发育不良、HIV 的母婴垂直传播风险增加有关。一些乳汁充足的妇女可能没有注意到乳汁量的减少(Aryeetey,2009)。由于在不发热的产妇中经常被忽视,未来确定亚临床乳腺炎的真实发病率的研究非常重要。

亚急性乳腺炎可能是正常乳房微生物菌群失调的结果。Delgado(2009)从慢性烧灼样乳房痛的女性乳汁中检测到了以往被认为无害的表皮葡萄球菌,这与急性乳腺炎检测到的致病微生物不同。无论是人类还是动物中,研究人员现在认为表皮葡萄球菌都是慢性亚临床乳腺炎的主要病因(Arroyo 2010)。表皮葡萄球菌对多种抗生素具有耐药性,形成生物膜的能力较强,这些特征可能解释了某些常规抗生素治疗失败案例的原因。

亚急性和急性乳腺炎导致乳汁中钠和氯含量增加,从而引发乳房和婴儿肠道炎症(Rand 2001)。肠道炎症使肠道通透性提高,从而增加感染的易感性,并可能影响婴儿早期的免疫反应(Hansen 2004,Tuaillon 2017)。

亚急性乳腺炎与 HIV

Arsenault(2010)发现,亚急性乳腺炎在感染 HIV 的妇女中很常见。她们的乳汁中含有大量的免疫因子,钠和钾含量也较高(Semba 1999,Kasonka 2006)。这些母乳变化与母乳中较高的 HIV 病毒载量和较高的 HIV 病毒母婴垂直传播率有关(Michie 2003)。感染 HIV 的亚急性乳腺炎妇女,免疫反应受损,因此恢复健康更为困难(Schaub 2018)。

尽管使用抗病毒药物治疗孕产妇大大减少了 HIV 的母婴传播,但是 HIV 病毒阳性母亲母乳喂养的安全性仍然存在争议。如果 HIV 阳性母亲患有乳腺炎(包括亚临床乳腺炎),即使在母亲进行抗生素治疗后,婴儿的健康风险也会升高,因为母乳中的 HIV 病毒载量仍然有所提高(Nussenblatt,2006)。除此以外,母亲身体健康的情况下,喂养配方奶在某些环境下对婴儿的健康会造成更大的风险。

乳头真菌感染

真菌过度生长在乳房疼痛中的作用尚未完全阐明(Amir 2013)。许多母亲将乳房深部烧灼样疼痛归因于内部真菌感染。然而,Jimenez(2015)对乳房烧灼样疼痛的母亲进行了精密的母乳样本检测,并未在其中发现白色念珠菌。

母亲服用抗生素后,乳头表面可能会发生念珠菌感染。念珠菌可能来自阴道,也可能来自婴儿鹅口疮或者真菌引起的尿布疹,局部治疗对这类感染有效。

哺乳顾问对母亲乳头局部真菌感染的教育非常重要。BWC 和 KH 曾遇到过被慢性乳头/乳房疼痛困扰的妇女,她们担心自己感染了"耐药真菌",有些甚至自己进行了长达几个月的治疗。她们彻底改变了饮食习惯,给衣物消毒,并加强了家庭清洁。她们在乳头上涂抹不必要的药物,额外增加了过敏性皮炎的风险。其中还有人反复服用强效的抗真菌药物后症状略有缓解。这些都是危险且没有必要的。

有必要帮助母亲们理解乳头念珠菌感染并不是乳头皲裂导致的,问题源自乳头局部感染,而非乳房内部。感染的乳头首先发生变色及疼痛。在感染的早期阶段,附着在完整表皮上的真菌孢子是可以被完全洗掉的。但如果未行治疗,皮肤会逐渐破损。乳头表面的真菌感染可能会引起疼痛、刺激,甚至可能引起全乳牵涉痛。但问题源于局部感染,而不是内部感染。

局部真菌感染的处理建议

当婴儿患有鹅口疮或真菌尿布疹时,母乳喂养后轻轻冲洗乳头可以预防乳头破损。母亲应至少每天一次用温和的肥皂和水清洗乳头。换尿布后洗手也很重要。奶嘴、乳盾和吸奶器部件应仔细清洁,必要时可煮沸。

真菌能够存活的 pH 范围很窄。在婴儿的洗澡水中加入几勺小苏打往往就可以清除真菌尿布疹。尿布疹也可以使用药物治疗。尿布疹如果持续不能解决,应进行医学评估是否存在缺锌的情况(Mohammed 2017)。

乳头和婴儿鹅口疮的局部真菌感染可通过药物治疗(Shirtliff 2009)。其中部分药物会引起继发性过敏反应,使乳头更加敏感,因此需要进行良好的随访以确保问题得到解决。(参见第八章)

急性感染性乳腺炎

乳腺急性细菌感染通常是单侧的,但也可能是双侧的。通过乳汁培养进行确诊感染情况(Thomsen 1983,Osterman 2000)。虽然已经有精密的实验室检查被开发应用于母乳病原体检测,但是这些技术并没有被广泛应用于临床实践。发热被认为是感染性乳腺炎的主要症状之一;然而 Amir(1999 年)回顾了一间急诊室诊治过的乳腺炎妇女,其中约 40% 并没有发热症状,仅 27% 有 38.5℃ 或以上的发热。Amir 指出一些母亲服用的解热药物掩盖了发热的症状。

哺乳顾问在临床实践中经常观察到无发热的急性乳腺炎和乳腺脓肿患者。在评估乳腺炎的严重程度时应询问产妇是否服用过退热药物。还有一些人无论经历什么样的感染性疾病,都只会在感染后期发热。因此,除了发热还必须考虑其他因素。

金黄色葡萄球菌被认为是急性感染性乳腺炎的常见病因(Delgado 2011,Lawrence 2022)。Jimenez(2015)发现金黄色葡萄球菌在乳腺炎患者的微生物群中占主导地位。这种细菌产生的毒素会引起炎症和全身性流感样症状。与急性感染性乳腺炎病原体有关的问题还有很多值得研究,新病原体随着分子微生物学检测技术的使用也被鉴定出来,其中包括乳酸链球菌(Tena 2016)。

乳腺炎的处理

美国儿科学会(2018)指出,母亲患有乳腺炎时,可以持续母乳喂养健康足月儿。对于体弱或早产的婴儿母亲而言,可能被建议丢弃患侧乳房吸出的母乳,特别是乳腺脓肿情况下吸出的母乳,直到症状缓解为止(Neifert 1999, Behari 2004)。乳腺炎期间母乳中的钠和氯水平升高,有时婴儿会拒绝变咸的母乳。有复发性乳腺炎风险的母亲有时会自行尝试母乳的味道来监测自身乳房健康,以调整更多的休息时间或者小心避免乳房肿胀。如果婴儿拒绝母乳喂养,母亲应在健康的乳房上进行母乳喂养,同时对患侧乳房泵奶或者手挤奶,如果母乳味道太咸可以丢弃。

全球的乳腺炎女性都常规使用抗生素治疗(Amir 2000),大多数的药物治疗同时可以持续母乳喂养,但是过度使用仍存在争议。Cochrane 综述(Jahanfar 2013)得出结论,"没有足够的证据证实或反驳抗生素治疗乳腺炎的有效性。"这一发现并不意味着哺乳期不应开具抗生素处方。抗生素治疗效果的不确定性可能是由于乳腺炎病原体的差异性造成的。治疗效果不佳可能是由于药物剂量不准确、治疗不及时或种类不适合等多种原因造成的。

母乳喂养医学会(Academy of Breastfeeding Medicine, ABM)乳腺炎临床指南(Amir 2014)建议在乳腺炎出现症状的前 24 小时内采取保守治疗,重点在改善乳汁的排出。如果产妇病情严重或没有好转,应使用抗生素药物治疗。如果在开始抗生素治疗的 48 小时内仍未改善,则应进行乳汁培养以确定敏感的抗生素,并明确是否感染耐药菌(MRSA)。

治疗急性乳腺炎的辅助措施与乳腺管堵塞相似,其中包括:
- 在婴儿哺乳结束后,另行移除乳汁,以确保彻底排空乳房(Thomsen, 1984)
- 冷敷包可以减轻肿胀,热敷包则有舒缓作用(Lawrence 2022)
- 强制性卧床休息(Lawrence 2022)
- 止痛药,特别是布洛芬有缓解炎症的作用(Amir 2014)
- 必要时使用抗生素(Amir 2014, Lawrence 2022)

研究人员也在不断探索治疗乳腺炎的新方法,例如给母亲使用从人乳中分离出来的特异性乳酸杆菌(Arroyo 2010, Maldonado Loban 2015)。Paricio Talayero(2018)提醒益生菌治疗目前并没有明确的证据支持。尽管没有大型的随机对照研究证实,但这些疗法为替代抗生素提供了可选方案(Hurtado 2018)。许多治疗乳腺炎的益生菌研究是由开发产品的药企提供赞助的。应告知家长,正在研究中的新的益生菌菌株(乳酸杆菌 CECT5716 和唾液乳酸杆菌 CECD5713)可能并没有那么容易买到。在基于这些初步研究推荐益生菌治疗时,需要清楚地意识到其中存在着偏倚、激进的市场营销策略以及潜在的家庭经济成本。

乳腺炎的图片

图 248 中,产妇的左乳在产后第 4 天发炎。她打电话给哺乳顾问,说她感到乳房疼痛、

发热和肿胀。当哺乳顾问家访时,她观察4点~12点方向(内下至上方区域),从开始的乳头发红扩展到胸壁。母乳流出受阻,尝试母乳喂养对于她来说太过痛苦。她有头痛和身体疼痛,虽然没有发热但一直在服用对乙酰氨基酚止痛。哺乳顾问提供了本章前面所述的标准建议,并建议她去看医生。

图249中的母亲患有双侧乳腺炎。她一直在服用对乙酰氨基酚,没有发热。**图250**展示了另一位患有双侧乳腺炎的妇女。双侧病理性肿胀可能也有类似表现,但发生双侧乳腺炎时应考虑链球菌感染。

特发性肉芽肿性乳腺炎

特发性肉芽肿性乳腺炎(idiopathic granulomatous mastitis, IGM)是一种罕见的乳腺慢性炎症性疾病(Skandarajah, 2015)。它并非恶性疾病,但可能被误认为是癌症或急性乳腺炎。IGM难以治疗,人们对它缺乏认知,其发病可能与潜在的自身免疫障碍有关。IGM临床表现为坚硬、疼痛的乳房肿块,有时会出现多发性脓肿,像一串串的珍珠集中在乳房内。目前治疗方法包括手术切除大部分受累的乳腺组织和使用糖皮质激素来减轻炎症。大量乳腺组织的切除对乳房的损伤是显而易见的,母乳喂养可能受到影响或无法进行。**图251**中的乳房硬结,是因为经历了IGM引起的乳腺脓肿的切除手术造成的(图片由Lisa Marasco,IBCLC提供)。这种情况下乳房愈合缓慢,复发风险非常高。

乳 腺 脓 肿

乳腺炎治疗不及时或不充分可导致病情进展为乳腺脓肿。乳腺脓肿的包囊中充满了脓液。(这与包囊中充满了乳汁的囊肿不同,后者被称为积乳囊肿。)这两种情况都可能造成乳汁流出受阻,但乳腺脓肿有内部破裂和导致败血症的风险,因此更为危险。

乳腺脓肿的发病率在不同国家有明显的差异。这种差异可能与产科服务质量、院内感染防治措施以及哺乳护理技能的熟练程度有关。在美国,脓肿发病率高达11%(Foxman 2002, Kataria 2013)。Amir(2004)引用中提到澳大利亚的发病率为3%。在一项瑞典的研究中,Kvist(2005)检索了1987—2000年所有单胎分娩的数据,确定乳腺脓肿的发生率为0.1%。

乳腺脓肿在初产妇、年龄30岁以上产妇和妊娠41周后分娩的妇女中更为常见(Ulitzsch 2004, Kvist 2005)。Bharat(2009)提出吸烟和肥胖妇女的乳腺脓肿发病率较高。

约85%的乳腺脓肿发生在哺乳期早期,通常发生在前3个月内。最常见的致病菌为金黄色葡萄球菌,但在有些国家,MRSA在患有乳房脓肿的母亲中越来越常见(Sun 2014)。伤寒也是一种细菌性疾病,在该病多发的国家中,它是乳腺脓肿的致病原因之一(Kataria 2013)。

在炎症或感染性乳腺炎期间如果母亲突然断奶,抗生素治疗不及时,使用无效的抗生素治疗,或者抗生素未能足疗程使用,均可能导致乳腺炎进展为乳腺脓肿的风险增加。

当母亲接受乳腺脓肿的治疗时,如果婴儿口腔不直接接触脓性液体或患病组织,婴儿就可以并且应该继续母乳喂养(Amir 2014)。Behari(2004 年)报告说,MRSA 感染的母乳会导致特护室中的婴儿发病率和死亡率上升。健侧乳房的乳汁喂养婴儿是安全的。即使母亲乳房感染 MRSA,足月健康婴儿也可以由母亲母乳喂养(AAP 2018,CDC 2019)。

乳腺脓肿的类型

乳腺脓肿的发生可以不经过乳腺炎的过程。乳腺脓肿可发生在乳头附近的接近乳房表面的位置(乳晕下脓肿)。脓肿"成熟"(出脓头)时更容易切除,预后也更好。乳房内单发脓肿是指乳房组织深部的单个脓肿。乳腺多发性脓肿占到约 65%,这类脓肿的复发率很高(Olsen 1990)。

乳腺脓肿的诊断和治疗

当乳房局部变硬,出现明显的局部红、肿、疼、痛,有时周围的皮肤受到明显牵拉,应怀疑为乳腺脓肿。超声可以检测到乳腺脓肿和乳腺囊肿,外科引流或切除手术时也可使用超声定位引导(Christensen 2005,Ulitzsch 2004,Sun 2014)。培养和药敏测试对于鉴定特定的病原体非常重要,如果使用抗生素,测试结果可以指导合适的药物选择(Toomey 2019)。

超声引导下对乳腺脓肿处进行细针穿刺抽吸引流是一种与传统切开引流相比创伤更小、更保守的治疗方法。它通常会缩短恢复时间并达到更好的美容效果(Sun 2014)。如果细针穿刺引流失败,并且脓肿复发时通常会进行切开引流手术。从保护母乳喂养的角度来说,选择手术切口时尽可能远离乳头,有利于母乳喂养和吸奶器的使用。

一项 Cochrane 综述(Irusen 2015)评估了乳腺脓肿治疗手段的有效性。由于对治愈的定义不统一,结果报告不完整,以及研究设计不恰当,因此研究难以得出结论。女性对穿刺针吸更满意,接受穿刺针吸治疗的女性断奶的人数更少。但是有治疗失败的女性乳腺脓肿复发。在所回顾的研究中,所有切开引流治疗的乳腺脓肿均报告治愈,但愈合时间较长,更多妇女停止母乳喂养。

图 252 中的妇女左乳 11 点处有一个浅表单发脓肿,即将"出脓头"。她之前认为这是乳管堵塞,自行治疗了 3.5 周。双乳的大小差异是由于她更频繁地左乳喂养以试图消除肿块造成的。她虽然一直与医生保持电话联系,但她没有发热,因此没有被怀疑为乳腺脓肿。她后来向哺乳顾问咨询,哺乳顾问随后联系医生描述病情并询问治疗建议。当天医生经过体格检查后,就为她进行切开引流手术,以治疗这个大脓肿。

脓肿切除后,伤口护理通常是痛苦而漫长的。这些伤口通常需要 4～6 周才能愈合。切口保持开放引流,以便伤口可以填塞引流物,促进肉芽组织生长。为保持治疗过程中伤口开放,通常会放置引流器,引流纱条或引流管直到内部愈合(Karstrup 1990)。如果皮肤闭合过早,表皮下可能形成瘘管,导致额外的并发症和更多的瘢痕形成。

应事先告知父母,需要开放伤口并且伤口引流会漏奶,特别是处于快速喷乳反射(MER)期间。虽然以上情况显得一团糟,但是乳汁中含有抗炎因子可能对伤口是有益的(Amiri-Farahani 2020)。开放的伤口上覆盖纱布垫可以吸收漏出的乳汁和渗血渗液。保持皮肤干燥有助于防止皮肤浸渍和破损。

一位乳晕下脓肿母亲纱条引流的简要案例

一位有乳汁过多和乳房持续肿胀问题的新妈妈在产后第 2 周结束时,出现了乳腺炎症状,但 1 周后她才去急诊室求诊。她左乳乳晕边缘附近一个核桃大小的乳腺脓肿被切开引流。**图 253** 展示了术后 1 周的伤口,伤口内放置了一个引流条以防止外表面过快愈合。**图 254** 中呈现出母亲在伤口处放置纱布垫以吸收漏出的乳汁。

外科医生建议这位母亲使用吸奶器吸出患侧乳房的乳汁并丢弃。但是由于脓肿的位置,吸奶器吸乳护罩难以固定到不会摩擦伤口的位置。事实证明,婴儿的吮吸能更有效地软化乳房。她选择继续在患侧乳房上母乳喂养,并同意让儿科医生观察婴儿是否有不良反应。身体虚弱的婴儿或早产儿如果暴露于乳腺脓肿母亲含有的大量病原体乳汁当中可能会有危险。但这个案例中的足月儿没有遇到任何问题。**图 255** 展示了这位母亲产后 7 周的乳房。伤口已经愈合,她继续顺利地进行母乳喂养。

MRSA 相关乳腺脓肿的个案研究

一名 36 岁妇女产下一个 38 周的健康足月男婴,在住院期间她的双侧乳头皲裂,尽管使用水凝胶敷料和羊脂膏都未能治愈。这位母亲的乳房持续肿胀,特别是左乳,且产奶量是右乳的 3 倍。产后 4 周时,她的乳头持续破损,左乳还因过度分泌导致乳管堵塞。她并没有发热,她的医生通过电话为她开了 1 个疗程头孢氨苄的处方(每次 500 mg,每天 2 次,共 7 天)。5 天后她因为怕服药造成婴儿肠绞痛而自行停用了药物。又过了 2 周,她的乳头仍未愈合,左乳再次出现乳管堵塞。尽管她还是没有发热,但她坚持去看产科医生,医生给她开了双氯青霉素(每次 250 mg,每天 4 次,共 10 天),但她的症状还是没有改善。

产后 7 周时,左乳外上象限约 3 点方向出现了一个红肿区域。这位母亲再次求医,并被转介到一家放射科诊所,超声检查发现了乳房多发性脓肿,随后进行细针抽吸引流,吸出的物质培养出了 MRSA。基于培养结果,该妇女入院接受切开引流手术,并接受万古霉素静脉注射治疗。如**图 256** 所示,插入经皮引流管持续将脓肿部位的液体引流至瓶中。超声引导下经皮引流有利于引流大脓肿,在一项研究中 91% 接受这类治疗的妇女可以继续母乳喂养(Colin 2019)。

回家后这位母亲向哺乳顾问咨询紧急断奶的建议。然而几天之内,婴儿难以适应配方奶。于是,母亲改变了完全断奶的想法,她逐渐减少了脓肿乳房的分泌量,并继续在健侧乳房进行母乳喂养(Wilson Clay, 2008)。在母亲的整个治疗过程中,婴儿始终保持健康状态。

这位母亲是初产妇,年龄超过 30 岁,乳头未愈合且持续乳房疼痛:这些都是已知的乳腺脓肿风险因素,但在她的症状持续并恶化时,这些风险都被忽视了。她最初使用的 2 种抗生素均不符合推荐剂量。母乳喂养医学会(ABM)临床指南♯4 乳腺炎临床指南(Amir 2014)建议在抗生素治疗效果不佳时进行乳汁培养,并指出不完全或不及时的治疗与乳腺脓肿形成的风险增加有关。

母乳喂养母亲乳腺多发脓肿个案研究

一位 26 岁初产妇,同时也是在读研究生,在产后 2 周就返校学习。她的乳汁非常充沛,并处于长期乳房肿胀的状态。由于她的婴儿很少吸吮她的乳房,再加上繁忙的学业让她没有足够的时间泵奶,后来她形容这是一段压力很大,也很疲劳的时间。在产后 21 天时,她因为右乳乳晕上缘 12 点方向有一个豌豆大小的肿块就诊,她没有发热,但这个区域有触痛。医生考虑乳管堵塞,并建议使用热敷,同时增加母乳喂养频率。

短短几天,这位母亲打电话跟家庭医生说,她的乳房肿块已经长到了鸡蛋大小。她仍然没有发热,但立即被转诊给外科医生。外科医生抽吸乳晕下脓肿并进行了药敏培养。当她提到始终没有发热时,外科医生说,他治疗的乳腺脓肿患者中约 25％的女性是不发热的。

细针抽吸没有解决她的问题,2 天后的她做了切开引流手术,术中发现多发性脓肿。手术后,她泵奶以缓解乳房肿胀。她愈合的乳房如**图** 257 所示。

图 257 中的母亲由于身心受创而决定断奶。BWC 为她制订了一项慢速的断奶计划,以保护正在愈合的乳房免受乳房肿胀压力的困扰。母亲使用吸奶器泵奶,并逐渐减少每次泵奶的分钟数,并慢慢减少每天的泵奶次数。

举例来说,在第 1 天,母亲从每天的 8 次泵奶中减少一次,剩余的 7 次每次泵奶 12 分钟。她按照这个计划进行几天,直到乳汁减量乳房感到舒适后,她再将每次减少到 10 分钟,保持几天,直到乳汁产量再次稳定下来。接着她再减少一次,每 24 小时吸 6 次,当乳汁产量适应 6 次时,她再将每次泵奶减少到 8 分钟。

她持续以这种方式,交替减少泵奶次数和每次分钟数,直到乳汁不再产生。在此期间,当她感到不适时,医生指导她短暂使用吸奶器,释放乳汁累积的压力,避免肿胀影响乳房组织。这种极其缓慢而小心的断奶过程对于帮助伤口愈合是必要的。所有吸出的母乳通过瓶喂给婴儿,配方奶的用量随着乳汁的减少而逐渐增多。整个断奶过程约 4 周。

切口慢慢愈合期间,BWC 建议她穿一件柔软的棉质运动文胸,以帮助固定无菌敷料,并支撑乳房,避免乳房的重量牵拉伤口。棉布条也可以覆盖在敷料外,以轻轻地支撑乳房。

这位妇女在乳腺脓肿治疗 6 个月后,因发现另一个乳房肿块回到乳腺外科医生处就诊。乳腺超声提示为一个积乳囊肿(无菌的充满乳汁的囊肿)。外科医生通过乳房上方的原切口切除了这个囊肿。

乳腺脓肿手术后的后续哺乳

图 257 中这位母亲在她第 1 个孩子只有 11 个月大时再次怀孕。得过乳腺脓肿和积乳囊肿的那侧乳房似乎仍处于愈合过程中。旧切口部位的瘢痕组织出现拉伸和变红,在整个妊娠期持续疼痛。她的第 2 个婴儿足月出生时正是她最初的脓肿治疗后的 20 个月。母亲再次经历了乳汁的大量产生,医生建议她好好休息,以防过度疲劳和乳房肿胀。

出院前,她的乳头再次皲裂,并在右乳与之前脓肿不同的位置发现乳管堵塞。这次她立即咨询了乳腺外科医生,并预防性地服用了抗生素。这个肿块持续存在,虽然她没有发热,但她的右乳房疼痛有加重,尤其是在旧瘢痕的部位。外科医生检查再次发现了积乳囊肿;然而,由于它没有增大,因此没有立即手术。(积乳囊肿如果没有快速增大、不痛也不影响泌乳,通常不进行治疗)

这位母亲在接下来的 6 个月内经历了 4 次乳腺炎发作(每侧乳房 2 次)。婴儿 6 月龄开始吃固体食物时,她乳汁过多的问题终于开始缓解。随着乳汁产量减少,她的儿子就能更容易地排空她的乳房了,之后她再也没有乳腺炎复发并母乳喂养她的儿子直到接近 2 岁。

这位妇女的第 3 个孩子出生后,外科医生建议她预防性地服用抗组胺药物苯海拉明(Benadryl ®),希望药物抑制分泌的作用有助于改善她的乳汁过多,并预防乳腺炎的发生。

因为她的婴儿每晚睡 4～5 小时,她经常在早上发生乳房肿胀和疼痛,医生让这位母亲睡前服用抗组胺药物。药物似乎有效地让她哺乳期前几周的乳汁略有减少,并避免了乳腺炎和乳腺脓肿的形成。然而对新妈妈们来说,这种药物会导致母亲嗜睡,因此并不特别理想,应给出关于婴儿睡眠实践的安全警告和建议。

乳腺脓肿引流的另一个案例

图 258 中展示了另一种乳腺脓肿切口引流的引流管,是一种小的管子。照片中这位双胞胎的母亲近期刚刚开始一份兼职工作,她认为疲劳和乳房排空不完全是导致乳腺炎和随后进展为乳腺脓肿的原因。她的伤口中最初放了 3 根引流管,拍照时其中 1 根已经脱落。伤口愈合后,她继续母乳喂养。

乳汁中的凝块

在奶牛场,牛奶中肉眼可见的变化通常是奶牛乳腺炎发作的信号。牛奶中的凝块或团块提醒农民早期发现动物疾病(Milner 1996)。女性乳汁中的凝块表明人类也有类似的机制。这可能是凝固酶在起作用,凝固酶是一种由葡萄球菌属微生物制造的蛋白质,可产生纤维蛋白从而起到凝结作用(Hale 2013)。

图 259 展示了一位产后 3 周患乳腺炎的母亲吸出的乳汁中有凝乳块。一些父母更倾向丢弃这些乳汁,特别是当乳汁中带有血迹时。然而其实这些乳汁是无害的、可以食用的,婴儿们可能在根本没有注意到的情况下直接从乳房中喝下这样的乳汁,似乎也并没有损害健康。

MRSA 感染母亲的案例研究

KH 曾与一位 G1P1L1(第 1 次怀孕、第 1 次分娩、第 1 次哺乳)的母亲合作,她有着复杂的健康史和挑战性的问题。6 年前,她的两侧乳房各切除了 1 个硬的、豌豆大小的乳头状瘤(良性肿瘤)。她的右乳乳晕上有 1 个 0.635 厘米的切口,左乳有一个 3 点 30 分~8 点 30 分的环乳晕切口(内下至外下区域)。她的健康史包括多囊卵巢综合征(PCOS)的诊断,她有生育问题,在辅助生育治疗后怀孕。她的乳房发育不全,形状异常,双乳间距很大。所有这些因素都是泌乳问题的危险信号,尤其是早期乳汁过少。

在这个案例中,尽管存在以上所有风险因素,但并没有母乳产量的问题发生。这名妇女的婴儿体重正常增加。然而在产后 4 周时她发现一个右乳肿块,咨询了她的乳腺外科医生后,医生对这个他认为是囊肿的东西进行了细针抽吸引流。

手术当天下午,这位母亲的乳房出现了剧烈的刺痛。她的乳房变得肿胀,婴儿拒绝母乳喂养。下午晚些时候,这位母亲使用布洛芬来缓解疼痛。她使用吸奶器来减轻充盈感,观察到吸出的乳汁内带有血迹。半夜,她出现寒战和 39.4℃ 的高热。

她联系了医生开出双氯青霉素的处方,并从一家通宵营业的药房买到了药物。她从早上 5 点左右开始口服抗生素。这时,她吸出的乳汁已经变成了黄色。(乳腺炎期间有时会观察到乳汁变色)

2 天后,经过 40 小时的抗生素治疗但情况只有轻微的改善,这位母亲开始担心她右乳头表面形成的水泡。她的右乳房饱满而坚实以致无法让婴儿含接,也无法排出任何乳汁。正是因为如此,她联系了 KH 要求进行家访。

在初次哺乳咨询时,这位母亲的整个右乳又红又热(**图 260**),体温为 38.9℃(102℉)。她用吸奶器吸了 2 小时,仅获得 57 克乳汁。吸奶器虽然软化了部分乳房近胸壁的区域,但未能软化乳晕周围区域。泵奶过程中,乳汁滴落而没有喷射,表明流出受阻。乳汁是亮黄色的(**图 261**),KH 担心乳腺脓肿的可能性,催促这位母亲联系医生。

因为第 2 天是假日,这位母亲选择不去打扰她的医生。她整晚继续尝试软化她的乳房,但只再吸出了 28 克乳汁。第 2 天早上,KH 电话随访这位母亲,并得知她的体温仍在升高。当这位母亲说她没有向医生报告她的症状时,KH 告诉这位母亲她认为这个情况很紧急。这位母亲随后同意联系她的医生,医生了解她的病情后坚持立即进行评估。这位母亲随即被收治入院开始静脉注射左氧氟沙星(Levaquin™)抗生素治疗,婴儿也被允许陪她一起入院。

对她的患侧乳房超声检查没有发现任何脓肿,提示诊断为蜂窝织炎(乳腺小叶间结缔组织感染)。母亲正在从患侧乳房中吸出橙色的乳汁(**图 262**)。

在静脉注射左氧氟沙星治疗 3 天后,这位母亲仍有发热,病情没有好转。吸出的母乳被建议停用,以免婴儿长时间摄入左氧氟沙星。

最终培养结果表明感染是由 MRSA 引起的,随即开始静脉注射万古霉素治疗。更换抗生素后,这位母亲的情况开始慢慢好转。在开始万古霉素治疗的 3 天内,只要婴儿在身边,她就恢复用健侧乳房进行母乳喂养。在感染的急性期,婴儿补充了一些配方奶,在严格的每 3 小时一次的泵奶计划下,她的乳汁产量增加并最终停用了配方奶。父母丢弃了从患侧乳房中吸出含有大硬币大小的凝块的乳汁。母亲住院 1 周后出院,并继续静脉注射万古霉素。

KH 再做了一次家访并拍了一些照片,观察到乳房(**图 263**)比她初次就诊时看起来更为红肿。母亲正在从患侧乳房中吸出红色的乳汁(**图 264**),其中常有一些含有凝结物质的凝块。**图 265** 中,可以看到乳汁从原来细针抽吸部位的皮肤渗出。这位母亲泵奶或者母乳喂养时,使用干净的一次性尿布来吸收这里漏出的乳汁。

图 266 展示从原来抽吸位置的孔里拉出一块凝结的乳栓。图 267 展示了从她的乳头滴落的丝状乳汁。

在**图 268** 中这位母亲正在用健侧乳房喂养婴儿。

静脉抗生素治疗在抽吸手术后近 1 个月终止。在接下去的几周里,这位母亲用健侧乳房进行母乳喂养,并继续用吸奶器排空愈合侧的乳房。尽管在图 269 中仍然可以观察到乳汁从伤口渗出,但乳房的外观大为改善。大约在这个时候,婴儿恢复了从患侧乳房直接母乳喂养且没有任何不良影响。

大概在这次感染的 4 个月后这位母亲恢复了全职工作,婴儿也开始睡整觉。这位母亲继续用吸奶器吸出多余的乳汁,并捐赠了 34 019 克之多。在她这个案例中,PCOS(多囊卵巢综合征)的病史和形状有些异常的乳房都没有影响她的产奶能力。

图 270 展示她的乳房在婴儿 1 岁生日前几天完全愈合。

这种情况下的医疗处理可能存在不同意见。关于婴儿在母亲服用处方药物时是否可以继续母乳喂养,有各种各样的建议。这位母亲的孩子母乳喂养了 2.5 年,在母亲下一次怀孕的过程中断奶,并未观察到母乳喂养有任何不良影响。

如此致命的感染是如何发生的? MRSA 可能是在住院期间通过皲裂的乳头感染的。Saiman(2003)描述了 8 名产后妇女的病例,在分娩后平均 23 天出现皮肤和软组织感染MRSA。在这个案例中,病原体也可能在抽吸术的过程中进入她的乳房。这位妇女的丈夫是一名医生,病原体也有可能留在他的衣物或皮肤上被无意中带回家(Merlin 2009)。

这个案例生动地说明了密切随访的重要性。幸运的是,KH 认识到这位母亲的病情正在恶化。她的坚持对于确保母亲向医生报告病情并及时接受紧急治疗至关重要。

该案例还记录了严重感染需要多长时间才能完全痊愈。这种经历对整个家庭来说都是创伤性的事件。哺乳顾问可以在此期间提供重要的情感支持。分享这些案例细节和照片可以让家庭成员放心,他们的经历并不是独一无二的,只要悉心照料,假以时日,他们的问题最终会得到解决。

乳腺病毒感染

虽然 MRSA 相关乳腺炎和乳腺脓肿病例的发病率有所增加(Berens 2010),但并非所有乳腺炎症都是由细菌感染引起的。如第八章所述,疱疹病毒和手足口病毒引起的溃疡也可发生在乳房皮肤和乳头上(**图178,图179**)。人乳头瘤病毒(HPV)、EB病毒和流感病毒都已被从人类乳腺组织中鉴定出来。Paquette(2015)总结:"……乳腺组织中的流感病毒感染可能会加重乳腺炎或增加母亲的乳腺炎发病率,应研究其与常驻及外来微生物种群间的关系。"其他家庭成员如存在病毒感染可为诊断提供重要的信息。在这些情况下,应考虑乳腺病毒感染。

妊娠期乳腺炎/非哺乳期乳腺炎

乳腺炎,甚至乳腺脓肿形成都会在妊娠期发生(Malik 2015)。可能的原因包括:外伤(包括身体虐待)、对乳头施用腐蚀性化学物质(导致皲裂)、结核、糖尿病、湿疹和银屑病等引起的皮肤病及炎性乳腺癌。

乳腺炎也可发生在非哺乳期妇女和男性(Abdel Hadi,2005)。病因包括肉芽肿性乳腺炎、垂体疾病、乳管扩张、脂肪坏死、糖尿病和乳腺癌(Chang 2019)。BWC在一名绝经后妇女身上观察到乳房肿块和不伴发热的乳腺炎症状,该妇女最近的健康史除了牙科手术外,未见特殊情况。她的乳房肿胀和疼痛自发缓解且没有复发。超声检查并没有发现任何肿块或乳腺癌的征象。

乳腺炎与母亲情绪状态/抑郁

身体炎症已被确定为抑郁症的关键风险因素,许多患有乳腺炎的女性似乎都有一定程度的情绪障碍(Kendall-Tackett 2007)。炎症引起的化学变化可导致皮质醇(一种压力激素)的释放增加。BWC在为患有乳腺炎的妇女提供咨询时,会常规提供对于抑郁的预期指导。其中包括一个简单的保证,即情绪通常会在病情恢复后立刻好转。关于休息和营养饮食的建议,包括保证充足的蛋白质摄入等都很重要。哺乳顾问必须认识到乳腺炎治疗费用也可能增加家庭压力,并避免提出非必要或有疑问的治疗建议,以免增加支出。哺乳顾问可以建议向朋友、家人或邻居求助,请他们临时帮忙做家务、做饭和照顾婴儿,以便母亲能够休息和母乳喂养。这将有望减少病程持久带来的影响。如果母亲抑郁持续或恶化,哺乳顾问应鼓励她咨询医生。

其他来源的乳房疼痛

在评估母亲的乳房疼痛时,必须排除其他情况。阵发性乳房疼痛可由乳头血管痉挛引起(Page 2006)。虽然它可能不会造成组织损伤,但母亲可能会经历乳房深部疼痛,并放射至胸壁。这种疼痛会让母亲们感到担忧,她们可能会认为这是疾病的征兆。当明确血管痉挛不会对乳房造成伤害时,她们往往能更好地应对。血管痉挛通常与乳头发白有关。哺乳顾问应建议母亲注意乳头发白是否伴有疼痛,了解这种现象后就不会那么害怕了。正如之前在第八章中所讨论的,温暖就可以缓解疼痛,这为母亲提供一种简单的方法来解决疼痛。如果血管痉挛让人非常虚弱,还可以使用硝苯地平等药物治疗(Anderson 2020)。

乳房下方其他组织疼痛(肋软骨炎)也可能让母亲们担心自己得了乳腺炎。这种疼痛可能是由于娩出阶段的肌肉劳损、剧烈的上身运动或母乳喂养期间的不良姿势造成的。母亲们可以避免举起重物和重复性应力的动作,例如,用汽车座椅替代人体工程学吊索或背带来抱孩子。肌肉拉伸和按摩疗法有助于缓解胸部疼痛(Kernerman 2014)。

纤维肌痛也可能是引起胸部疼痛的原因之一。

宣传乳房健康

哺乳顾问在协助患有乳房疼痛的妇女时必须提供随访,以确保她们康复或接受额外的护理。在任何情况下,哺乳顾问都应注意感染控制,尤其是手卫生。他们必须意识到金黄色葡萄球菌及其他细菌、病毒等病原体可以在物体表面长时间存活。清洁的笔、秤、夹板和其他患者间共用的物品是提供良好护理的关键。

哺乳顾问应在其社会和国家内倡导改善妇幼保健及获得妇幼保健的公平机会。由于许多妇女在出院后出现母乳喂养问题,哺乳顾问还应倡导基于社区环境的持续护理。所有家庭都应该能够在母乳喂养的任何阶段寻求到帮助。

没有什么能比分享这张照片更好地传达这一问题的紧迫性(**图271**),该照片记录了一名因乳腺炎治疗不及时、护理不充分而遭受严重创伤和痛苦的妇女。(图片由 Veronica Schaedler, IBCLC 提供)

小　　结

哺乳期乳腺炎是一种常见的疾病,其症状会不断恶化。乳腺炎会严重影响产妇的身心健康,影响母乳喂养,并增加家庭的医疗费用支出。需要更多的研究来鉴别非感染性和感染性乳腺炎。应采用一致性的术语,以促进设计能更好地管理哺乳的最佳方案的研究。大多数临床医生强调,对于患有乳腺炎的母亲来说,有效地排出乳汁、处理乳头皲裂和减轻疼痛是非常重要的。哺乳顾问有责任识别乳房疼痛的各种原因,并与医疗保健专业人员进行有效沟通,以保障有需要的妇女能得到及时的医疗护理。

第十二章

乳腺癌:哺乳相关问题

哺乳顾问可以帮助乳腺癌患者(无论是怀疑为乳腺癌者,新诊断的乳腺癌者,或者是曾患乳腺癌者)了解乳腺癌的预警信号,并及时转介哺乳期妇女进行医学评估是至关重要的。由于妇女可能在乳腺癌治疗后怀孕,因此应该向选择母乳喂养的乳腺癌幸存者提供准确的信息和富有同理心的咨询(Linkeviciute 2020)。她们可以放心,在癌症治疗后母乳喂养是安全的,单侧乳房就能为 1 个或多个婴儿产生足够的乳汁(Johnson 2019)。

发病率、风险和风险降低

乳腺癌是女性中最常见的癌症,也是全球第二大常见癌症,2018 年新增病例超过 200 万例(世界癌症研究基金会 2018)。缺乏母乳喂养或母乳喂养时间短可能是乳腺癌发病率高的原因。这在母乳喂养率低的国家尤为明显(乳腺癌激素因素协作组,2002)。例如,在比利时和法国等欧洲国家,乳腺癌发病率很高,这些国家的母乳喂养率低,持续时间短(Shield 2018)。

有生育史(生过孩子)且母乳喂养至少 12 个月的女性可以降低患乳腺癌的风险(Zhou 2015,Ganju 2018),尤其是 BRCA1 突变携带者(Kotsopoulos 2012)。母乳喂养和母乳喂养史都能降低乳腺癌风险(Freudenheim 1994,Martin 2005)。如果累计母乳喂养时间超过 6 个月和(或)至少怀孕 1 次,则患原发性乳腺癌后的生存率更高(Loof-Johanson2016)。

在妊娠期和产后早期发生浸润性乳腺癌的风险升高,因此在这些时期识别乳腺癌预警信号变得至关重要(Callihan 2013)。

当母乳喂养持续时间较长时,与乳腺癌相关的医疗保健系统的经济负担就会减少(Unar-Munguia2018),这一情况在存在医疗保健差异的环境中尤其显著。例如,非裔美国妇女母乳喂养率较低,同时死于乳腺癌的风险更高。大多数妇女不知道母乳喂养可以预防乳腺癌的发生,如果医疗工作者能提供这些信息,将影响更多的妇女进行母乳喂养。

应该注意的是,男性也会患乳腺炎和乳腺癌,因此当男性乳房发生变化时同样应该就医。

哺乳妇女乳腺癌的预警信号及误诊风险

在美国,乳腺癌的误诊是医疗事故诉讼的常见原因。医务人员可能会因怀孕和哺乳而被转移注意力,忽视或遗漏一些症状,这些症状若发生在非哺乳妇女身上发生会立即引起重视并开展乳腺癌评估(Mitchell,2019)。这些症状包括:

- 形状不规则的乳房硬结或肿块
- 不能移动的("固定的")乳房肿块,在哺乳或泵奶后没有明显减小
- 皮肤凹陷(橘皮状)或粗糙的皮肤
- 乳房红肿,无发热
- 乳头硬结
- 乳头血性溢液,尤其在产后早期

由于其中一些症状也可能是哺乳相关的乳腺炎引起的,因此如果这些症状在乳腺炎治疗后持续存在,哺乳顾问必须转介妇女进行进一步的医学评估。

乳 腺 癌 类 型

乳腺癌包括至少 21 个亚型。这些亚型因遗传因素和与特异的激素受体的相互作用而不同(美国癌症协会,2019)。治疗效果和个体预后可能因乳腺癌的类型和个体遗传谱而有很大差异。治疗方法现在则越来越多地考虑到这些差异从而进行个性化治疗。

乳腺导管原位癌(ductal carcinoma *in situ*,DCIS)是一种非侵入性疾病,肿瘤细胞在乳腺导管内发展,但尚未扩散。DCIS 可能发展成侵袭性乳腺癌,也可能不会。DCIS 通常需要手术治疗,有时也采用放疗或激素疗法来治疗。小叶原位癌(lobular carcinoma *in situ*,LCIS)是一种类似于异常细胞在乳腺小叶中过度生长的情况。

炎 性 乳 癌

炎性乳癌(inflammatory breast cancer,IBC)是一种致死率很高的浸润性肿瘤,尽管 IBC 发病率不高(仅占全部乳腺癌病例的 1%～5%),但预后往往较差。非裔美国妇女患 IBC 风险更高(Cristofanilli,2003)。尽管所有女性都可能罹患 IBC,但肥胖、40 岁以下、没有母乳喂养史的女性(Fouad2018,美国癌症协会 2019)风险更高。早期诊断至关重要,然而,哺乳期妇女炎性乳腺癌的诊断可能会被延误,因为它和乳腺炎的症状相似。

患有 IBC 的女性通常不会发热,但乳房皮温会升高、发红、沉重和肿胀,乳房皮肤通常会有橘皮样变,皮肤发红区域比较大,往往覆盖整个乳房。乳头通常扁平且硬化(有时回缩,并可能出现溢液且结痂(Dahlbeck 1995)。由于通常没有明显的肿块,IBC 很难通过钼靶射线

发现,需要细胞活检来确诊。可以通过细针穿刺或切除活检检查乳腺、淋巴结和皮肤细胞来证实诊断。

德克萨斯大学休斯顿安德森癌症中心的研究发现,一些因 IBC 症状就诊的母亲被给予了乳腺炎治疗,且在症状未能缓解时,没有得到后续诊断评估(Kelly2013)。尽管乳腺炎在哺乳期很常见,但 IBC 研究人员提醒说,在没有改善的情况下使用第 2 或第 3 轮抗生素是不合理的。当抗生素治疗失败时,应采用超声检查来确定是否存在肿块,并对乳房进行活检。与其他类型的癌症一样,IBC 的早期识别提供了最佳的生存机会。在 30 多年的临床实践中,BWC 遇到了 4 例最初被误诊为哺乳期乳腺炎的 IBC 患者。

罕见的 T 细胞淋巴瘤和纹理型乳房植入物

在美国、英国和欧洲都报道了一种罕见的 T 细胞淋巴瘤的病例,它与纹理型乳房植入物有关,这种淋巴瘤在硅凝胶或盐水填充物周围的假体容器中发展,表现为植入囊周围的隆起或肿块,红肿以及乳房大小或形状的改变。监管机构建议女性了解植入物的类型,并在常规检查时提醒她们的医生监测乳房健康,应该建议正在考虑隆胸的妇女使用光滑型植入物。在一些国家,已经开始对纹理型植入物进行召回(Medscape 2019)。

妊娠期和哺乳期乳腺癌

乳腺癌的首次发生可能在怀孕期间,也可能在哺乳期。一些以前被诊断为乳腺癌的妇女可能会复发。事实证明,末次分娩和诊断乳腺癌之间的时间是妇女预后的一个重要决定因素(Sun 2016)。产后 5 年内诊断出的乳腺癌通常更具侵袭性(John-Son 2020)。育龄妇女延误诊断和治疗的原因很复杂。包括医务人员缺乏警惕性(例如,认为乳房变化与怀孕或哺乳有关)。女性可能会因为恐惧、负担不起医疗费或过于繁重的工作和家庭负担而推迟就医。

产前检查应包括一系列乳房检查,以便妇女熟悉她们的乳房,她们应该知道,哺乳期的乳房有肿块是正常的。怀孕期间可能发生乳房压痛、导管堵塞和乳腺炎,哺乳期出现这些症状更常见。最值得关注的是,哺乳后无法软化,且通过常规治疗后仍未好转的肿块。对于固定(不可移动)、形状不规则、与周围乳腺组织不同的可疑肿块应进行评估(Lind 2004)。患者和哺乳顾问必须坚持不懈地主张进行明确的医学诊断。

在育龄接受乳腺癌治疗的女性自然会担心未来怀孕和母乳喂养对她们生存的影响。“在诊断很久后分娩和哺乳可能与更高的生存率有关”(Loof-Johan-son 2016)。一项为期 7 年的研究跟踪了一位雌激素受体阳性,有乳腺癌史并在诊断后怀孕的女性。这项研究将她们的存活率与一组匹配的未怀孕妇女进行了比较,发现怀孕对患者的结局没有影响。这提供了“乳腺癌治愈者包括那些患有雌激素受体阳性乳腺癌的妇女怀孕是安全的”的证据(Lambertini 2018)。

诊断试验与哺乳

在不断奶的情况下对孕妇和哺乳期妇女进行影像学检查是安全的,尽管妊娠期和哺乳期乳房的密度可能会使乳房 X 线摄片的解读更具挑战性。如果一名妇女处于哺乳期,她应该在做影像诊断之前排空乳汁,以提高自身的舒适度和诊断成像的准确性(Johnson 2020)。

超声(**图 272**)是一种无痛影像诊断技术。它是孕妇和哺乳期妇女的首选影像检查方式,因为它可以区分脓肿、乳腺囊肿和实体肿块如肿瘤(Freund 2000,Lind 2004,Johnson 2019)。如果超声不能提供明确的诊断,需要进行乳房 X 线检查。在哺乳期进行增强 MRI 也是安全的(Johnson 2020)。

穿刺活检:从囊肿中抽取液体以确定乳腺肿块的性质。乳腺囊肿,有时被称为积乳囊肿,哺乳期可在乳房中形成,它们是良性的,通常无需处理,但如果它们不断增大或引起疼痛,则可能需要引流。脓肿是充满脓液的囊肿,需要引流或切除。

切除活检:某些类型的肿瘤,如纤维腺瘤,是常见的良性肿瘤。血肿也可能因为外伤(安全带损伤)或过度剧烈的乳房按摩而出现在乳房中(Mitchell,2019)。乳腺活检是最明确的诊断措施,用于确定肿块的性质并排除癌症。虽然活检通常是必要的,但由于切口、部分乳腺组织的切除,活检对当前或未来的哺乳有一定程度的风险,也存在造成感染的可能性。

乳腺癌也可发生在异位乳房和副乳中(Shukla,2015)。在这种组织中出现肿块和肿块增大,应及时进行影像诊断、穿刺活检和细胞学检查,以确定是否存在异常细胞,除非是在产后最初几周的正常肿胀,而在此期间,如果其他迹象表明需要进行癌症评估,更推荐使用超声检查,因为其侵入性较小。

化疗及其对母乳喂养的影响

化疗通常被用于治疗癌症。由于化疗会使一些妇女不孕不育,这被定义为化学性绝经。然而,也有妇女在化疗后成功怀孕。

一些化疗药物可以在怀孕期间使用,怀孕期间的化疗可能导致实际或感觉上的双乳泌乳量减少,并增加母乳喂养困难的风险(Stopenski 2017,Johnson 2020)。

因为化疗药物对婴儿具有毒性作用,化疗期间应停止母乳喂养。在某些情况下,例如治疗周期之间安全母乳喂养是可行的(Johnson 2019)。

放射治疗及其对母乳喂养的影响

放射疗法,简称放疗,也是治疗乳腺癌的方法之一,可能使放疗乳房无法哺乳。在大多数情况下，放疗的乳房乳汁产量显著减少（Moran 2005）。Leal（2013）指出至少50%的患者在放射治疗后可以泌乳，但泌乳量减少。未受影响的乳房可以正常泌乳。

David（1985）报告了一个36岁女性的病例，她因"Spence区右尾低分化浸润性导管癌"接受了放疗。她的乳房肿瘤被切除，癌症尚未扩散到淋巴结。1年后她怀孕了，在怀孕期间，她接受治疗的右侧乳房没有像未接受治疗的左乳那样增大，但在分娩后，接受治疗的右侧乳房可以泌乳，乳汁略稀，泌乳量约为左乳的一半。这种现象的意义尚不明确，但接受过放疗的乳房产生的乳汁中钠含量增加可能会导致婴儿对乳房的排斥（Leal 2013）。

约90%的患者会出现不同程度的辐射诱导性皮炎，这种皮炎会造成严重的不适并限制日常活动（Harper 2004）。此前，由于担心肥皂的干燥作用会加剧辐射相关皮炎，因此不建议用肥皂和水清洗放疗区域皮肤。然而系统评价发现，不清洗皮肤的患者中有33%出现湿性脱屑（皮肤变薄），而用肥皂和水清洗的人中仅有14%出现湿性脱屑（皮肤变薄）。Roy（2001）推测清洗可以通过去除皮肤基底层炎性刺激的微生物来减少湿性脱屑的风险。研究得出结论，清洗皮肤不会增加皮肤毒性，对于决定在放疗期间用放疗侧乳房进行母乳喂养的患者，应该告知其皮肤破损和乳腺炎的风险，这可能会延迟或使治疗复杂化（Johnson 2019）。

乳腺手术及其对母乳喂养的影响

手术是另一种治疗乳腺癌的方法，手术类型包括全乳切除术和部分乳房切除术（肿瘤切除术）。曾经接受过乳房切除术的女性应该被告知，剩余的乳房可以为单胎婴儿生产足够的乳汁，在某些情况下，甚至可以为双胞胎生产足够的乳汁。哺乳顾问可建议产妇在产后早期，哺乳后使用吸奶器泵奶以增加健侧乳房的泌乳量。

如果乳晕区域的手术切断了乳头的神经，排乳反射可能会受到影响（John-Son 2019）。应告知做过保乳手术（如肿块切除术）的女性，由于乳腺管被切断、神经敏感度下降和小叶组织的切除，她们的术侧乳房泌乳量可能会明显减少。与环形切口相比，放射状切口可以减轻这种影响，因为它切断的导管较少（Johnson 2019）。

如果女性在哺乳期被诊断出乳腺癌，可能需要进行紧急断奶，以尽可能减少乳汁分泌。然而断奶过程不应延误肿瘤手术，从手术切口漏出的乳汁可能有助于保护伤口免受感染。

BWC曾接待过一名女性，她在接受了乳腺癌肿块切除术后，顺利地进行了单侧母乳喂养。她的婴儿出生后，术侧乳房变得肿胀。这位母亲观察到乳房自发的漏奶，表明有一定程度的乳汁分泌和功能性泄乳。因为她选择不用术侧乳房哺乳，该侧乳房很快就退化了。

图273中的48岁女性被诊断为乳腺癌。几年前，她曾母乳喂养她的孩子。需要注意的是，母乳喂养史并不能排除后续发生癌症的可能性。观察在乳晕边缘隐约可见的早期活检留下的瘢痕，与最近的肿瘤切除术瘢痕完全平行，提示她曾罹患良性肿瘤。

图274中的是同一位女性在接受放射治疗时的照片，注意她的皮肤呈现青铜色外观。**图275**展示了腋窝活检的瘢痕，这次活检的目的是检查她的乳腺癌是否扩散到淋巴结。

图 276 中的另一位女性最近刚刚分娩了婴儿。8 年前,她为治疗左乳乳腺癌接受了肿块切除术、放疗和化疗。她报告说,治疗后的乳房在怀孕及产后没有任何大小变化。她计划用右乳进行哺乳。

乳房切除术后成功母乳喂养 2 例

病例 1:一名 32 岁妇女(**图 277**)在她被诊断出乳腺癌时,她有 3 个孩子。接受了乳房切除术和化疗后,她被告知将面临化学性绝经。所以当 4 年后发现怀孕时,她和家人都很震惊。她顺利度过了妊娠期,并在助产士的帮助下在家分娩。2 周后,她请 BWC 进行哺乳咨询,因为她健侧乳房上发生了乳头皲裂。她说自己因为治疗癌症而引起了“精神创伤”,也不愿意与她所谓的“医疗机构”打交道。她的宝宝发育良好,从乳头裂口的方向来看,主要问题是常规的哺乳姿势和含接方式不当。

BWC 指导母亲轻轻地清洗伤口、泵奶,让乳头有机会愈合。助产士开具了外用莫匹罗星软膏预防感染,用泵出的母乳瓶喂婴儿 5 天,直到伤口愈合。作为一位有经验并决心成功母乳喂养的母亲,她并不担心中断亲喂或使用奶瓶会导致婴儿拒绝乳房,婴儿很顺利过渡到母乳亲喂。在这个案例中,这名女性癌症幸存者的身份意味着她需要仔细地评估和咨询支持,但乳头破损的情况与她是一名癌症幸存者没有直接关系,对这位妇女来说,通过有效的措施来治愈乳头皲裂和情感安慰是至关重要的。

病例 2:一位 28 岁的产妇(**图 278**)正在母乳喂养她 18 日龄的第 3 个孩子。她的丈夫在去年夏天发现她的左侧乳房有一个肿块,她当时正在给他们 2 岁的儿子喂奶,认为肿块是乳腺管堵塞。然而,常规的方法没有消除这个肿块,由于母亲耳聋,父亲通过电话联系BWC,描述了这个持续存在的肿块。BWC 建议进行医学评估,一名乳腺外科医生进行了穿刺活检,并在穿刺组织中检测到癌细胞。外科医生建议立即断奶并切除乳房和腋窝淋巴结。

BWC 协助进行了紧急断奶,并拍摄了这一过程。在**图 279** 可见隐约的伤痕出现在左侧乳房 8 点的活检位置。在断奶的第 3 天(**图 280**),乳房肿胀减轻,肿瘤所在的乳房底部能看到硬结。

这名女性在乳房切除术后进行了化疗和放疗,放疗期间这名妇女意外怀孕,她的第 3 个孩子是足月出生的健康女婴,母乳喂养顺利地进行了 5 个月,在此期间她仅用单侧乳房喂养,婴儿健康生长。5 个月之后,她开始逐渐断奶,以便让医生根据她血液中的肿瘤标志物的升高来进行诊断。遗憾的是,在这些照片拍摄的 5 年后,这位年轻的母亲因乳腺癌去世了。

活检排除乳头佩吉特病的体会:一个简单的案例研究

一位正在母乳喂养二孩的 32 岁母亲在产后第 7 天向 BWC 咨询,她的两侧乳头发红,发炎，左侧乳头有分泌物和结痂现象，婴儿没有舌系带过短的问题，下颌也不后缩，BWC 在调整了哺乳姿势后，给出了标准的乳头疼痛建议。然而，在 24 小时内，母亲出现了发热症状，医生使用了抗生素，经过 1 周的抗生素治疗，母亲出现了乳房灼痛，她认为是真菌感染，要求医生开具一种局部抗真菌药膏。产后 6 周，她的乳头逐渐愈合，然而依然轻微发炎，这位母亲咨询了第 1 位皮肤科医生。皮肤科医生建议她在每次喂奶后使用水凝胶敷料，但这却加重了她的症状，尤其是左侧乳头。

在接下来的几个月里，这位母亲又咨询了 3 名皮肤科医生，并与她的产科医生和 BWC 保持联系。她接受了真菌感染、葡萄球菌感染和接触性刺激性皮炎的治疗。医生给她开了氟康唑、环吡司霜、酮康唑、阿奇霉素片、来可得软膏、莫米松霜和凡士林。从她的乳汁和婴儿的口鼻中培养出来的菌群都是正常的。在长达 3 个月的时间里，这位母亲只用吸奶器吸奶，并瓶喂婴儿，虽然她的乳头在泵奶期间有所改善，但从未完全愈合，一旦她恢复亲喂，乳头状况就会恶化。

产后 6 个月时，他的左侧乳头仍红肿，有时还会有结痂分泌物，她咨询的最后一名皮肤科医生建议进行穿刺活检，以排除乳头佩吉特病，这是一种类似湿疹的乳头癌症。

母亲同意进行穿刺活检。**图 281** 展示皮肤科医生正在给乳头注射利多卡因以使其麻醉。在注射前，乳头已经涂抹了一种麻药，用来减少注射时的刺痛。

在**图 282** 中，医生用一个小穿刺工具取出了一小块乳头深部组织（**图 283** 中可以看到手术中正在被取出的活检组织），该组织被送去实验室进行检测。皮肤科医生缝合了活检造成的伤口，在拍摄过程中，BWC 对医生表达了担心，即缝线可能会堵塞乳头导管，并影响乳汁流出。

活检几小时后，这位母亲打电话给 BWC，报告显示她泵出的母乳中出现了血凝块，她的乳汁排出不畅，开始肿胀。亲喂比吸奶器能更好地软化乳房，然而，每次亲喂缝线处都会受到刺激，缝线周围的组织被侵蚀，而且她的胸罩在缝合处摩擦，也会刺激伤口。BWC 建议她打电话给医生，医生建议她拆除缝线，并持续使用莫匹罗星涂抹以使乳头上的孔愈合。不到 24 小时，这位母亲的乳房变红，医生给她开了治疗乳腺炎的口服抗生素，她在开始服药后不久乳腺炎就好转了，活检和缝线形成的创孔逐渐愈合。然而，她的乳头（尤其是左边）仍然很脆弱，亲喂对她来说一直都不舒服。

同时，活检没有发现乳头佩吉特病的迹象，事实上也没有确凿证据表明是接触性皮炎或接触刺激性皮炎，结果只显示为"血管扩张"，这是一个非特异性的结果。

虽然检测结果尚不明确，但是否进行了更具特异性的超抗原活性测试存疑，特应性皮炎是一种慢性炎症性皮肤病，可能发生在皮肤被金黄色葡萄球菌定植后。众所周知，金黄色葡萄球菌会产生具有超抗原活性的毒素，这可能导致免疫系统的过度反应。这位母亲可能是在产后第 8 天的乳房炎最初发作时皮肤过敏。超抗原活性的存在为母亲持续的乳头刺激提供了一个可能的解释。

此外，婴儿过度挤压乳头为慢性乳头疼痛提供了另一种有力的解释，然而没有办法对此进行测量。

这个病例说明，有时没有明确的证据来解释慢性乳头疼痛的成因，还说明，即使是医学上必要的诊断程序，如活检，也可能产生意想不到的后果，如这名妇女发生的乳腺炎。

BWC 与这位母亲保持着联系,在 10 年后的一次谈话中,这位妇女说她的乳头疼痛在她断奶后才得到解决。并且,她没有出现永久性的乳房或乳头并发症。

哺乳期母亲乳腺癌复发的简要病例研究

一名女性通过电子邮件联系了 BWC,她因右乳明显乳腺炎而寻求帮助,此前她曾因乳腺癌接受过肿块切除术和放疗,她同意以匿名方式分享她的病例。

"我 34 岁,2013 年被诊断为浸润性 HER－2 阳性乳腺癌,右乳接受了保乳肿瘤切除术和放疗,治疗后不久,我就怀孕了,并在 2015 年 10 月生下一名健康的女婴,两侧乳房都很肿胀并分泌乳汁,然而,我的右侧乳房挤不出奶,我只用我的左侧乳房哺乳。但是我左侧乳房患上了乳腺炎,并使用头孢进行治疗。

1 周后,右乳房变得肿胀坚硬,我做了 CT 和超声检查,结果显示有炎性组织,在每天使用克林霉素 300 毫克治疗 1 周后,右乳房仍然肿胀,且皮肤凹陷(点状),乳房又红又硬,这种现象已经持续 4 周了。医生建议我通过断奶来彻底治疗乳腺炎。我希望继续母乳喂养,但也害怕发生脓肿。同时,我也非常担心这次是乳腺癌复发了,如果您能给我一些建议,我将不胜感激。"

BWC 回复说,在线咨询只能提供最笼统的话术。她建议这位母亲继续和医生保持密切联系,并邀请这位母亲保持联系以获取支持,并继续报告她的疾病的最新信息。

约 2 个月后,这位母亲发送了以下电子邮件。

"……在使用了 3 个疗程的抗生素,包括静脉注射抗生素后,症状持续加重,终于给我做了活检,确诊是炎症性乳腺癌,已经是ⅢC 期了。到目前为止,没有证据表明它转移到其他器官。但是,鉴于它在我的乳房上扩散得非常快,我和我的肿瘤医生都认为,癌症可能已经扩散了。我已经开始接受每 3 周 1 次的帕妥珠单抗和赫赛汀治疗,以及每周 1 次的紫杉醇治疗。现在红肿已经减轻了很多,所以我仍然期待治疗有效。对我来说是最难的是我不得不在我女儿 8 周时迅速断奶。我不能理解的是,我用了 3 轮抗生素,去了 4 次急诊室,看了 2 次外科医生,做了 3 次超声检查后,我才最终被建议做活检以排除 IBC。如果不是我一直坚持,这次活检会延迟到 1 月,到那时癌细胞肯定已经扩散到其他器官了。我和你分享这个故事,是希望你遇到其他女性发生类似情况可以有所借鉴。"

这个病例表明哺乳顾问必须坚持鼓励女性关注那些没有被常规方法解决的乳房问题。一般来说,女性健康在许多国家不被视为优先事项来考虑,这一问题无论是从女权和人权的角度来看,都具有极其深远的意义。

小　　结

从人群层面来看,母乳喂养在统计学意义上可以降低乳腺癌的风险。然而乳腺癌是常见的癌症,可能在妊娠期和哺乳期发生,当乳腺癌发生在哺乳期妇女身上时,诊断常被延迟,从而增加母亲的风险。包括哺乳顾问在内的卫生保健提供者必须意识到乳腺癌的预警信号，且不能忽视持续的肿块或对治疗没有效果的乳腺炎。乳房影像技术在妊娠期和哺乳期是安全的，乳腺癌幸存者可以放心，在癌症治疗后母乳喂养是安全的，他们可能会面临特殊的挑战，但可以通过准确的信息和标准的哺乳期管理来鼓励和支持他们。

第十三章

双胎、三胎、手足哺乳

许多女性成功地母乳喂养了双胞胎，甚至是多胞胎（higher order multiples，HOMs）。然而，由于产妇、胎儿和新生儿的不良结局，尤其是与早产和低出生体重相关的风险增加，因此提供的护理必须切合实际，满足这些家庭的特殊需求。McKenzie（2006）提出，认识到这些母亲需要更多的资源以便实现母乳喂养目标是非常重要的。

多胞胎的发生率

多胞胎发生率的增加可归因于孕妇年龄的增大和辅助生殖技术的应用（Heino，2016年）。全球多胞胎的发生率具有地理区域差异，在全球一些地区呈上升趋势，而在另一些地区则呈下降趋势。例如，巴西在2005—2015年期间的双胎发生率有所增加（Mikami2018年）。然而，美国疾病控制中心（Centers for Disease Control，CDC）（2018）报告称，美国双胞胎、三胞胎和多胞胎的出生率在过去十年中有所下降，可能是由于生殖专家对于多胞胎带来不良出生结局风险的认知提升的结果。

与多胎分娩相关的孕产妇风险增加

一项大型研究发现，相比于单胎妊娠，多胎妊娠孕产妇并发症的发生率更高（Walker 2004）。危险因素包括心血管疾病、先兆子痫、妊娠糖尿病、产后出血、住院时间延长、子宫切除，以及输血的发生率明显增加。以上任何情况的发生都可能会推迟泌乳 II 期的开始时间，并减少早期乳汁的产量，加重母亲的疲惫感。

多胎母亲都需要额外的家庭支持才能实现母乳喂养或通过泵奶维持泌乳。日本一项大样本研究显示，缺乏伴侣支持和母亲焦虑感增加与多胎母亲选择奶瓶喂养存在显著的相关性（Yokoyama 2004）。多胎母亲需要配偶、家庭、朋友和医疗团队的联合支持，才可能成功实现纯母乳喂养或混合母乳喂养（Flidel-Rimon 2006，Mikami 2018）。

其他与早期断奶的双胎母亲有关的风险因素，包括母亲年龄＜23 岁或初产、吸烟以及母亲受教育水平较低(Ostlund 2010)。Mikami(2018)认为婴儿出生体重低、母乳供应不足、缺乏分担家务和照料其他孩子的相应支持以及重返工作岗位均是双胎早期断奶的相关因素。

与多胎分娩相关的婴儿风险增加

双胎和多胎常面临胎儿早产和小胎龄新生儿的情况,他们的吸吮通常对乳房刺激不足,导致母亲大量的乳汁分泌延迟,从而导致喂养不足。正常的泌乳过程一旦延迟,新生儿可能发生难以预料的体重减轻。因此乳汁分泌非常重要,但母亲的医疗状况可能很难立即开启泵奶程序。理想情况下,婴儿要补充母亲的母乳或他人捐赠的母乳。

为了确保体重的增加,可能需要持续几周补充母亲泵出的母乳。为保护乳房,母亲被鼓励经常给婴儿进行母乳喂养,即便如此,对婴儿喂养的改善一般仅会发生在 40~42 周胎龄时或体重 3175 克以上时。在到达这些时间节点之前,模糊的喂养信号可能难以激发婴儿对母亲喂养的兴趣,进而导致母乳喂养过早停止(Damato 2005,Ostlund 2010)。

认知水平-双胎和多胎

多胎妊娠出生的婴儿在 2 岁时面临认知水平较低的风险,相关预测因素包括出生时存在更大的医疗风险、多胎妊娠状态、获得父母单独抚养机会的限制,以及出生头 2 年参加社会活动频率的减少。

母亲在家致力于照顾两个或更多婴儿,她们常担心自己给予孩子们的关心和照顾能否如同独生子女母亲给予的一样多。研究表明,对于多胎父母而言,这种担忧是存在的。Feldman(2005)报道,在婴儿 6、12、24 个月的生长发育评估中,三胞胎得分低于单胎和双胞胎。三胞胎中最小的一个,在 12 和 24 个月时的认知能力明显低于其兄弟姐妹。然而,母乳喂养的"频繁接触"活动能增强对婴儿的刺激,增强亲子联系和情感依恋(Jackon 2016)。

权威专家达成共识称,母乳喂养可以增强所有婴儿的认知发展(Kramer 2008,Deoni 2013)。当母亲们了解到母乳对大脑发育的好处以及母乳喂养活动对促进早期触觉刺激的积极影响时,她们更有可能坚持下去(Fu 2019)。重要的是向母亲们提供信息却不让其感觉到被评价。哺乳顾问可以告知母亲增加积极触觉刺激的其他方法,如靠近胸部的奶瓶喂养、怀抱婴儿时的皮肤接触、和孩子共同沐浴以及给婴儿按摩。

专门的信息和教学需求

多胞胎的新生儿家庭需要对即将发生的情况掌握一些特定的信息,包括针对问题提供的循证建议,以及持续到出院后的母乳喂养支持。

遗憾的是,一项研究中多胎母亲认为,她们获得母乳喂养的健康教育及支持不足(Cinar,2013年),因此,只有2%的受试者能够纯母乳喂养也就不足为奇。她们认为有必要开展侧重于双胞胎孕妇的特殊产前教育,并提供更好的教育材料(包含更多的图片)。

她们还认为卫生保健提供者的信息毫无帮助(Cinar 2013)。例如,许多双胎母亲被建议同时对两个新生儿进行母乳喂养(同时喂养),但她们发现在产后早期这几乎不可行。由于新生儿身形娇小,协调机制尚不成熟,在乳头定位上缺乏辅助,大多数的母亲在前几周更倾向于一次哺育一个孩子(序贯喂养)。她们也不愿意分别为两个婴儿固定分配好两侧的乳房进行喂养,觉得这样不公平,因为通常其中一侧乳房会产出更多的乳汁(Cinar 2013)。

双胎母亲常不知道自己要产出多少母乳或婴儿应该吃多少(第五章回顾了正常单胎婴儿所需的母乳量)。为了更好地支持母乳喂养,医护人员常通过赞扬来鼓励母乳喂养的母亲,却没有考虑到婴儿的大便情况。这种盲目地安慰并无益处,还有可能导致婴儿体重的过度下降。应提供准确的信息,正如我们预计的,在完全哺乳期间,双胞胎母亲的泌乳量为单胎母亲的2倍:每24小时约1 530克(Flidel-Rimon 2006)。

如果婴儿得不到有效的亲喂,应结合泵奶和手挤奶进行喂养。如果双胞胎极度早产或体重非常小,母亲每24小时应至少泵奶8次,以增加乳汁的分泌量和所含的热量(Morton2009,2012)。如果母亲有足够的乳汁且婴儿体力充沛,过渡到直接母乳喂养会更容易。母亲采用多种挤奶方法来增加乳房的刺激,应鼓励母亲将泵出的母乳立即喂给婴儿,而不是将挤出的乳汁冰冻后备用。

母乳喂养相关的设备选择应仔细考量。无论技术含量高低均可考虑采用,但条件允许的话,一个医院级的电动吸奶器可以给母亲带来更多便利。其准确的电子刻度可以反映婴儿的摄入量,从而为孩子提供更加适量的母乳补充。

捐赠母乳在多胎喂养中的使用

多胎母亲在产后初期可能会伴有医疗并发症,从而延误了早期启动母乳喂养支持。然而,一旦母亲的情况稳定,应优先提供泌乳实践指导及对捐赠乳的使用信息,包括来自有资质的母乳库的母乳与来自安全的母乳供者的母乳。

在美国和加拿大,非营利母乳库由北美母乳库协会(Human Milk Banking Association of North America,HMBANA)监管,该协会由各成员母乳库的代表组成。HMBANA自1985年创立以来,制定了很多指导方针,包括确立捐赠要求、捐赠者筛选方案、巴氏灭菌法标准、细菌质量控制标准。运输和追踪机制也旨在建立一个严格的控制链,以保证乳汁安全地从母乳库转运到接收者手中。

《北美母乳库协会指南》的制定基于美国(CDC)、美国食品和药物管理局(FDA)和美国人类捐赠器官血库协会等提出的建议。世界各地的母乳库都遵循类似的指南和其他组织器官捐赠机构制定的相关伦理标准。这些原则强调非营利模式,认为捐赠组织器官不是一种商业化需求,这一原则保护捐赠者免受剥削,保护接收者避免那些为增加利润而偷工减料的处理过程的风险。《北美母乳库协会指南》可以在线查看(www. hmbana. org)。

母乳捐赠者和接收者之间直接进行的母乳捐赠的行为被称为非正式的母乳捐赠或点对点母乳共享,虽然是在谨慎安全处理前提下的利他行为,但却是一种不受监管的做法。各种线上组织协调捐赠者和接收者的关系,并提供安全指南。

需要强调的是,以"点对点"的方式与未经筛查的母乳捐赠者共享未经消毒的乳汁,对于免疫力低下的新生儿和早产儿来说风险极高,这个过程可能发生巨细胞病毒(cytomegalovirus,CMV)的传播,或由于乳汁收集与运输方法不当导致的微生物污染,以及与牛奶混合的污染或掺假(Keim 2013, Keim 2015, Stock 2015)。

配方奶的风险也非常明显,特别是对于早产儿和小于胎龄儿,包括病原污染和重金属污染(Song 2016)、免疫保护缺乏和坏死性小肠结肠炎风险升高(Muller 2016),还可能导致认知障碍(Morley 2004)。

非正规的乳汁共享和配方奶喂养的风险,强调了需要更好、更早期地支持使母亲乳汁的产量达到最优化。此外,增加有资质的、非盈利的母乳库也至关重要,以便为不能充足泌乳的母亲的婴儿提供安全的、可持续的母乳。

时 间 管 理

对于产后早期的母亲来说,在哺乳时合理安置两个婴儿可能并不现实,特别是在缺乏乳房含接指导帮助时。逐一喂养每个婴儿或许是可行的临时策略。良好的哺乳姿势使哺乳更高效,序贯喂养可减少喂养时间。

哺乳顾问可以指出能够提示新生儿未能有效移出母乳的喂养不足指征,包括只吸几次就睡着了、轻且震颤地吮吸、一被放下就哭,以及尿布更换少。母亲一旦观察到这些迹象,就需要花更多的时间泵奶。否则,她可能无法确保自己的乳房定期得到有效的刺激。

随着双胞胎逐渐长大变得更健壮时,同时母乳喂养变得更容易。便于同时母乳喂养的特殊哺乳枕已经研发,对于早期双胞胎进行母乳喂养无法固定时非常有帮助。没有哺乳枕时,使用结实的枕头或卷起的毛巾都能达到效果。

哺乳顾问可以提供宝贵的、特定的信息给母亲的家属,例如向他们显示如何协助摆放婴儿体位、摆放枕头和清洗设备。家属也可以协助完成一些其他的工作,例如在母亲的手边搭一张桌子,放上手机、水杯和营养零食。哺乳顾问要鼓励母亲多休息并接受来自于家庭、邻居、朋友的帮助,尤其是在产后早期数周。

多胎母亲的营养咨询

已知营养不良、代谢紊乱的母乳喂养母亲以及那些接受过减肥手术的母亲需要营养师的营养咨询。哺乳顾问可以为多胞胎的母乳喂养母亲提供一些基本的膳食建议。

双胎或多胎的母亲在母乳喂养时需要富含营养的食物。然而,照顾多胞胎非常耗时,以至于可能会忽视一日三餐。人们习惯采用糖类和碳水化合物来快速补充能量，这些常会导致情绪波动。相比之下蛋白质是更稳定的能量来源，能提供额外蛋白质，摄入的策略包括补充坚果、煮鸡蛋、奶酪和豆类等。日常的膳食除了蔬菜水果外，还应包含一份蛋白质。

帮助母亲获得适当营养的策略包括以下：

- 怀孕期间烹饪和冷冻保存食物
- 组织朋友和家人在产后第 1 周带饭
- 煮双份的食物冷冻或储存
- 用"摇椅时间"准备简单的菜单
- 寻求帮助或雇佣助手帮忙采购和准备饭菜
- 如果条件允许，采用网上订餐和外卖服务

预先拟定好购物清单，如此一来，到用餐时间就不需要过多的准备工作。可以利用婴儿安静或小睡的时间准备好部分食物。哺乳顾问可以提醒母亲们在车里或尿布包里保存不易变质的食物，如坚果、肉干、谷物棒等，以便在外出时作为营养零食。

双胎哺乳图片及优化母乳喂养的具体管理建议

图 284 中展示的是不相称双胞胎。这个词是指双胞胎在大小上表现出明显差异（体重相差＞10％）。约 16％的双胞胎在宫内胎儿期存在至少 20％的差异。导致体重差异的原因仍然未知，但可能与胎盘血流量减少有关，也可能与遗传和环境因素有关。

有报道称双胎患儿患病率和死亡率的增加与双胎生长差异相关，然而如何针对这些人群优化妊娠期管理却鲜有提及（Miller2012）。

有管理双胎母乳喂养临床经验的哺乳顾问常观察到，双胎中较大者接受母乳喂养的能力更强。在同时进行母乳喂养时，较大的婴儿体位摆放上表现出一些优势，可能更有效地刺激射乳反射。但另外一个较弱、嗜睡的婴儿可能需要采用比同时乳房喂养时更安全的哺乳姿势。每个双胎都有机会吸吮到两只乳房，被分配的乳房可能存在潜在的刺激不足，这也可能导致较弱新生儿摄入量的减少。母亲在哺乳期间可以轮换乳房喂养，或在下一次哺乳时交替乳房。

鉴于双胞胎体型小、耐力有限等问题，通常需要短暂而频繁地喂养。建议哺乳顾问和儿科医生每周测量体重来保证双胎家庭的孩子发育良好，如果他们的体重增长不良，应立即开始用挤出来的后奶进行补充（Slusher 2003）。如果父母能够租用更准确的电子秤回家称重，相较于把双胞胎送至诊所更可以节省时间和减轻压力（Kavanaugh 1995）。

图 285 演示了早产双胞胎同时母乳喂养时摆放体位的不易。图中的双胞胎都未能良好地含接并进行有效哺乳，图后方的双胞胎似乎睡着了，前方双胞胎的鼻子埋在乳房中间。这张照片被拍摄后的数秒，被阻塞气道的双胞胎放开了乳房并开始哭了起来。重新摆放体位后（**图 286**）提高了乳汁的摄入量。哺乳顾问通过称重来验证哺乳效果。

图 286 中仍是这位母亲，她使用哺乳枕支撑她的胳膊和一部分宝宝的重量，从而改善了双胎宝宝的体位摆放。然而，为了保持良好的含接，弱小的宝宝需要更多主动体位支持，而

不是被简单地放在哺乳枕上。母亲双手支撑在每个宝宝的肩背部,从而稳定他们的身体,保持下颌贴紧乳房。下颌紧贴乳房会使鼻子向后仰,从而防止**图 285** 中所示的鼻腔阻塞。这个姿势不仅有助于开放气道,还能使婴儿面对着母亲(面对面)凝视(**图 286**),增强亲子关系。

资源贫乏环境下双胞胎紧急护理的低技术干预措施

在一篇个人通讯稿中,vander Wekken(2010)描述了出生在非洲几内亚一个农村的早产异卵双胞胎,她曾采用技术含量低但非常有效的干预措施帮助这位母亲。女婴的出生体重为 1 600 克,男婴的出生体重为 1 700 克。由于没有产检,母亲并不知道他们的实际胎龄。

van der Wekken 在 1 周后随访,并为这对婴儿称重。他们的体重已经分别下降到 1 000克和 1 100 克。她观察到母亲怀抱着男婴尝试着把手挤的乳汁喂进孩子的嘴里,而另一个体重更小的女婴则躺在床上。母亲说两个孩子喂养时不能做到有效的含接,两个孩子看起来都昏昏欲睡,摸上去很冷。

为了提高婴儿的体温,van der Wekken 把婴儿带出来,暂时地放在温暖的沙子里。然后,她指导母亲制订了一个喂养计划,她指导这位母亲在手挤奶之前要洗手,并展示如何对喂奶杯进行煮沸消毒。她告诉母亲每 2 小时喂一次奶,用一个小闹钟帮助她知道什么时候手挤奶和杯喂。

接下来的数周内,母亲经常怀抱婴儿,并杯喂母乳,母亲用袋鼠式的护理来为孩子保暖。袋鼠式的护理,即采用能够持续"佩戴"的布夹或吊带将裸体的婴儿(包裹尿布处除外)置于父母裸露的胸部。

双胞胎每周称重,尽管进行了干预,但在最初的 2 周内每个婴儿只增重了 50 克。两个婴儿都出现了鹅口疮,正在使用制霉菌素治疗;他们的母亲使用咪康唑治疗。男婴还需要治疗眼部感染。第 3 周称重时,这对双胞胎的体重终于开始有了较大幅度的增长。如图 287所示的男婴(由哺乳顾问 van der Wekken 提供)重达 1 250 g,在母亲帮助挤压乳房时能够含接并保持 2~3 次的吸吮。

根据 van der Wekken(2010)描述,在她工作的村里,母乳喂养期间挤压乳房是母亲们常用的方法。她的印象中,在几内亚,使用挤压乳房的方法可以让健康的母乳喂养婴儿增长更快。这个观察结果与已发表的报告结果一致,即母亲哺乳或挤奶时挤压乳房可使乳汁的脂质含量升高(Morton 2012,Becker 2015)。

到第 5 周时,男婴体重达 2 000 g。继续每周监测,双胞胎开始表现出母乳喂养行为的改进。第 3 个月体检时,双胞胎体重均增加至约 3 000 g,并开始按计划接种疫苗。

多胞胎的哺乳姿势

图 288、**图 289** 和 **图 290** 中 7 日龄的双胞胎(接近足月出生)采用多种姿势进行同时母乳喂养。在**图 288** 中,母亲使用枕头在肘部支撑她的胳膊。双胞胎的腿呈"摇篮 V"字型摆放

在一起,母亲托着她们的颈部和髋部以稳定她们的身体。在没有第三者帮助的情况下,这种姿势进行含接是非常困难的,但也可以完成。要在没有他人帮助的情况下成功进行同时哺乳,母亲要观察哪个婴儿需要更多的帮助并首先将其固定好体位。

在**图 289** 中,相同的婴儿在哺乳枕的支撑下呈现摇篮式。对于一些女性来说,枕头的高度并不能把婴儿放在合适的位置来衔接乳头。在这种情况下,由于母亲乳房的乳头朝向合适,哺乳枕的效果很好。

图 290,这对双胞胎都采用的是橄榄球式母乳喂养,哺乳枕放在母亲的手肘下用来支撑她的手臂。

哺乳时,乳房的形状对婴儿的位置摆放与乳头含接也至关重要。**图 288~图 290** 所示的母亲,乳房间距很宽,是喂养双胎理想的形状。虽然乳房间距宽是多囊卵巢综合征的典型体征(参见第九章),但这位母亲没有多囊卵巢综合征病史,她有足够的乳汁喂养 2 个婴儿。乳房的间距和乳头位置的角度,保证她能够很好地摆放体位,同时母乳喂养婴儿。母亲的体型与双胞胎并不总是如此"匹配"。

图 291 中,与新生儿期相比,5 月龄的双胞胎对母亲的身体支持需求减少。此时他们采用跪式体位,面对着乳房。她们用手支撑乳房的重量。母亲身体略向后倾斜,用她的手臂托着每个婴儿。这对双胞胎后脑勺上还有正在愈合的瘢痕,表明他们正在水痘中恢复过来。

图 292 中,8 月龄的双胞胎被用一种特殊的背巾进行母乳喂养。双胞胎已经足够大、强壮,因而乳房的含接和母乳喂养时不需要母亲的帮助,即使母亲来回走动也不会影响哺乳。

图 293 中同时采用了摇篮式和橄榄球式。这对 3 月龄的双胞胎自出生以来一直纯母乳喂养,并且体重增长良好。他们苗条的母亲告诉哺乳顾问,母乳喂养期间要获得足够的能量来维持自身体重是个挑战。哺乳顾问为此提供了提升哺乳母亲营养和热量的策略。

增加休息的策略

多胎的母亲需要利用一切机会休息。只要提前计划好,哺乳休息时间也可以是一段轻松的时光。哺乳顾问建议将需要用的东西放在手边。如**图 294** 那样半躺着哺乳使得这对 1 岁大双胞胎的母亲在喂养期间能把脚悬空进行放松(照片由罗马尼亚助产士 Georgeta Musat 提供)。安全睡眠的倡导者提醒新手妈妈,切勿在沙发上或躺椅上母乳喂养新生儿时入睡,以免增加孩子窒息的风险。

母乳喂养大一点的孩子

图 295 中这对 13 月龄的双胞胎站着被哺乳,当时她们刚刚学会走路。当他们摔跤或是受挫时,母亲常把他们抱在胸前安抚他们,简单而有效的安慰是乳房喂养的优势之一。

三胞胎或多胞胎的哺乳

虽然有关多胞胎的纯母乳喂养的报道比双胞胎少见，但 BWC 和 KH 都经历过三胞胎的案例，可以为其他的多胞胎家庭提供一些经验。

BWC 曾帮助了一名计划母乳喂养三胞胎的医生。在产前咨询期间，这位母亲要求"直接讨论"如何建立并维持足够喂养 3 个婴儿的泌乳量。她坚持认为她不需要寻求鼓励，而是需要实际信息和后勤支持。

出生后，这位母亲得到了极好的家庭支持，并雇了一名育婴师在夜间帮助她换尿布和安顿三胞胎。她坚持纯母乳喂养直到产后 8 周全职回到诊所。在轮班期间，她每 2.5 小时双侧泵奶 15 分钟。她用医院级的电动泵为第 2 天的瓶喂准备母乳。免手扶的吸奶器胸罩使她可以在泵奶时补充营养零食。她还购买了额外的泵奶配件，确保白天能够省出清洗泵奶工具的时间。由于经济条件允许，她雇佣了一名家政人员帮助做饭和打扫，这样她在家休息时就可以按需哺乳。得益于纯母乳喂养，她的女儿们茁壮成长，6 个月开始增加固体食物后，依旧保持着母乳喂养。

Berlin(2007)报道了一位四胞胎母亲因为强大的家庭支持成功进行母乳喂养的案例。Szucs(2009)记录了首次发布的五胞胎案例，共纯母乳喂养了 7 个月。他们采用母乳直接喂养与杯喂泵出母乳相结合的方式，还同时接收经过巴氏消毒的捐赠母乳，并得到了来自于家庭和社区约 200 人的持续支持。

KH 拍摄了一个拥有三胞胎的母亲（**图 296**），她分享说在分泌母乳之前，她为孩子曾短暂地补充过配方奶粉。此后，她可以提供三胞胎所需的全部母乳。她提到，她总是同时喂养其中 2 个，之后，给第 3 个宝宝提供两个乳房的喂养。每次喂养总要有一个宝宝等待。拍照时三胞胎 8 月龄，被最后喂养的那个婴儿双手挤压着乳房，好像是在促进乳汁流出。

高产次的多胞胎出生可能会需要额外的乳汁补充，也可能不需要。一些女性分娩三胞胎后能够纯母乳喂养，或者接近纯母乳喂养。最初，每个婴儿都是轮着喂养。另一种方案是每次同时喂养两个婴儿，并为第 3 个婴儿提供一瓶泵出来的乳汁（基于循环喂养模式）。

来自于多胎母亲的智慧分享

多胎母亲会感觉到孤单无助及不堪重负。有时，哺乳顾问可以分享其他母亲的经验。例如，一位母亲告诉 KH，她正在面临的挑战是如何使她的双胞胎儿子被分别视作独立的个体。遗憾的是，家里关于双胞胎的照片都是两个孩子一起的，她多希望自己能分别为他们拍一些照片留念。另一位母亲告诉 KH，她收到了许多关于双胞胎的负面评论。人们常说："你比我好！""我永远无法哺乳两个孩子！"为了消解这些言论的累积效应，这位母亲特意自我安慰："我拥有双倍的亲吻和双倍的拥抱。"

手 足 哺 乳

手足哺乳是指哺乳 2 个或 2 个以上不同年龄的孩子(通常是兄弟姐妹)。手足哺乳能够在新婴儿到来时依旧继续满足"大婴儿"的需求。母亲密切地照顾新生儿紧张又忙碌,常会使较大的孩子感到被冷落。一些母亲认为,手足哺乳可以保护母亲和较大孩子之间的情感联接(Hills-Bonczyk1994)。也有母亲认为,同时手足喂养减少了兄弟姐妹之间的竞争,让年幼的孩子们有了彼此和平亲密的时刻。

然而,一些母亲认为手足喂养导致情绪紧张和似乎"没有喂哺到"的感觉。卫生保健人员或家庭成员也因为这样的原因给母亲压力,建议离乳。诸如此类的建议和提供离乳的支持也许是合适的;然而,母亲可能仅仅需要从照顾孩子中得到短暂的休息,得到更多的支持和鼓励继续母乳喂养。不是每个人都适合在怀孕期间哺乳较大的孩子。有早产风险的孕妇应向其卫生保健提供者寻求咨询。

手足喂养的母亲通常有丰富的乳汁供应,足够供给两个孩子。当一个新婴儿出生后,较大的婴儿适应增加的乳汁量,暂时增加了母乳喂养次数,但随着时间的推移,通常会恢复到强度较小、次数较少的母乳喂养模式。确保较小的婴儿获得正常生长所需的营养尤为重要。较大的兄弟姐妹哺乳时短时间以内快速排空乳房,从而影响了新生儿的乳汁摄入,导致新生儿未能茁壮成长,此类案例 BWC 遇到过 3 例。母亲应该首先确保较小新生儿的喂养需求。

然而,如果母亲乳汁分泌过多或甚至有强大的喷乳反射现象,有时候较大孩子的吮吸能够帮助释放一些乳汁的压力,促使喂养新生儿时能够更舒适些。母亲手足哺乳一段时间便能掌握其中的规律(Flower2019)。

在与孩子同床而睡时并不提倡对婴儿和较大的孩子进行手足哺乳,这样会增加较小孩子窒息的风险。

手足哺乳的图片

大多数双胞胎在母亲怀孕期间就已知晓,但仍有少数是在分娩时才发现这个惊喜。**图297** 中的母亲并不知道自己怀上了双胞胎。照片中她正在母乳喂养自己 2 岁的儿子,大多数的喂养主要是在午睡时间和睡前,与此同时,她仍然偶尔母乳喂养另一个 4 岁大的女儿。这张图片展示这位母亲一方面纯母乳喂养她的双胞胎孩子,另一方面为了安慰偶尔也会母乳喂养另外两个更大的孩子。

图 298 中,这位母亲同时母乳喂养 4 岁和 16 月龄的孩子。

图 299 中,这位母亲同时喂养 4 岁和 19 月龄的孩子。

图 300,一个 2 岁孩子和她将近 5 岁的哥哥放松地躺在他们母亲的怀里。在一些文化中,这样的哺乳通常在家里午睡时或晚上睡前,不被外人看见,所以人们不常看到这样的画面。但是,**图 301** 所示 3 岁孩子的哺乳在不同的文化传统中并不少见。这在许多家庭中是

一个平常的经历，卫生保健提供者可以从这些图片中受益（Dettwyler 1995，Sugarman 1995，American Academy of Pediatrics 2012）。

婴幼儿期之后继续哺乳的相关法律问题

引入固体食物之后，持续母乳喂养可减少感染性疾病的严重程度，尤其是在资源匮乏的环境中。如果孩子接受母乳喂养，同时接受合适的固体食物，这并不会影响孩子的健康成长（Prentice1991）。在美国，许多人不了解手足喂养和延长母乳喂养。母亲们可能会向哺乳顾问寻求帮助，只因为她们母乳喂养了年龄较大的孩子，她们被指控有不正当的亲密行为或性虐待她们的孩子。在有争议的儿童监护权案件中会涉及与哺乳相关的法律问题，特别是当母亲因婴儿需要夜间喂养而反对夜间探访时。

哺乳顾问可以提供来自医学和人类学相关的书面文件，也可以提供专家证言，证实学步期哺乳和母乳喂养年龄较大的孩子是正常的行为（Wilson-Clay 1990，Corbett 2001）。可引用美国儿科学会关于哺乳的政策声明，声明称，婴儿应该纯母乳喂养 6 个月"……接下来，添加辅食后，根据母婴间的需求，持续母乳喂养 1 年或更长时间"（AAP2012）。

应向辩护律师或法庭提供由专家撰写并发表在科学期刊上的相关研究成果，为母乳喂养大龄儿童或婴儿的正当性进行辩护。这些资源可以在线搜索。

家 庭 资 源

对于期望生育多胞胎的家庭，一项极佳的资源是《生育多胞胎：母乳喂养和照料双胞胎和多胞胎》（Gromada 2007）。

针对指导父母解决婴儿期母乳喂养问题的书籍包括：《断奶如何发生》（Bengson 1999），《学步期婴儿的母性照护》（Bumgarner 2000），《哺乳期母亲离乳指导》（Huggins 2007），《手足护理：孕期及分娩后的母乳喂养》（Flowers 2019）。《母乳喂养：生物文化视角》（Stuart-Macadam，Dettwyler 1995）从人类学角度介绍了哺乳动物物种和人类文化的离乳实践。

卫生保健人员和多胎母亲可以从国际母乳会（La Leche League International，LLLI），澳大利亚母乳喂养协会（Australian Breastfeeding Association，ABA）和美国母乳喂养协会等组织机构寻求相关信息（请参阅这些组织的官网信息）。美国多胎协会等组织会支持多胎家庭的特殊需要。许多这样的组织在世界各地的城市设有分会。网络搜索可以帮助父母在当地的社区找到资源。

哺乳顾问在与父母分享多胎或手足哺乳的案例前，应该仔细查阅相关综述文献。不准确的、不实际的或负面的材料可能会破坏母乳喂养。不幸的是，不准确的母乳喂养信息在网络上非常常见，因此告诉母亲喂养信息的获得途径将非常重要。新手母亲与能够提供帮助的榜样或是母亲互助组织保持一定的联系将会是很有帮助的。一些哺乳顾问们会保留一份以前的老客户的电话或邮箱清单，他们乐意接收多胎母亲或新手足哺乳母亲的电话咨询。

哺乳顾问也可能了解到其他社区的资源,能够通过特殊的援助方式为多胎母亲提供帮助。

小　　结

由于多胎可能面临早产,母乳对于生长发育至关重要。在帮助多胎母亲时,母乳顾问应了解所涉及的特定风险和挑战。哺乳顾问能准确提供早期泌乳调整策略,以帮助母亲找到舒适有效的喂养姿势。咨询内容包括鼓励整个家庭和朋友来帮助支持母亲养育孩子。哺乳顾问还可以帮助提出这样的愿景,万事开头难,一旦成功建立,多胎喂养和手足哺乳将会提供一种特别的、快乐的、亲密的、舒适的养育方式。

第十四章

替代喂养方法

从生物学角度而言,母乳喂养是人类喂养婴儿的正常方式。然而,在某些情况下,可能有必要用其他方式来刺激乳房,给婴儿补充营养。本章节回顾了移出乳汁的方法、吸奶器和婴儿喂养设备的相关问题,并介绍了喂养婴儿的替代方法。虽然没有明确的证据表明某种喂养方法优于另一种,但本章回顾的方法都是围绕乳房完成的,这些方法有助于实现将母婴二分体逐渐过渡到部分或完全母乳喂养的计划。

当母乳喂养过程中出现了问题,有以下 3 个基本的管理原则:

- 喂养婴儿——母亲自己的乳汁是最好的
- 通过及时、有效地移出乳汁来维持奶量
- 始终以乳房为焦点

奶量的建立

出生后立即对母亲和婴儿进行准确评估可以识别母乳喂养问题的风险因素。如果发现风险,应尽快采取干预措施,确保乳汁供应。长时间延迟有效的乳房刺激通常会导致乳汁分泌不足。与延迟挤奶的母亲相比,在分娩后 1 小时内就开始挤奶的女性分泌的乳汁明显更多,泌乳Ⅱ期的启动也更早(Parker 2012, 2015)。产后早期挤奶也能够让婴儿吃到初乳,让婴儿吃到部分或全部的母乳。

某些身体状况可能使一些母亲无法产后立即开始挤奶。然而,一旦条件允许,应模仿一个健康新生儿的吸乳频率和有效的乳房刺激对母亲乳房进行一定时间频率的刺激和乳汁的有效移出。

母亲可以结合吸奶器和手挤奶、加温吸乳罩、轻柔按摩乳房,以及在抱着婴儿或在皮肤接触后立即挤奶,以此来增加吸乳量(Kent 2011, Acuna-Muga 2014, Becker 2015)。

在医院,准备好含有所有必需用品的患者吸乳包是很有用的(Hoover 2016),其中包括吸奶器配件包、洗脸盆、奶瓶清洗剂、毛巾、瓶刷、收集滴状初乳的无菌棉签、勺子、泵奶记录单,以及初乳收集瓶。(为母亲提供一个小的初乳收集器更能鼓励母亲,因为如果把初乳吸到一个大瓶子里,母亲可能会认为自己产乳不足)。

剖宫产指征一般也是影响泌乳的风险因素,意味着需要提供早期泌乳支持。在复苏室中准备吸奶器和泵奶用品有助于这些患者尽早泵奶。

手 挤 奶

手挤奶是免费的,只需要一个干净的收集杯,不需要其他设备。在任何环境中,尤其是在资源匮乏的地方,手挤奶都是一项重要的技能(参见第十五章),手挤奶是获得少量初乳的理想选择。当与电动吸奶器配合使用时,手挤奶能增加乳汁的热量含量,并提高泌乳量(Morton 2009,2012)。学习手挤奶的地点可以选择在医疗机构、在社区中或在工作场所中由经过培训的同事进行指导教学(Haider 2020),也可以通过观看线上演示视频来学习(Morton 2006)。

应告知母亲在开始任何形式的挤奶之前要先洗手。简短而轻柔地刺激乳头和想象宝宝吸吮的画面有助于引发乳汁喷射反射(喷乳反射)。挤出来的母乳可以立即喂给婴儿,或者储存起来供以后使用(有关储奶的时间和温度,请参见第五章)。**图302**是一位母亲正在手挤奶。

使用母乳喂养设备有关的法律和伦理问题

是否使用或选择使用哪种类型的设备需要伦理决策。患者福祉永远高于利润动机(IBLCE 2015)。设备的选择基于其能否达到治疗目的并且安全可靠。关于设备的建议应基于不断发展的既有研究,最好避免仅从广告中获取信息。哺乳顾问可以从经过同行评议的研究中找到偏倚较小的研究证据,理想状态下,这些研究是没有受到过企业资助的。

法律原则(一般归类于商业法典法规)支配产品责任。消费者有权了解任何潜在的风险因素,并在设备的使用上得到指导。签署同意书、书面说明、个案记录和跟踪随访都是IBCLC实践的重要方面(Hall 2002,Brooks 2019)。此外,IBCLC必须随时了解政府发布的任何法规或产品警告。

如果消费者未按照标签和包装说明中描述的方式使用产品,则制造商对因此产生的任何伤害概不负责。"不按说明书"的使用与哺乳顾问潜在的渎职责任有关。例如,哺乳顾问可能会收到有关借用朋友的电动吸奶器是否安全的咨询,因为该吸奶器的标签上标识这是仅供个人使用的产品。哺乳顾问的职责是给出回应,产品贴有此标签是出于担心交叉感染。

国际母乳代用品销售守则

国际哺乳顾问认证委员会职业行为准则(2015)规定,国际哺乳顾问有义务保护母亲和儿童,坚持遵循《国际母乳代用品销售守则》(以下简称《守则》)的主要目标(WHO 1981)。

遵守《守则》并不是禁止在必要时使用其他喂养方法或配方奶粉。《守则》规定,不应向公众宣传替代喂养设备和母乳代用品,因为这往往会破坏母乳喂养。

电动吸奶器

在美国,大多数女性会在某个时候使用吸奶器(Meier 2016)。美国 FDA 负责监督医疗设备(包括吸奶器)的安全性和有效性。美国消费者可以在该网址上报告吸奶器的问题和造成的损伤:fda. gov/Safety/MedWatch(2020)。

应上报以下与吸奶器相关的事件:

- 吸奶器故障或无法正常工作
- 因使用吸奶器所造成的损伤
- 吸奶器发霉

有效的吸奶器能在 15 分钟内吸出乳房中 85％的乳汁(Meier 2008)。理想情况下,它能够尽可能地模仿婴儿的吸吮速率、节奏和压力(Ramsay 2006, Slusher 2007, Meier 2016)。一些电动吸奶器(包括个人使用和公共使用)具有可调节的吸力设置。吸力的强度和选择调整吸力曲线的时机会影响舒适度。应建议母亲选择设置最舒适的吸力(Kent 2008),吸力过大会导致乳房损伤(**图 174**)。

如果吸奶的过程不舒服或者很困难,则不太可能吸出奶。乳房和乳头的大小、形状会影响到吸乳罩是否适配。吸乳罩的形状、大小、角度及其质地也会影响吸乳的舒适度。其他重要的考虑因素包括吸奶器的价格、便携性、耐用性、静音性、易用性以及分离式携带包。

吸奶器有 3 种基本款式:

- 手动的或小型个人使用的电动吸奶器(适合偶尔使用)
- 个人使用的双边电动吸奶器(适合全职工作的母亲或全日制在校生母亲)
- 公共使用的医用级双边电动吸奶器(适合长期部分或完全依赖泵奶的母亲)

美国 FDA(2020)根据内部零件是否容易受到污染来区分个人使用和公共使用的吸奶器。供个人使用的电动吸奶器会把母乳和水分吸进泵内,从而形成病原体可以繁殖的环境(Blenkharn 1989)。如果不拆卸吸奶器,就无法判断内部是否发生了污染。

图 303 是一台在壁橱中存放了数月的供个人使用的电动吸奶器。通常由硬塑料盖覆盖的软塑料隔膜上有黑色霉菌在繁殖(照片由国际哺乳顾问 Debi Wells 提供)。

因此,要防止个人使用的吸奶器的外部零件(如泵管)形成霉菌,并防止水分污染内部部件至关重要。母亲可以用棉签把吸乳罩后面插管子的开口处擦干,这里通常是水分被吸入管道,以及有时进入泵内的地方。如果有水分积累在管道中,像旋转套管一样甩动管道,大部分水分则会被甩出来。在不连接吸乳罩的情况下,把管子连在吸奶器上然后开机,能让空气在管子内流通,从而使其干燥。

医用级电动吸奶器采用封闭系统设计,可防止母乳或水分被吸入泵内。因此,如果每个用户都有自己的可拆卸的吸奶器配件包,那么多个用户使用也是安全的。如果管子变湿,则霉变仍然会不定期发生。发霉的管道必须要更换。不同用户之间使用时,医用级吸奶器的表面一定要消毒(Engur 2014)。因为价格昂贵,医用级吸奶器通常是租用,而不能被购买。

有报道称,黏质沙雷菌等病原体在吸奶器表面和管道内增殖(Faro 2011, del Valle 2014)。黏质沙雷菌自带一种独特的颜色。如果发现母乳变成粉色或者吸奶管道内有粉色污点,则提示要对配件包和受污染的器材表面应进行消毒并更换管道。

吸奶器配件包

一些供个人使用的双边电动吸奶器和所有供公共使用的医用级电动吸奶器都会附带可拆卸的吸奶器配件包一起销售。根据制造商的不同,每个配件包可能略有不同。该配件包仅供一位母亲使用。配件包内包含管子和可清洗部件,如阀门、奶瓶和吸乳罩(贴合在乳房上的喇叭状部件)。

母亲应按照制造商的说明书来清洁、干燥和存放配件。管子内部不应该有水。对于健康的足月儿来说,用奶瓶清洗剂清洗其他外部配件部分就可以了。对于患病的婴儿来说,某些内部配件可能需要消毒。

消毒或清洗后,配件应倒置在干净的毛巾上,再用干净的毛巾覆盖,风干,并在下次使用前保持干燥(D'Amico 2003, Chiu 2012)(**图304**)。彻底干燥后,配件可以存放在干净的大号保鲜袋或有盖的碗里。如果配件在使用后没有立马清洗,可以先泡在一碗水里,或者装在塑料袋里后放进冰箱,等方便时再洗。职场妈妈或住院婴儿的母亲一般会再额外买配件包,这样她们就不用经常清洗设备。

一些电动吸奶器配件包会提供多种尺寸大小的吸乳罩,这对乳头直径较大的产妇是很有用的(参见第十章)。吸乳罩的管径应该比乳头的直径稍微大点,给乳头留有一定的空间。如果乳头贴合得太紧,会压缩乳管并阻碍乳汁流动,还会刺激乳头底部和乳轴沿线的皮肤(**图232**)。泵奶本身就会增加乳头直径(Francis 2019)。因此,重要的是要让母亲知道,应使用尺寸较大一点的吸乳罩,这样可以提高泵奶的有效性和母亲的舒适度。

选择替代婴儿喂养方式的标准

替代喂养方式是指以母乳喂养以外的途径喂养婴儿的方法。目前可选择的替代喂养方式都没有得到充分评估,每种喂养方式都有相关的利弊。

选择合适的替代喂养方式取决于具体情况。它需要细致的个体评估,通常还涉及一定程度的实验。喂养过程必须安全、高效且容易让婴儿接受。替代喂养所需的装置或设备必须符合家庭情况。

选择替代喂养方式需要考虑以下几点:

- 为婴儿生长提供足够的热量
- 与婴儿的体型、体力、身体状况和发育程度相匹配
- 相关设备购置成本应该是父母在经济上能够承担得起,同时要容易获取、操作方法简

单易懂,并且便于清洁和维护的

- 在一定的时间内,它是一种适当的喂养方法
- 可以帮助婴儿过渡到母乳喂养

勺 子 喂 养

有时,新生儿只需要短暂的替代喂养。热量的"快速启动"通常可以唤醒一个昏昏欲睡或虚弱的婴儿,帮助他们衔乳。使用勺子将手挤奶的初乳喂给孩子是一种非常好的方式(简称勺喂),这种方式可以短期提供能量(Hoover 1998)。哺乳顾问可以教授勺喂和手挤奶技巧。

正常新生儿的一次吞咽量约 0.6 毫升(Salisbury 1975)。虽然这个量看起来很小,但这和已知的新生儿初始摄入量是非常吻合的。健康的足月新生儿在第 1 天的平均摄入量为每次喂养 2～10 毫升,第 2 天为每次喂养 5～15 毫升,第 3 天为每次喂养 15～30 毫升(Kellems 2017)。

在新生儿重症监护病房(NICU)里,勺子喂养已成功用于启动经口喂养。在一项随机研究中,Kumar(2010)报告说,用勺子把挤出来的母乳喂给低出生体重儿有助于婴儿生长、提前出院和过渡到母乳喂养。

图 305 中,一个婴儿正通过勺子摄入约 0.6 毫升的手挤奶。

图 306 中是一个 10 日龄的黄疸婴儿,她昏昏欲睡,无力衔乳,体重仍在下降。哺乳顾问正在演示如何用勺子来喂挤出来的母乳。**图 307** 中也是这个婴儿,她只吞咽了几口,就已经看起来更有精神了。仔细观察发现,婴儿的表情变得更专注投入。一旦本能被唤醒,她就能够含接乳房,她的亲喂行为也会有所改善。

杯 喂

杯喂一直用于不亲喂婴儿的喂养。由于各种原因,奶杯仍旧在使用,特别是在奶瓶和奶嘴不方便清洁的情况下。

有很多说法称杯喂是替代喂养的一种极佳方式。一篇 Cochrane 综述(Flint 2016)对比了杯喂和其他设备对非亲喂新生儿的效果。没有充足的证据表明杯喂对足月儿的益处,但是晚期早产儿在杯喂时的母乳喂养率似乎有所改善。相比奶瓶喂养,杯喂的婴儿在出院时纯母乳喂养的比例略高。对医护人员和家长来说,杯喂的依从性和可接受性可能存在问题,因为杯喂会有奶水漏出,而且喂养时间较长(McKinney 2016)。

相比奶瓶喂养,杯喂的婴儿发生氧饱和度下降的风险似乎更低(Dowling 2002,Penny 2018),不过 Dowling 认为这可能是因为摄入量较小。Dowling(2002)报告称,给一组早产儿进行杯喂时发现有高达 48% 的奶水从旁边漏出,而喂奶者往往并未察觉(McKinney 2016),但是当仔细检查婴儿和他们的围兜或衣物的重量时,就会发现确实有部分奶漏出。杯喂是

一种技能,有些医护人员和父母对此非常熟练。然而,如果喂奶者没有经验,考虑到可能发生喂养不足或婴儿生长发育不良的风险,建议密切监测摄入和漏出的奶量。

长期用勺喂和杯喂可能对生长发育不利。Dowling(2002)对婴儿通过奶杯或勺子舔、抿的进食方式是否有助于母乳喂养所需的口腔行为发育提出疑问。吸吮行为有助于早产儿过渡到经口喂养(Foster 2016),并促进机体保持稳定状态。剥夺婴儿吸吮的机会可能会造成意想不到的负面后果。

杯喂技能对于避免不良喂养行为的发生是非常重要的(Howard 1999, Marinelli 2001)。Thorley(1997)和 Malhotra(1999)警告不要"强制喂养",理由是担心当乳汁流动过快或喂奶者对婴儿发出的信号不敏感时易发生误吸的风险。杯喂可能是一项很难从教科书中学会的技能。一些哺乳顾问通过轮流互相杯喂来练习这项技能。在演示杯喂后,哺乳顾问应在父母进行这项操作时进行观察。这被称作"回授法(return demonstration)",借助它,可以让老师帮助学生巩固新学的技能。

在杯喂过程中,婴儿的头部和身体应保持稳定(**图 308**)。Lang(1994)建议将奶杯的边缘放在婴儿嘴角处,让上唇接触到母乳。喂奶者保持乳汁和上唇同一高度,让婴儿舔或抿乳汁,而不是把乳汁快速倒进嘴里。

有时候婴儿似乎可以忍受这种喂养,因为他们没有咳嗽。然而,咳嗽反射在有些婴儿中可能是不成熟或不存在的,因此他们发生无声地吸奶入肺的风险很高(Wolf 1992)。在喂养过程中观察行为信号并识别婴儿紧张的暗示(例如面部扭曲、身体僵硬、手指张开、反弓或闭眼)是非常重要的。**图 308** 中的足月儿在杯喂时表现出稳定的状态,注意她睁开的眼睛、平静的面部表情,没有紧张的信号。

paladai 是一种类似奶杯的设备,带有一个尖嘴。在印度,几个世纪以来,paladai 一直被用来喂养婴儿。**图 309** 中的婴儿正在用 paladai 喝奶。这个婴儿喝了 28 毫升吸出的乳汁,但在喂养过程中没有睁开眼睛或有所互动。注意婴儿噘起的嘴唇,看上去在阻止器具的插入。Malhotra(1999)称,与杯子相比,paladai 溢出的量较少,可能是因为杯子的尖嘴可以更好地控制液体的流向。然而,Malhotra 还观察到喂奶者倾向于将奶水经 paladai 倒入婴儿的口中。这会给婴儿带来压力,增加了婴儿窒息的风险。

手 指 喂 养

手指喂养是另一种替代喂养方式,可用于喂养早产儿(Moreira 2017),也可以是足月儿短期补充的解决方案。

手指喂养指的是用弯头注射器或插入饲管沿着成人手指的一侧来喂奶。如果婴儿的口腔肌力较弱,无法用嘴唇完全包住一个较宽的底部(如乳房或宽口径奶嘴),那么细小的手指也许能让婴儿更容易含住、形成一个密封的空间。形成密封的过程锻炼并加强了婴儿的嘴唇肌肉,逐渐使婴儿更容易过渡到直径较大的奶嘴,最终过渡到乳房。

手指喂养可能对一些腭裂婴儿是有帮助的。一项在 1～14 周龄的腭裂婴儿中进行的研究发现,相比勺喂或杯喂,经过手指喂养的婴儿体重增长更好,反流的情况更少,漏奶现象也更少(Ize-Iyamu 2011)。

手指喂养比勺喂或杯喂略快,但仍可能耗时较长,这导致一些婴儿(或父母)可能在全部喂完之前就感到疲倦。许多家长会发现,用注射器从大瓶子的底部抽出母乳是很困难的,浅杯子或小的初乳收集瓶效果会更好。与其不断地用一个注射器吸奶喂奶,不如准备足够多的注射器吸奶,以一次性吸出全部所需奶量。例如,准备 6 支 10 毫升的弯头注射器来预先装 60 毫升的奶。

为确保安全、成功的手指喂养需要注意以下几点:

- 喂奶者的手应该洗干净,指甲剪短
- 医务人员应戴非乳胶手套
- 喂奶者可以轻轻刺激嘴唇周围,鼓励宝宝张嘴
- 喂奶者轻轻插入手指,指腹朝上,将指尖靠近硬/软腭连接处,诱发吸吮反射
- 喂奶者应避免手指伸得太深,以免诱发呕吐反射
- 喂奶者需小心地将注射器或饲管沿着手指的一侧插入
- 喂奶者轻轻按压婴儿的舌头,帮助其形成一个通道,以便安全地吞咽乳汁(Wolf 1992)
- 喂奶者根据婴儿的吸吮和行为信号提供少量的乳汁
- 喂奶者应避免把注射器等狭窄物体直接插入婴儿的口腔

图 310 展示的是 Monoject 412™ 弯头注射器沿着母亲手指的一侧,放在婴儿嘴角的位置。在婴儿吸吮之前,短暂地延迟母乳流动可能对婴儿是有所帮助的,这种延迟模仿了奶阵前要先吸吮乳房的过程。这可能是一种有用的行为纠正技术,可以帮助婴儿在过渡到亲喂时,有更多等待乳汁喷发的耐心。

图 310 中的母亲根据婴儿的吸吮提供了约半毫升的母乳(半毫升大约是注射器黑色垫圈宽度的一半)。根据婴儿的吸吮调整母乳喂进的节奏,这是母亲对婴儿努力吸吮的奖励。请注意这位母亲是如何把婴儿放在她的乳房上的,皮肤接触,是她保护乳房关键地位所作出的努力。

在**图 311** 中,喂养管沿喂奶者的拇指一侧插入。然而,我们可以注意到这个婴儿的密封效果不好,奶水从婴儿的嘴唇周围漏出。婴儿看起来很焦虑。也许在唇部肌力增强之前,用更细的手指来辅助喂养对这个婴儿会是更好的选择。

图 312 展示了一位母亲将 5 号法式饲管连接到 Monoject 412™ 弯头注射器上使用。将管子贴在母亲的手指上有助于保持稳定。当婴儿自然停顿时,母亲会停止乳汁的输送。一旦婴儿再次开始吸吮,母亲就会喂更多的乳汁。吞咽太快可能会使一些婴儿因难以耐受而呕吐,因此父母应该模拟每次亲喂时平均 10～25 分钟的喂养时间(L'Esperance 1985)。

用手指喂养稳定体重下降过度的早产儿的简要案例研究

图 313 中的早产儿是妊娠 36 周出生的,出生体重为 2 320 克,在 36 小时内出院,出院时还没有建立母乳喂养。在产后第 6 天,母亲因对孩子没有排便担心,而寻求哺乳咨询。在接

诊时,婴儿出现了轻微黄疸和昏睡的现象,电子秤显示婴儿的体重为2037克,比出生体重降低了8%。

BWC通过电话与儿科医生联系,告知其对婴儿状态和体重下降的担忧,儿科医生同意在当天晚些时候对婴儿进行检查,并建议立即用母乳或配方奶喂养她。婴儿被放在妈妈的乳房上,但没有衔接上。

由于泌乳刺激不足,母亲的泌乳Ⅱ期还没有启动。手挤奶和泵奶泵出的乳汁只有几滴。在征得母亲同意后,BWC用手指给婴儿喂食配方奶,并帮助母亲练习这一技能,并向母亲提供了记录喂养和泵奶时间安排的书面说明。几小时后,医生对婴儿进行了检查,并同意了这个方案。在接下来的24小时内,婴儿的情况迅速好转,不需要住院治疗。泵奶增加了母亲的泌乳量,随着母乳量的增加,配方奶的喂养量逐渐减少,在42周时,她可以实现纯母乳喂养。

需要注意的是,在**图313**中,BWC在用手指喂养婴儿时戴着(非乳胶)手套。手套并不能代替正确的洗手。手术中戴手套医护人员指甲下的真菌和细菌被认为与感染有关(Parry 2001)。医护人员,包括IBCLC,有义务保护婴儿免受有害病原体的侵害。

乳旁加奶器具及护理用具

图314展示了一种Monoject 412™弯头注射器,用来给母乳喂养的婴儿进行补充喂养。母亲让新生儿吸吮乳房,然后将弯头固定在乳房上,将弯头插入婴儿的嘴角,滴入奶水以刺激婴儿吸吮。注射器必须经常更换,因为使用几天后就会磨损。因此,乳旁注射器喂养最适合短期使用,例如给嗜睡的婴儿补充热量。

乳旁加奶设备是一种戴在乳房上的管饲喂养装置,用于支持哺乳。细长柔软的管道的一端连接着装有人乳或配方奶的容器,管道的另一端被放置在母亲的乳头旁边。如果婴儿吮吸力强,这些装置在输送乳汁的同时还能刺激乳房。这种喂养方法提供了亲子皮肤与皮肤之间的接触,促进了亲子关系,并保护了乳头,乳旁加奶设备对帮助新生儿过渡到纯母乳喂养特别有效。

当婴儿虚弱或吸吮能力不足时,乳旁加奶设备无法有效刺激母亲泌乳。一些婴儿学会像吸管一样吮吸管道,但从不主动含接乳房。在这种情况下,母亲可能错误地认为她接受到了足够的乳房刺激,但事实并非如此。虚弱婴儿的母亲应该通过结合吸奶器和手挤乳的方式增强乳房刺激。

对于一些婴儿来说,通过乳旁加奶设备喂养可能会很耗费精力。如果婴儿完成喂食所需的时间过长(>30分钟),在完成喂食之前就入睡,或者体重增长不良,应重新考虑使用乳旁加奶设备。在这种情况下,对母亲来说,更有效的做法是专注于泵奶并尝试其他喂养方法,直到婴儿变得更加强壮。

为了帮助吸吮能力较弱的婴儿,一些母亲轻轻地挤压液体容器以鼓励婴儿继续吸吮。另一些母亲会提高容器的高度,以增加乳汁的流速。然而,确定婴儿是否能够耐受更快的乳流速度尤为重要,特别是对于存在呼吸问题的婴儿。随着婴儿变得更加强壮,降低容器的高度将有助于刺激更强的吸吮,以及更好地刺激乳房。我们需要在合理的时间内将乳汁喂给婴儿,并确保他们不会因乳汁流速快而被呛到之间寻求平衡。

图 315 展示了一个自制的婴儿喂养装置,是将一根 5 号法式喂养管插入一个奶瓶中。母亲将管子绑在她的手指上。当婴儿习惯了吸吮绑在手指上的喂养管的感觉,就会更容易过渡到吸吮乳房上的喂养管。

为了帮助母亲为领养的婴儿诱导泌乳,开发了几种乳旁加奶装置商品。这些装置也可以用来促进再哺乳(Gribble 2004)。这里举两个例子,分别是 Medela™ 补充喂养系统(SNS)™ 和 Lact-Aid™ 乳旁加奶设备。这些设备被归类为医疗设备,在一些保险中可以报销。母亲们也分享了很多使用乳旁加奶装置的好评和差评(Borucki 2005),为其他母亲提供了一些参考。

图 316 展示了一位母亲用 SNS™ 哺乳她健康的足月领养婴儿的情景。这位母亲 15 年前曾有过泌乳经历,希望可以刺激乳汁流出。婴儿很容易接受喂养管。最初,这位母亲只能分泌出几滴乳汁,并在装置中加配方奶。她和儿子都享受在乳房旁的亲子体验。她只偶尔使用奶瓶,直到宝宝 2 月龄。当她回去工作,这位母亲停止了使用喂养管。她主要用奶瓶喂养,只是在需要安抚时提供乳房。当宝宝约 5 月龄时,她连续泵奶 2 天,以便测量她的乳量。那时,她每天产出 170～283 毫升(6～10 盎司)的乳汁。虽然没有达到她所希望的纯母乳喂养,但她对这个情况感到满意。

图 317 中的婴儿出生时为 37 周,出生体重为 2551 克。在 5 周龄时,她的体重只有 2381 克。她的母亲开始使用 SNS™ 来补充喂养。这个婴儿无法保持连续地吸吮,经常吸吮失败,并需要很长时间才能吸空 SNS™。为了克服这些问题,医生建议母亲插入 2 根管子。这增加了流速,并减轻了婴儿的吸吮负担,有助于婴儿在较短的时间内完成摄入。婴儿体重增加了。然而,由于婴儿的吸吮能力较弱,仍然需要泵奶来维持乳汁分泌。

图 318 中的婴儿在用 Lact-Aid™ 进行母乳喂养。由于这个装置是一个柔软的塑料袋,而不是一个坚固的硬塑料液体容器,一些妈妈认为将其穿在衣服下面不那么显眼,它可以在公共场合提供更隐蔽的母乳喂养。这个袋子不需要戴在脖子上,可以舒适地塞在母亲和婴儿之间。喂养管从 Lact-Aid™ 的顶部伸出,要求婴儿克服重力吸吮奶汁。这可能比 SNS™ 更有助于促进吸吮能力,因为 SNS™ 将管子放在乳汁出口处,重力增加了奶汁的流动。一些母亲同时使用这两种设备,或者根据治疗计划和母亲的喜好进行转换。

在图 316～318 中,所有喂养管的位置都显示为管子插在上唇下方,以便管子接触上腭。然而,有些婴儿会因为管子接触到上腭的感觉而分心,在这种情况下,可以尝试更换管子的位置。有些母亲在婴儿衔接上乳房后将管子插在婴儿的嘴角处,这种方法在使用较硬的管子时效果最好,例如法国 5 号喂养管。

图 319 展示了喂养管的反向粘贴。在相反的位置,管子穿过下唇中央进入口腔,与舌头而不是上颚接触(这个想法来自于澳大利亚西部大学的 Peter Hartmann 博士团队)。图 320 展示了对一个婴儿用自制的乳旁加奶装置进行母乳喂养,管子处于反向位置。

鼻胃管喂养

有些婴儿由于早产或病情不允许等各种各样的原因不能经口喂养。在这些情况下,需要使用鼻胃(NG)或口胃(OG)喂养管,经鼻或口插入胃内。每根管子留置的时间根据管子的材质和治疗方案的不同而不同。鼻胃和口胃喂养管各有利弊。

与用杯子、带早产儿奶嘴的奶瓶或 Medela SpecialNeeds®喂养器喂养的婴儿相比,用鼻胃管喂养同时吸吮奶嘴的早产儿出院时的母乳喂养能力明显更强(Garpiel 2012)。与喂奶瓶的婴儿相比,吮吸奶嘴时使用鼻胃管喂养的婴儿出现呼吸暂停、心率缓慢和血氧饱和度降低的次数更少(Kelly 2006)。一些早期的研究显示,早产儿在吮吸奶嘴的同时使用鼻胃管喂养时的体重增长更好。

每种喂养方法都有风险。即使只使用了 1 天,鼻胃管也会滋生大量的细菌(Petersen 2016)。对早产儿来说,污染的风险尤其令人担忧。据报道,长时间的经口胃管喂养会诱发一些婴儿的腭部变形(Cortines 2016)、口腔发育异常和牙槽脊凹陷。

插过喂养管的成年人经常抱怨喉咙痛和鼻腔不适。当喂养管长时间放置时,婴儿可能同样感到不适。正常喂养的延迟也可能导致儿童在开始经口喂养时出现感觉防御和口腔厌恶感(Palmer 1998)。与作业治疗师(Occupational Therapist, OT)合作,对预防或扭转问题是有益的。

图 321 展示了一个 3 月龄的母乳喂养的婴儿,他正在从婴儿肉毒杆菌病中恢复,这种罕见疾病可能与食用蜂蜜或其他甜味水果糖浆有关。这个婴儿没有食用过这些物质。肉毒杆菌孢子存在于土壤中,可以从空气中的灰尘中吸入。婴儿肉毒杆菌病的症状包括突然出现的无法吸吮和吞咽、肌无力、哭声弱和便秘(Cagan 2010)。随着婴儿的康复,肌肉力量恢复的顺序是反向的,最后恢复的是颈部、面部和头部的肌肉。图中的婴儿经过数周的住院治疗,现在已经回家了,但仍然需要 NG 喂养。

奶　嘴

一项 Cochrane 综述指出,"在健康的足月母乳喂养的婴儿中,从出生开始或在泌乳建立后使用安抚奶嘴,并不显著影响 4 个月的纯母乳喂养率、部分母乳喂养率及持续时间"(Jaafar 2016)。一些观察性研究报告了使用奶嘴和母乳喂养时间缩短之间存在关联。然而,相关并不能证明因果关系。这些关联反映了与母乳喂养困难或断奶意向有关的许多复杂问题(O'Connor 2009)。换而言之,可能奶嘴并不是导致母乳喂养问题的原因。相反,使用奶嘴可能是母亲对母乳喂养的矛盾心理、乳头疼痛、亲属建议不当等问题所导致的。

早产儿过度使用安抚奶嘴可能会导致喂养延迟,对婴儿的成长和母亲的乳汁分泌都有负面影响。然而,当早产儿无法经口喂养时,非营养性吸吮可以稳定呼吸频率并增加氧合(Dowling 2002)。因此,安抚奶嘴经常在鼻胃或口鼻管喂养期间帮助婴儿,使其更早地停止鼻胃喂养,体重增加,缩短住院时间(Measel 1979, Pinelli 2005)。在其他情况下,安抚奶嘴也有好处。对于吸吮力气特别大的婴儿,母亲经常会出现乳头疼痛的情况,这时专业人员会建议用安抚奶嘴来安抚婴儿。安抚奶嘴在母亲奶水分泌过多时也是有用的,在这种情况下,婴儿可能希望有更多的安抚性吸吮,而不是更多的母乳。

瓶　　喂

许多新生儿在没有明确医学指征的情况下被用奶瓶喂配方奶。这种做法缩短了经产妇和初产妇的母乳喂养时间(Ekstrom 003)。爱婴医院倡议的《促进母乳喂养成功的十项措施》指导工作人员给予正常新生儿学习母乳喂养的时间,避免不必要的干预(WHO 2018)。

目前已经证实了奶瓶喂养的相关风险,特别是在奶瓶难以清洁的环境中,婴儿腹泻的发生率更高。要确保在配制配方奶时手和量勺是干净的,否则会增加婴儿患感染性疾病的风险(Cho 2019)。

奶瓶喂养与其他健康风险有关。越来越多的证据表明,即使用奶瓶喂养母乳(不是配方奶),婴儿患中耳炎和龋齿的风险也会增加(Boone 2016,Avila 2015)。当用奶瓶喂养母乳时,母乳喂养对肥胖的保护作用会部分减弱(Azad 2018)。这可能是由于过度喂养的情况,再加上照顾者倾向于给婴儿喂完瓶子里的所有母乳。

一些奶瓶的设计问题可能导致配方奶粉配制不准确。Gribble(2017)发现,澳大利亚的奶瓶在体积标记方面不准确。这是一个重要的问题,因为大多数父母在添加水时都依赖奶瓶上的体积标记。刻度错误,特别是一次性奶瓶的内在容量刻度错误,可能导致过度喂养或喂养不足。真实、准确的测量和可靠的体积刻度标记的重要性目前已被写入一般法和大多数国家的法律条例中。制造商应该对婴儿喂养工具的准确性负责。由于奶瓶容量标记的可靠性存在不确定性,哺乳顾问应该建议父母在混合配方奶粉和水时仔细测量。

奶瓶奶嘴设计的差异对奶瓶喂养研究和为特定治疗需要选择奶瓶奶嘴的研究有重要影响。奶嘴设计是一个重要的变量。如果没有对奶嘴的准确描述,可能很难比较有关奶瓶喂养的结论。

奶瓶奶嘴有不同的尺寸、形状和材质。它们提供不同的流量。有些奶瓶奶嘴在倾斜时会持续滴漏,使婴儿难以停下来呼吸(Lau 2015)。许多制造商根据流速进行奶瓶奶嘴的宣传,然而研究表明,奶瓶上的标签信息通常不能准确反映流速(Pados 2019)。一些被宣传为"慢速流动"的奶嘴类型实际上属于流速最高的类型。Padros(2019)发表了描述不同制造商和产品名称下的奶嘴流速的图表。

即使有图表来指导哺乳顾问和消费者,也很难轻易为婴儿确定最适合的奶嘴。婴儿的特征有助于指导奶嘴的选择,但重要的是要观察喂食过程中婴儿的反应。有时需要采用试错的方法才能找到最合适的奶嘴。

出现呼吸或吞咽困难的婴儿在用奶瓶喂养时经常出现紧张的情况。有些婴儿会挣扎和推开奶瓶。也有一些现象不太容易发现,如滴奶,可以通过选择不同的奶嘴来缓解。如果婴儿出现呻吟、鼻翼翕动和胸骨凹陷等迹象则应提高警惕,出现这些行为的婴儿需要转诊进行医学评估。口唇青紫表明婴儿极度缺氧,应停止喂养,并立即向医生报告情况(这可能是心脏异常的迹象)。

图 322 展示了一个 6 周龄、营养不良的婴儿出现了紧张的情况。他需要补充营养,但从他紧皱的眉头、面部扭曲、紧闭的双眼可以看出他难以控制奶瓶中奶的过快流出。

尽管奶瓶喂养存在风险,但这些风险通常家长并不了解,所以奶瓶喂养通常比其他喂养方法更受家长的偏爱。一些家长认为奶瓶喂养所需的时间较短。许多母亲可以与配偶、祖父母或保姆共同分担喂养责任,这些人更倾向于选择奶瓶喂养,是因为它更为熟悉和"正常"。

当家庭选择奶瓶喂养时,哺乳顾问需要提供关于奶瓶清洁、奶量计量、适当的喂养量和奶嘴选择的信息。如果只是暂时使用奶瓶,哺乳顾问还必须考虑婴儿将如何最好地过渡到母乳喂养。在这种情况下,最好避免给所谓的"奶嘴混淆"相关的负面信息。许多父母一听到这个词就会相信,在婴儿接触奶瓶后再试图母乳喂养是不可能的。重要的是向他们保证,母乳喂养的问题很复杂,需要时间来解决。没有证据表明奶瓶喂养会阻碍以后的母乳喂养(Victora 1997,Dowling 2001)。许多用奶瓶喂养的婴儿最终都学会了母乳喂养,特别是对于乳汁分泌充足的母亲。

外部间歇调节技术:有节奏喂养

语言治疗师(speech therapist SLP)和作业治疗师(occupational therapist, OT)建议采用外部间歇调节技术,以帮助维持喂养期间的呼吸稳定(Wolf 1992, Alper 1996, Palmer 1998)。外部间歇调节技术包括液体输送过程中系统性的暂停,让婴儿在吞咽之间有时间呼吸。它们有助于保护婴儿免受奶水流速过快所带来的风险。它适用于许多喂养方法,包括杯喂、手指喂养和瓶喂,并且可以在各种情况下使用。

在婴儿发育方面,外部间歇调节促进婴儿吸吮运动和行为活动的更好组织。它降低了误吸的风险,改善了喂养体验。这对早产儿尤其重要,但无论胎龄如何,喂养者必须承担起责任,确保喂养期间的呼吸稳定。外部间歇调节喂养的一个指导性原则是要求要在喂养过程中与婴儿合作(Wilson-Clay 2005)。

当采用外部间歇调节技术时,喂养者密切观察并计算吸吮和吞咽的次数(Law-Morstatt 2003)。如果婴儿在几次吞咽后没有自主呼吸,喂养者就会中断液体的输送使其短暂停顿,待婴儿呼吸。一定要告知父母和其他照顾者,婴儿的吸吮-吞咽-呼吸运动是判断是否需要短暂停顿的可靠信号。

在需要使用外部间歇调节技术的情况下,保持警惕是很重要的。例如,**图 323** 和**图 324** 所示的婴儿出生时鼻腔异常狭小(还可参见图 37)。他在 6 周大时拒绝母乳喂养,医生对他进行了评估。在奶瓶喂养过程中,他挣扎、喘息并哭泣。当他的嘴里装满奶水时,似乎无法通过鼻孔呼吸。**图 323** 展示了他对奶瓶喂养的痛苦反应。他会尽可能多地喝奶,直到喘不过气为止。然后他会用力推开奶瓶。这种情况的喂养对婴儿和母亲来说显然都很困难。当母亲学习了外部间歇调节技术(**图 324**),这个宝宝就放松下来了。他不愿意母乳喂养。但当他相信自己能够有时间停下来呼吸时,他学会了享受奶瓶喂养。这个宝宝在 9 月龄时接受了耳鼻喉科医生的评估,他被诊断为睡眠呼吸暂停,这与他的鼻腔狭小有关。

不是所有的婴儿都有足够的力量推开奶瓶。一些较小、较弱的婴儿可能会变得无力或睡着,以此来结束具有压力的喂养。**图 325** 中的 36 周胎龄的双胞胎就属于这种情况。当他的母亲被教导使用外部间歇调节技术后,婴儿的喂养行为有了明显改善。

奶瓶非常适合使用外部间歇调节技术,因为它们较少漏奶,而且喂养者相对容易控制。用奶瓶控制流速的方法有以下几种。Law-Morstatt(2003)建议,喂养者在婴儿每吸食3～4次时就将奶嘴移出,将其轻轻放在婴儿上唇的中央。当婴儿恢复呼吸时,再重新插入奶嘴。

然而,移出奶嘴并不是每次都会成功,有些婴儿会阻止奶嘴移出。他们本能地更用力地吸吮奶嘴,并可能在呼吸困难时无意中吞下过多的奶水,而这会导致窒息。为了防止这种情况发生,一些哺乳顾问通过让奶嘴保留在婴儿口中来改进这种技术。他们倾斜奶瓶,让奶水从奶嘴中流出。当婴儿恢复呼吸时,他们将奶瓶倾斜,使奶水重新流回奶嘴中。

保持奶嘴中的奶量约1/3也会减缓流速,帮助婴儿控制呼吸和吞咽的节奏。将奶瓶保持在较低水平的位置也可以防止流速较快,无需将奶瓶取出。如果家长担心胃内进入空气,可以告诉他们打嗝排出吞咽的空气。

有些家长担心空奶嘴或部分填满奶水的奶嘴会导致婴儿吞入空气,然而需要注意的是,忽然升高的奶瓶和充满奶水的奶嘴会导致奶的流速过快,而这对一些婴儿来说是难以控制的。**图325**中的早产儿已经松开了奶嘴,似乎在喂完奶之前就已经睡着了。

由于嘴唇肌力较弱,窄型奶嘴可能是早产儿更合适的选择。**图326**中的早产儿可以很好地吸吮奶嘴。母亲拿着奶瓶,使奶嘴部分充满奶水。与**图325**中的婴儿相比,这个婴儿的喂养状态更好。从他们的行为可以看出,奶水的流速是否合适以及喂养体验是否良好。

从奶瓶喂养过渡到母乳喂养

以下方法可达到帮助婴儿从奶瓶喂养向母乳喂养过渡的目标:

- 使用外部间歇调节技术来减少喂养压力
- 尝试找到最合适的奶嘴(Noble 1997, Kassing 2002)
- 如果宽的奶嘴婴儿衔接不好,就从窄的开始
- 随着唇部肌肉力量的改善,逐渐过渡到宽的奶嘴
- 如果婴儿在使用长奶嘴时出现呛奶,应使用较短的奶嘴
- 如果较短的奶嘴不能提供足够的口腔刺激,则尝试使用较长的奶嘴
- 如图327所示,指导父母以母乳喂养的姿势进行奶瓶喂养(Peterson 2010)
- 使用乳盾来模仿奶瓶奶嘴的感觉,以帮助婴儿接受乳房
- 告知家长,婴儿可能需要些时间来过渡到母乳喂养,时间长短因人而异

拒 绝 瓶 喂

在前面的章节中,我们的目标是让不愿意母乳喂养的婴儿接受母乳喂养。而有时候,挑战是相反的:如何帮助一个正在愉快地母乳喂养的较大婴儿接受奶瓶或杯子?3个月后,如果婴儿从未接触过杯子或奶瓶,让他们接受这些可能会很困难。这对于要返回职场或学校

的母亲,或者由于医学原因必须暂时停止母乳喂养的母亲将可能是个大问题。

如果一个家庭计划引入奶瓶或杯子,那么在母乳喂养已经建立良好的情况下,就应尽快让婴儿适应它们。无需完全替代母乳喂养,只需定期用奶瓶或奶杯提供少量乳汁以使婴儿对其逐渐熟悉。例如,母亲可以在奶水分泌最多的早晨挤出28毫升的乳汁。在一天中的晚些时候,其他人可以用杯子或奶瓶给婴儿喂奶,这样妈妈就可以在自己的乳房旁完成喂养。

当开始引入奶瓶或奶杯,则应定期使用。拒绝使用奶瓶对每个人来说都是一种压力,特别是对于可能要照顾多个婴儿的托儿所工作人员来说。

母乳喂养的婴儿习惯于与母亲进行亲密而持久的眼神交流。当一个陌生人以面对面的姿势给他们喂奶可能会使他们很紧张。建议不熟悉的照顾者在给婴儿进行奶瓶喂养时不要强行与婴儿进行目光接触。随着信任关系的建立,可以逐渐调整喂养姿势,使婴儿与照顾者面对面。**图328**中的婴儿在喝奶时没有和喂养者面对面。

当宝宝完全拒绝奶瓶或杯子时,可以采用另一种方法,即将冷冻的母乳进行部分解冻,用勺子喂给宝宝。这通常会吸引正在长牙的宝宝,因为他们喜欢冰冷的感觉。当婴儿适应新环境时,他们的喂养行为也会调整。

小　　结

在条件允许的情况下,使用替代喂养方法将母婴二分体逐渐过渡到部分或完全母乳喂养。当母乳分泌充足时,过渡到母乳喂养,无论是对母亲还是婴儿都是最佳选择。大多数非母乳喂养婴儿的健康母亲可以通过手挤奶和泵奶的组合方式获得充足的母乳,但关键是要尽快开始吸奶。各种喂养方法都有其特定的优缺点。替代喂养方法的选择应以循证为基础,遵循个性化的原则,以满足母婴双方的具体需求。选择一种替代喂养方法而非另一种的理由各不相同,应视家庭的偏好和情况而定。哺乳顾问有责任就设备的安全操作问题开展教育,倡导为婴儿提供安全、愉快的喂养体验。没有任何一种替代喂食方法能够保证每次都有效,而且任何一种方法的长期实践都可能导致婴儿产生对某一喂养方式的偏好(Wilson-Clay 1996)。通过慢慢地坚持、保持耐心和不断实践,这种偏好通常是可以改变的。

第十五章

紧急和危机状态时的母乳喂养

发展中国家和发达国家都可能突发人道主义紧急状况。在重大自然灾害或武装冲突地区、难民营以及流行病大暴发时,确保婴幼儿和儿童的安全喂养对他们的存活至关重要。可悲的是,在发生危机时,在孩子们最需要母乳的营养和免疫保护时,母乳喂养情况常趋于恶化(Andersson 2010)。

很多非政府组织、当地政府以及慈善人士都不知道,国际上存在紧急情况下的婴幼儿喂养政策。这些政策普遍鼓励母乳喂养,不鼓励广泛地、不加选择地发放捐赠的婴儿配方奶粉。然而,目前需要更多证据来证明何种干预能够最好地保证母乳喂养,以及如何在灾害发生之前落实应急预案(Dall'Oglio 2020)。

有2个例子可以表明这一需求。一项关于135个人道主义组织在黎巴嫩救助120万叙利亚难民的调查显示,仅有8个组织拥有有关于促进婴幼儿喂养的书面文件(Berbari 2016)。类似地,在澳大利亚某一自然灾害和大范围疏散频发的时期,应急政策中也缺乏应对婴幼儿营养需求的计划(Gribble 2019)。

急救人员、救援工作者及卫生保健提供者应接受培训,保证母亲和婴儿在一起。即使事先没有母乳喂养计划,也应帮助母亲开始和维持哺乳计划,直至事态稳定。应急小组应该提供手册来指导对新妈妈的照顾(IYCF in Emergencies Core Group 2017)。

从以往灾难中学到的经验教训已被发表,可用来指导今后的实践。哺乳顾问必须支持和倡导这些信息的传播。尽管并非其职责,母乳喂养联盟也应参与到当地社区的急救预案行动中(Hargest-Slade 2015),如此才能呼吁将母乳喂养作为保护母亲和确保婴儿最佳营养供应的策略。

国际上制定的母乳喂养指南可以使用多种语言在线访问(WHO 2017, IYCF in Emergencies Core Group 2017)

新型冠状病毒病

全球新型冠状病毒病(COVID-19)引发了母乳可能传播病毒的担忧。和其他新发的紧急卫生状况一样,答案是未知的。然而,世界卫生组织(WHO)表示"母乳喂养的获益远大于潜在的病毒传染风险"(WHO 2020)。当重症母亲的医疗状况可能妨碍母乳喂养时,政策制定者应不急于分别隔离母亲与婴儿,而应先考虑到婴儿无法母乳喂养的风险,以及建立亲子关系的重要性(Gribble 2020)。

美国疾病控制中心(2020)表示:"应建议确诊新冠的母亲采取措施,避免将病毒传染给婴儿,包括洗手及用布遮挡脸部。"

关于孕妇和母乳喂养妇女的疫苗接种,美国疾病控制中心(2021)表示,孕妇和母乳喂养人群都可以接种新冠疫苗。"近期报道显示,接种了 mRNA 新冠疫苗的母乳喂养人群的母乳中含有病毒抗体,可以帮助保护其婴儿。"(美国疾病控制中心 2021)

紧急状态下的婴儿喂养优先权

Carothers(2014)确定了紧急状态下婴儿喂养优先权,总结如下:

- 为各国政府和援救组织制订应急计划,并培训人员执行这些计划
- 援助哺乳妇女
- 尽可能鼓励恢复哺乳
- 探讨代哺乳的选择
- 提供同伴咨询和医疗保健,提供让母亲和婴儿在一起的结构性支持
- 提供有关奶杯喂奶(配方奶)的安全指导
- 不鼓励捐赠和任意分发婴儿配方奶
- 优先保证孕妇和所有照顾儿童的人在获得食物、水、燃料和住所方面的需要
- 确保为大龄婴儿提供安全的辅食

婴儿帐篷:实施安全婴儿喂养优先权的策略

在 2010 年波及约 300 万人的海地大地震期间,一项创造性战略保护了新生儿母亲和婴儿。在大规模的人道主义援助下当地迅速建立了婴儿帐篷,作为婴儿营养咨询点,以实行 WHO 和儿童基金会(United Nations International Children's Emergency Fund, UNICEF)建议的婴幼儿喂养措施。这些婴儿帐篷和他们提供的服务,已成功在台风过后的菲律宾、2011 年新西兰基督城大地震(Hargest-Slade 2015)以及一些为叙利亚内战中流离失所的人们所建的难民营中复制。

基本上,婴儿帐篷为母亲提供了一个安全和私密的场所进行营养咨询。帐篷的私密性可促进母乳喂养。而非母乳喂养的婴儿在此可以使用现成的婴儿配方奶粉(Ayoya 2013)。训练有素的咨询师为前来的母亲提供支持,而母亲们也相互提供同伴支持。在海地,180 499 对母婴和 52 503 名孕妇造访了婴儿帐篷以接受护理。70%的 6 月龄以内的婴儿得以继续纯母乳喂养,10%的混合喂养婴儿转为全母乳喂养。非母乳喂养的婴儿可获得即食型婴儿配方奶,无需使用当地可能受污染的水,降低了腹泻的风险。

帐篷内提供了电、安全的饮用水和食物。护士、社会工作者和其他援助人员为孕妇和新妈妈提供了健康和营养咨询、基本的卫生照护以及心理支持。每个帐篷都有一名警卫保障安全。

由于婴儿帐篷在世界各地运作良好，在将来的灾难应对计划中，婴儿帐篷应被推荐为标准配置。

手卫生和喂养用具的清洁制度

为减少可能的感染，卫生保健工作者必须注意手卫生习惯。Aiello(2008)在一项关于如何在社区环境中预防疾病的荟萃分析中发现，无论在发达国家或欠发达国家，手卫生措施（用肥皂和水）对预防胃肠道疾病都是有效的。

有效的洗手包括以下步骤：

- 流动水打湿双手、涂抹肥皂
- 揉搓双手，将肥皂涂抹到手掌、手背、每个指缝以及指尖（有条件时可使用软刷刷洗指尖）
- 揉搓时间至少 20 秒，冲洗干净，用干净的毛巾擦干或风干（吹干）

洗手液不如肥皂和水有效，也不能清除所有种类的细菌。如果使用，应含有浓度至少60%的酒精（美国疾病控制中心 2020）。

当婴儿需要添加辅食时，奶瓶比奶杯更难清洗（Cherian 1985）。用肥皂水清洗奶瓶，再用自来水冲洗，可有效减少致病菌数量。奶瓶消毒可使用煮沸法，在水中煮沸 5 分钟；或使用漂白剂溶液浸泡法，将物品完全浸没在溶液中浸泡至少 2 分钟。[漂白剂溶液配制方法：在干净的洗脸盆中，每加仑(16 杯)水＋2 茶匙无味漂白剂]。（美国疾病控制中心 2020）

然而，在紧急情况下，这些可用于有效清洁奶瓶的必要措施很少或根本没有。Gribble(2011)提供了关于照顾一位流离失所的母亲 3 天所需的详细指导信息。她分析说明了为什么灾害应对计划应该包括对母乳喂养的大力支持。一名哺乳期母亲的应急包应包括 100 片尿布和 200 片湿巾。

除了尿布和湿巾外，使用可即食婴儿配方奶的母亲还需要 56 瓶液体配方奶，84 升水，以及相应的储存和清洁用品。如果提供的是配方奶粉，两罐 900 克的配方奶粉就需配套提供奶杯、170 升(179 夸脱)饮用水以及热奶、烧水和清洁配奶用具所需要的煮奶锅和 14 公斤液化石油气（Gribble 2011）。

乳母（代哺乳）喂养

乳母（代哺乳）喂养就是哺乳他人婴儿的行为。从历史上看，当婴儿的母亲死亡或者无法母乳喂养时，自愿或被雇佣的乳母为婴儿代哺乳是唯一可靠的确保婴儿存活的方法（Fildes 1986）。

在现代，孕产妇死亡率仍然是一个问题，因此乳母喂养对于某些地区的婴儿生存仍然很重要。2007 年 Obed 跟踪调研了尼日利亚地区那些母亲分娩时死亡的婴儿死亡率。根据当地习俗,孤儿由其姑姨或祖母进行母乳喂养,或动物奶喂养,只有 31.3% 的孤儿存活到 5 岁。

如果由乳母进行喂养,他们则更有可能存活下来。理想情况下,乳母会接受保密的 HIV 检测,但在紧急情况下,感染艾滋病毒的风险可能低于婴儿因饥饿或摄入受污染的人工奶而死亡的直接风险。

宗教信仰和习俗会影响乳母喂养模式。如果婴儿和乳母是不同宗教的成员,招募乳母可能会很复杂。宗教领袖的支持有助于当地接受不同宗教的代哺乳行为。另一个障碍是"乳汁亲缘关系"问题,即在某些文化中,分享来自同一位女性的乳汁会在婴儿之间建立兄弟姐妹关系。一些宗教禁止"同乳"兄弟姐妹之间的婚姻。

Burrell(2020)报告了在逃离缅甸暴力局势的罗兴亚难民中招募乳母和促进乳母哺乳所付出的努力。对 15 名 6 月龄以下的非母乳喂养婴儿进行了乳母哺乳,6 例获得成功。这项研究确定了招聘和留住乳母所面临的具体挑战。

在食物稀缺的情况下,为乳母提供额外的食物可能是成为乳母的有效激励因素(Burrell 2020)。夜间喂养也被认定为影响乳母喂养的因素。乳母可以将乳汁吸出后冷藏,以便他人将乳汁在晚上喂给婴儿,从而更容易招募和留住乳母。虽然样本量很小,但 Burrell 的观察有助于人们认识操作指南与代哺乳实践之间的差距。

挤出乳汁用于紧急补充

有些女性更愿意分享挤出的乳汁,而不是直接代哺乳婴儿。操作前母亲应清洗双手,如有可能还应清洗乳房。将乳汁挤在一个干净的玻璃罐里。如果不立即喂奶,应将罐子盖上。没有冷藏条件时,挤出的乳汁应在几小时内使用。

挤(吸)出乳汁的快速巴氏灭菌

在许多国家(并不是所有),正规的母乳库在配奶前会进行霍尔德巴氏杀菌。霍尔德巴氏消毒法(75~90℃,15~16 秒)和用于普通奶消毒的巴氏消毒法(62~65℃,30 分钟)是不同的,应区分开。

母乳库通常对捐赠的母乳进行霍尔德巴氏杀菌,以保护婴儿免受细菌和病毒性疾病的侵害,如 HIV 和急性巨细胞病毒(acute cytomegalovirus, CMV)感染(Vochem 1998, Meier 2005)。研究人员将活性 SARS - CoV - 2 病毒接种在母乳中,并证明尽管它可以在冷藏下存活(Walker 2020),但可被霍尔德(快速)巴氏杀菌有效灭活(Chambers 2020, Walker 2020)。母乳经过巴氏杀菌后,会损失一些营养物质,但它仍然有益并且优于人工奶。

如果有燃料可以加热水,乳汁可以进行快速巴氏杀菌。这是指短时间高温巴氏杀菌。"方法:将 75~150 毫升母乳挤入玻璃罐中,玻璃罐放入加水的锅中加热煮沸后,此时可将母乳取出,冷却至可接受的温度后,就可以喂给婴儿"。

诱导哺乳和重新哺乳

诱导哺乳是指近期没有或从未怀孕的女性开始产奶的过程。如果一个女人有过哺乳史,这个过程被称为重新哺乳。目前还没有诱导哺乳的标准化方案。既往怀孕史和哺乳史会对部分母乳喂养或是全母乳喂养的成功结局会产生影响。

在紧急情况下,孩子的母亲、亲属或有意愿的陌生人都可以重新哺乳。重新哺乳者最好有来自专业健康照护者提供的知识支持和家庭或同伴的情感支持。应为产妇提供额外的营养和充足的水分,并保护其免受压力干扰。

近期停止母乳喂养(<2 个月)的母亲对吸吮反应恢复得更快。通常在几周内就能恢复充足的乳汁供应。Muresan(2011)描述了一位产后 9 周母亲重新哺乳的经过。开始时,她需要摄入多潘立酮、在乳头上放置喂养管以及吸奶器的额外刺激方能泌乳。即使如此,婴儿仍需额外补充配方奶。IBCLC 和她的家人给予了她很大的支持。1 个月不到,婴儿便完全实现了母乳喂养并且正常生长。

一些"重新哺乳"支持团队制作了一个"补充喂养工具包",其中包含喂养管,注射器,医用胶带、喂奶杯、清洁用物和小型储物盒。如果有小的喂养管可用,婴儿可以接受乳房注射喂养。用注射器将含皂液的煮沸过的水冲洗喂养管。清洗后的那些管子应储存在密封的硬塑料容器中,每周须更换一次。紧急情况下脚踏吸奶泵对提供额外的乳房刺激会很有用。

在某些灾难时,重新哺乳可能是一种生存策略。然而,有可能无法获得相应的设备、药物或草药催乳剂。重新哺乳可以没有催乳剂,但必须要进行乳房刺激。最基本的是经常将婴儿放在乳房上接触(每天至少 10 次)。乳房按摩和手(指)挤压技术可用于加强乳房刺激。应为母婴提供能保护隐私的场所,以方便妇女和婴儿之间有持续的肌肤接触。

同时,随着重新哺乳的建立,婴儿喂养还有一些特殊注意事项。不鼓励使用人工奶嘴和安抚奶嘴。在刺激乳汁分泌时,可用奶杯或喂养管给婴儿喂食适量的捐赠母乳或配方奶粉。根据乳汁供应量增加的速度,补充的量应逐渐减少。在此期间,应监测婴儿的体重和尿量(尿布使用量)(Savage 1992)。

紧急情况下的简易促进母乳喂养方法管理

有效且简易的干预措施在紧急情况下被证明是有帮助的。例如,皮肤接触护理诞生于哥伦比亚,那里没有足够的暖箱来确保早产儿的存活。现在皮肤接触仍然是维持任何胎龄新生儿状态稳定的有效方法。

Slusher(2003)描述了用挤出的后乳成功帮助体重增长缓慢婴儿的方法。当婴儿过于虚弱以致无法吸吮乳汁时,可以用奶杯哺喂挤出的后乳(参见第十三章关于加纳早产儿双胞胎紧急喂养的案例)。

Savage(1992)描述了一种用加热的玻璃瓶作为真空泵来处理病理性乳房肿胀的方法。

选择一个瓶口直径约为 3 厘米的玻璃瓶,清洗后装满沸水来消毒,同时加热玻璃瓶身。用毛巾包裹瓶身、倒出沸水,再用块湿毛巾冷却瓶口。将瓶口扣住乳头,使其贴合并形成密封。慢慢冷却的玻璃会产生了轻微的负压,使乳腺内的乳汁流出。当乳汁停止流出或感到任何不适时,即停止操作移开玻璃瓶。这个操作过程可以重复进行,直到乳房变得足够柔软,可以用手挤压或允许婴儿衔乳。在几次家访中,BWC 在没有吸奶器的家庭中对这种方法进行了多次测试,发现它很有效。

BWC 与一位退休的助产士进行了有趣的交谈,她是一名唇腭裂婴儿的祖母(**图 392**)。在她职业生涯之初,曾受过一位在西得克萨斯州地区参与家庭分娩助产的"老助产士"的指导。这位老助产士讲述了她曾经如何将一把银色的小茶匙通过蜡烛火焰来软化,并将其塑造成一个腭闭塞器(一种覆盖硬腭裂的装置)。她首先掰弯把手,使其能靠近婴儿的鼻子侧面。勺子背面朝上插入,使圆弧覆盖腭的裂缝。尽管"腭闭器"并不完美,但它提供了足够的密封性同时按压母亲的乳房使婴儿能够吸吮母乳。银茶匙无毒可以安全使用。虽然婴儿生长不良,但确实存活了下来。

断奶(停止哺乳)

在某些危急情况下,母亲可能想要断奶。她可能已经分娩过一个胎儿或婴儿,但没有幸存下来或存在严重的并发症。一些药物有助于紧急断奶。然而,大多数药物都有明显的副作用,在紧急情况下可能无法使用。非药物方法和药物方法对抑制乳汁分泌的对照试验,目前还没有报道。

紧急抑制乳汁的方法包括(Oladapo 2012,澳大利亚母乳喂养协会 2020):

- 停止乳房刺激
- 只吸出少量乳汁以缓解压力
- 冷卷心菜叶/冷冰袋的应用
- 轻度止痛药

如果可以接受缓慢断奶过程,例如,如果母亲愿意捐赠吸出的乳汁,她可以逐渐延长两次挤乳的间期,直到产奶停止。逐渐断奶可能需要 2 周或更长时间。

小　　结

母乳喂养确保了婴幼儿的食物安全,保护了母亲的健康。应急预案指南应明确说明如何让母亲和幼儿在一起,并为母乳喂养提供便利。应提供包含紧急母乳喂养管理基本说明的手册。社区规划者必须预见到停电、停水等情况。他们还必须预见到传染病暴发的影响,这些疫情会干扰女性获得卫生保健和正常喂养支持服务的机会。在某些情况下,乳母喂养和分享乳汁可能是合适的。在孕产妇生病、母婴分离或婴儿死亡的情况下,妇女可能需要紧急断奶方面的帮助。

第十六章

特殊情况下的母乳喂养

提升有特殊需求的婴儿、高危妊娠或创伤性分娩的母婴的母乳喂养支持至关重要。在这些情况下,母乳喂养不仅仅是确保了最佳营养,还可以增强母婴之间的纽带连接、提升母亲心理上的韧性来对抗社会心理压力、产后抑郁以及母亲产后的悲伤情绪(Pryor 1973, Ekstrom 2006, Montgomery 2006, Dennis 2009, Polachek 2016)。

本章概述了需要额外帮助来保护和维持高危母乳喂养的各种情况,内容包括循证管理实践、简短的案例研究和帮助家庭的实用策略,展示了遇到特殊情况时,哺乳顾问如何通过基本技能和循证原则帮助母亲和婴儿实现且维持母乳喂养关系。

唐氏综合征

唐氏综合征(Down syndrome, DS)即 21-三体综合征,是一种染色体异常疾病,发生率为每 1 000 名活产婴儿中就有 1 例。该病症状典型,包括低肌张力以及不同程度的智力障碍。DS 婴儿常伴有心脏缺陷、肾脏畸形以及其他影响消化道和呼吸系统的异常(Stoll 2015)。

DS 婴儿尤其需要母乳喂养所提供的益处。母乳喂养对其神经发育、粗大运动技能的掌握,以及面部和牙齿的形成都具有积极影响(Lanting 1994, Kramer 2008, Kramer 2012, Sacker 2006, Romero 2011)。对于 6 月龄以上的婴儿,纯母乳喂养可以预防多种胃肠道和呼吸道疾病(Moodley-Govender 2015, Frank 2019)。有证据表明尿路感染发生率也随之降低(Lin 2014)。

虽然母乳喂养有益于 DS 婴儿,但他们接受母乳喂养的可能性显著降低(Pisacane, 2003)。主要原因包括:患儿的疾病、母亲的抑郁情绪、预感性母乳不足以及患儿的吮吸问题。

在临床实践中,必须将每个婴儿作为个体来管理,仔细评估其优势和劣势。部分 DS 患儿一开始就能很好地进行母乳喂养,而其他患儿相对速度慢、效率低,可能需要改善哺乳姿势和延长哺乳时间。DS 患儿在某些时候可以很好地吸吮和吞咽乳汁,但在有些时候无法完成。与所有婴儿一样,疲劳或行为状态可能会影响母乳喂养能力(参见第三章)。

DS 婴儿的吮吸缺陷是由于肌肉无力和发育迟缓,但通常会随着时间的推移而改善(Mizuno 2001)。Hopman(1998)指出,DS 的婴儿添加辅食时间存在延迟。对于存在口腔运动缺陷影响进食的婴儿,在发音前就开始治疗可能有助于改善境况。

虽然许多 DS 婴儿只是需要更多的时间来适应纯母乳喂养,但对于存在心脏或其他脏器畸形的患儿,需要全面而完善的喂养干预措施以保证正常的生长发育。

干预措施包括:

- 使用吸奶器来保持母亲的奶量
- 仔细评估婴儿的进食能力
- 制订补给计划(如果需要的话)
- 生长监测
- 随着婴儿的成熟,定期进行重新评估以规范喂养模式

图329 中的婴儿具有 DS 患儿常见的一些面部特征。由于肌张力低,患儿面部缺乏表情,鼻梁低平,眼睛呈杏仁状,外眦上斜,可见内眦赘皮。唇肌张力低下导致嘴唇闭合能力缺乏。婴儿伴吐舌症状,舌肌张力缺乏。其他 DS 特征包括:小鼻子、低位耳、短颈、口腔狭小和硬腭高。

母乳喂养可以锻炼且加强口面肌,改善面部肌张力。改善口面肌发育有益于提高患儿的语言功能并缓解患儿的吐舌症状,从而提高 DS 婴儿的社会接纳程度。母乳喂养还有益于口腔发育(Labbok 1987)。开牙合和反咬合的患病率与母乳喂养不足 6 个月有关(Oliveira 2010)。

DS 婴儿存在面部及全身肌张力低。**图330** 中的 2 个男婴均为 4 月龄婴儿。右图中肌张力减低的 DS 患儿坐姿时无法稳定头部,而左图,肌张力正常的婴儿能够正常控制头部。DS 患儿在接受母乳喂养时需安置合适的体位以支撑头部和肩膀,防止因肌张力低导致头部后仰。

美国 DS 协会为更多家庭提供信息和资源:www. ndss. org.

肌 张 力 减 退

肌张力减退是描述肌肉张力低下的医学术语,它与许多新生儿或老年人的疾病有关。即使轻度的肌张力减退也会导致婴儿在进食至饱腹之前感到疲劳,进而引起体重增长缓慢。在新生儿时期,肌张力过低可能是由分娩创伤或早产引起,这种情况可能是暂时的。同时也有许多因素会导致持续性的肌张力减退,如孤独症(Kim 2019)。

突然出现肌张力丧失的婴儿应评估是否存在疾病或损伤。肌张力突然严重减退以致影响进食是一些病理状态的显著征兆。例如,婴儿肉毒杆菌中毒会表现为突然发作的肌张力减退和无法进食(参见第十四章的讨论和**图321**)。

图331 中一位 9 月龄婴儿的母亲开始担心她孩子的健康,她的孩子原本健康且进食正常。因孩子发生肌张力减退和吮吸减弱的症状,母亲开始寻求医学评估。婴儿随后被诊断为脑瘤并得到了成功的医治,这位母亲坚持母乳喂养近 4 年。

评估婴儿的呼吸音十分重要,尤其是对于肌张力减退的婴儿,因为低肌张力会增加他们发生吞咽障碍和窒息的风险。严重的肌张力减退婴儿会发生频繁的呼吸系统疾病,如吸入性肺炎。如果呼吸音听起来潮湿或阻塞,又或鼻腔里有不断积聚的黏液,就需要进行医疗评估。在轻度肌张力减退的情况下,母亲可以帮助婴儿控制快速的乳汁流率,如母乳喂养时允许婴儿在吸吮间隙脱离乳房,在奶瓶喂养时使用外部间歇调节技术(一种在一定次数的吸吮后施加休息的技术)。该技术用于解决可能导致呼吸暂停的吸-吞-呼吸不协调)(参见第十四章了解更多关于处理快速乳汁流动的信息)。

肌张力减退的婴儿通常需要额外的体位支持才能实现安全吞咽和有效的母乳喂养。髋关节屈曲有助于使身体形成稳定的直线姿势(Redstone 2004)。**图 332** 中该位母亲环抱着刚出生 4 天的孩子,使其髋关节弯曲。母亲的前臂支撑着婴儿的头部,保持颈部在中立位以保持婴儿气道通畅。

肌张力减退的婴儿很难握住母亲的乳房。对乳房的支撑能帮助他们保持与乳房的紧贴。**图 333** 中的婴儿正以直立的坐姿接受母乳喂养。母亲用手托式姿势支撑婴儿的下颌并对婴儿面颊施加轻微的压力(Danner 1990)。**图 334** 展示的是母亲用食指和拇指对向压迫婴儿面颊以减少口腔内空间,这样一来,婴儿便不必用力吸吮产生负压。

母乳喂养期间挤压乳房(**图 335**)可增加喂养容量和热量(Stutte 1988,Morton 2012)。

反流和胃食管反流疾病

胃食管反流(gastroesophageal reflux, GER)指胃内容物回流(反流)进入食管。不同年龄段的人都会发生 GER 的情况。胃食管反流疾病(GERD)是一种更严重和长期性的疾病,频繁的反流会导致令人困扰的症状和并发症。这些症状可能包括胸部和喉咙的疼痛(胃灼热)、气喘、咳嗽和呼吸道疾病。在严重的情况下,胃酸会刺激食管而导致发炎和溃疡。

GER 在婴儿中很常见,通常表现为吐奶。据统计,大多数婴儿每天至少经历一次(Lightdale2013,Poddar2019)。这可能与婴儿食管下括约肌肌张力低有关。这种情况不需要任何治疗,婴儿该区域的肌张力通常在 4~5 月龄发育成熟。如果婴儿体重正常增长并且一般状况良好,那么吐奶就只是衣物清洁的问题,而不是医学问题。

婴儿进食过饱时也会发生吐奶,特别是当婴儿的体位增加了腹压时。该压力会迫使胃内容物进入食管(Wolf 1992)。一些父母发现,当他们的孩子坐在安全椅或婴儿座椅上迫使腿压向腹部时,他们会哭泣或吵闹。处于可以伸展腿的开放姿势时,婴儿通常看起来更舒服且吐奶情况减少。

为了减少打嗝时吐奶,父母应该避免让宝宝向前弯曲成"V"形(**图 336**)。开放伸展的身体姿势,如视线越过肩膀的直立位姿势,对宝宝来说更舒服。

在侧卧姿势下更换尿片可能对频繁吐奶的患儿(**图 337**)有利。侧身更换尿布避免了婴儿抬腿反压到肚子时可能产生的腹部压力。

GERD 在婴儿中并不常见,有时是由肠梗阻引起的。在某些情况下,它可能与过敏有关。患 GERD 的风险会随着年龄的增长而增加。患有 GERD 的婴儿可能会因疼痛自我限制奶摄入量或抗拒进食。胃酸反流引起的疼痛可能会导致婴儿在喂食期间或喂食后弓起背或表现出不正常的姿势。他们可能会出现强烈的呕吐和由于误吸引起的慢性咳嗽。"快乐吐奶"的婴儿通常体重增加很快,而有 GERD 的婴儿体重增加很慢(Lightdale 2013 年)。他们需要医学治疗。

脑 积 水

脑积水是指脑脊液在大脑中积聚,可导致大脑损伤。它和 DS 一样常见,比脊柱裂或脑瘫更常见。这种情况可能是先天性的(出生时就存在),也可能是怀孕期间母亲发生感染导致的(如风疹或腮腺炎)。任何年龄的人都可能因头部外伤、脑瘤或感染而得此病。部分轻度脑积水患儿智力正常。另一些患儿则有运动和认知障碍,记忆力减退,对声音、压力和强光更加敏感。这些问题可能会影响母乳喂养行为。

脑积水无法治愈。它的治疗方法需要通过人工脑脊液分流术即植入引流管将过量的脑脊液从大脑引流至身体的其他部分进行代谢和消除。分流术可防止脑脊液积聚、脑室增大,并可避免颅腔内压力的增加(NIH 2013)。植入的分流器可能会导致感染,应定期检查以确保其功能正常。Nejat(2008)发现,在婴儿出生 6 个月内,母乳喂养对分流术后感染具有保护作用,并与摄入母乳量相关。

一位脑积水患儿此前无喂养方面的特殊情况,在 3 月龄大时突然抗拒从母亲的左侧乳房吃奶,哺乳顾问认为可能是因为在摇篮式体位喂奶时手臂对分流管产生的压力使婴儿感到不适。许多婴儿在 3 个月左右时开始对事物有自己的见解。她建议喂养时尝试不同的姿势。该母亲采用竖抱式喂养姿势后避免了对分流器造成压力,调整后婴儿再次接受左乳喂养(**图 338**)。这个案例展示了导致放弃母乳喂养的众多潜在因素之一。另一个例子是单眼盲或单耳聋的婴儿。

BWC 对这对母婴进行了数年的跟踪,每当母亲有问题时,都会为其提供持续性支持。该婴儿进行了 6 个月的纯母乳喂养,并进行了 4 年的连续母乳喂养。这位母亲相信长时间的母乳喂养会促进她儿子的神经发育。有趣的是,一名神经学家在这个男孩 5 岁时进行了评估,他说,定期的脑部扫描显示,相比其他罹患脑积水且得到相应治疗的儿童,该男孩脑室增大的程度比其他患儿小。

脑积水协会为家庭提供信息、支持和资源的网站如下:www. hydroassoc. org.

喉管软化症和气管软化症

气道狭窄或阻塞的婴儿可能会出现身体拱反弓、颈部过度伸展和吵闹的高音喘息(喘鸣)(Genna 2013, Hysinger 2018)。

喉管软化症是一种先天性疾病,婴儿喉部(声匣)上方的组织缺乏肌张力。该组织可能会周期性地塌陷,阻塞气道,使婴儿吸气时产生喘鸣。这是新生儿喘鸣最常见的原因。这种情况通常出现在产后 10 天内,一般程度轻微且有自限性(Ayari 2012)。通常在 12～14 个月后不再进展。患儿呼吸费力、GERD 及不协调的吸-咽-呼吸情况都会增加其体重增长不足的风险(Kusak 2017)。10％～20％的严重病例需要手术修复,手术通常是成功的(Bedwell 2016, Klinginsmith 2020)。

气管软化症的定义是由于软骨结构异常导致的气管萎陷性增加。这是一种不太常见的疾病,其症状在出生后 4～8 周才会明显。当婴儿呼气时,它会发出刺耳的声音。气管软化症通常发展到 3 岁左右。它可能会导致慢性呼吸道感染,如果严重则需要手术治疗(Fraga 2016)。

对喉软化或气管软化症婴儿,母乳喂养时需确保婴儿能保持气道开放并安全呼吸。重要的是要避免头部前倾的姿势(避免将下颌推向胸部,导致气道塌陷)。

对于患有气管软化或喉软化的婴儿,通常建议采用竖抱式母乳喂养姿势。然而,BWC 发现,侧躺式姿势能让一些婴儿更好地控制和调整他们颈部和头部的位置。侧卧时,婴儿位置低于母亲的躯干。这种姿势有利于婴儿衔乳时头向后仰,颈部伸展,保持气道畅通,保护呼吸和吞咽。多次尝试有助于每个婴儿找到最适合自己的体位。

异 常 姿 态

习惯性的异常身体姿势,或身体某一部位运动受限可能会影响婴儿的母乳喂养。产前药物暴露、臀位生产、产伤或神经功能障碍可能导致肌张力异常增高或降低、肌肉萎缩和肌卫现象。这些问题可通过婴儿的习惯性的姿势表现出来。有时喉管软化症、气管软化症或 GERD(Lightdale 2013)会引起异常姿态。

四肢或身体其他部位的异常姿势及肌卫现象可能是儿童遭受虐待的结果。

异常姿态婴儿的简要案例研究

一位母亲带着 6 周龄的婴儿,因乳头破裂疼痛来向 BWC 咨询。经评估,婴儿看上去非常僵硬,身体反弓(**图 339**)。这位母亲说,这种异常姿势使她很难让孩子靠近乳房。婴儿反弓的姿势使她牙关紧闭,这导致将婴儿从乳房移开时母亲感到乳头被含得很紧。

母亲的乳头通过使用医院的电动吸奶器泵奶得到了几天休息,促进了乳头愈合。医生给她应用局部抗生素软膏来治疗乳头皮肤表面的感染。随着伤口的缩小,母亲开始交替采用母乳喂养和使用电动吸奶器瓶喂。通过 1 周治疗,她停止使用电动吸奶器。从那时起,她表示可以耐受母乳喂养所产生的疼痛,但在她和 BWC 保持密切电话联系的几个月里,她表示母乳喂养从未令她舒适。

在此期间,婴儿仍保持异常姿势。母亲发现轻微的触摸、突然的声音、明亮的光线和突然的动作都会使婴儿不适。母乳喂养时过多的刺激使他的反弓姿势更加严重,并加重了他紧咬牙关的倾向。母亲注意到,孩子在安静、黑暗的环境中进食地更好,当她关注孩子姿势的稳定性时发现,髋部弯曲有助于拉近孩子的身体,减少他的反弓倾向。

这位母亲曾表示她担心孩子不爱她,因为他拒绝拥抱。由此使她明白婴儿的僵硬是不由自主的。诸如共同沐浴和轻柔地摇晃等活动对母子来说是愉快和放松的,并提供了正向的亲密机会,但在喂养体验中这种纽带关系常是缺失的。

几年后,这位母亲联系了BWC。她表示在她儿子4岁时,约在断奶6个月后,发生了严重的癫痫伴暂时性左臂无力。她推测,也许她儿子在婴儿时期出现的感觉防卫现象和异常姿势是一个未确诊的、潜在神经问题的初期症状。

婴儿偶尔会拱起身体,表现得很挑剔。然而,若婴儿保持持续或极端的姿势,伴随过度感觉刺激和防御,往往是婴儿需要就医的表现。

新生儿体重过度减少

纯母乳喂养的婴儿在平均8.3天内恢复出生体重,期间其出生体重减少不超过7%或8%(MacDonald 2003, Kellams 2017)。然而,据报道,剖宫产或早产的婴儿恢复出生体重所花的时间更长。与出生体重较轻的新生儿相比,体型较大的新生儿平均需要更长的时间才能恢复到出生体重(Paul 2016)。

出生体重的过度减少和出生体重恢复的延迟与较高的发病率有关。新生儿每小时体重减轻图表有助于早期识别有不良后果风险的婴儿(Flaherman 2015)。这种情况下,并不一定要提供补充的母乳或配方奶,但及时的哺乳支持可防止出现诸如乳房刺激不足、婴儿长期摄入不足和脱水等并发症。

新生儿体重减少表可在以下网址查看:www. newbornweight. org.

脱　水

缺水、过热或疾病都可能导致脱水,症状可轻可重。如果母乳喂养不及时或不频繁,或婴儿喂养效率不高,都可能会增加纯母乳喂养的婴儿在新生儿期液体摄入量不足的风险。

脱水的症状包括:

- 肤色苍白
- 第3天后尿量少或尿液颜色深/大便少/大便颜色深
- 嗜睡表现
- 四肢冷或口干
- 皮肤充盈性差(皮肤缺乏弹性,捏起时不能弹回原位)
- 心率过快或血压过低
- 囟门凹陷(婴儿头部的柔软区域)——这是脱水的晚期症状,需立即就医

婴儿的脱水程度常会被低估。高钠血症脱水是一种可危及生命的疾病(Hoover 1998)。水分丢失时血液中的钠浓度异常升高,其最可能发生在出生后6~10天(Sarin 2019)。危险

因素包括剖宫产、初产、母乳喂养问题、产妇超重、母乳喂养延迟(Lavagno 2016)以及出生体重下降超过 10％。出院后早期称重可降低严重脱水的发生(Iyer，2008)。

如果没有进行电解质血液化验而直接喂养一个严重脱水的婴儿是不安全的。在严重的情况下,恢复口服喂养之前应通过静脉输液来保证电解质平衡(Rand 2001)。

称　重　校　准

称重校准是指在喂养前后称量婴儿的体重,以确定摄入奶量。为了保证称重校准的可靠性,秤的精确度至少为 2 克。体重增加以克为单位同等转换为以毫升或立方厘米为单位的摄入量(Haase 2009 年)。健康的足月婴儿通常无需在喂养前后称体重。然而,直接观察母乳喂养并不能提供可靠的母乳摄入量信息,特别是早产儿(Meier 1996)。因此,称重校准有助于在住院期间和出院后对体弱婴儿的管理。它可以精确计算母乳喂养时摄入的奶量,并可用于确定是否需要补充母乳。

建议使用精准度为 2 g 的秤进行称重校准,哺乳顾问可以通过比较预估的母乳摄入量和喂养后体重的差值以了解称重校准的价值。如果这个实验同时纳入了几个不同年龄、不同身体状况的婴儿,其研究结果是最有价值的。

Hill(2007)发现,称重校准并不会动摇母亲的信心。Hurst(2004)研究了一组母乳喂养母亲对婴儿从 NICU 出院后 4 周内居家称重校准的反应。所有称重校准组的母亲均表示,在家里测量奶摄入量对过渡到"基于线索"的母乳喂养"非常"或"极其"有帮助。在对照组中,75％的母亲报告称,称重校准可以减轻决定额外提供多少奶的压力。Kent(2015)报告了在足月儿母亲中也有类似的结论。

纯母乳喂养婴儿的生长

母乳喂养的婴儿通常在出生后的头 3 个月体重迅速增加,在 5～6 个月时体重翻倍(DiMaggio 2017)。以下是婴儿恢复出生体重后的日平均增重(Lawrence 2022 年):

- 0～3 个月:26～31 克/天
- 3～6 个月:17～18 克/天

体重增长缓慢

一个纯母乳喂养、体重增长缓慢的婴儿虽看上去体型偏瘦,但精神抖擞,身体健康。其体重增长虽缓慢但却稳定。可以各种措施改善他们的体重增加缓慢,例如增加夜间喂养和母乳喂养的频率。亚临床乳腺炎会减少乳汁产量,导致婴儿生长缓慢。如果母亲正在经历慢性、低级别的乳房疼痛(参见第十一章),这被视为体重缓慢增加的可能原因。母乳喂养的早期校准不佳往往会导致母乳产量低和体重增长缓慢。乳房受到不良刺激的时间越长,产奶量越低,且越难以纠正。

生长发育障碍

生长发育障碍(failure to thrive,FTT)是用于描述各种潜在因素引起的生长发育不足的医学术语,通常在婴儿期被发现(Ross 2017)。患有 FTT 的婴儿可能会表现出冷漠,哭声低下,神情焦虑,肌张力低,或缺乏皮肤充盈。他们的尿色可能偏深,并伴有强烈的气味,且他们很少排便。重要的是要确定导致 FTT 的原因(通常是多因素的)(Hoover2019)。

人们很容易将体重下降或增重失败归咎于乳汁摄入不足,而事实确实如此。然而,疾病也可能导致 FTT,因此对婴儿的医学评估是至关重要的。

导致婴儿生长障碍的风险因素包括:

- 早产和小于胎龄(SGA)
- 多胎妊娠
- 神经系统问题
- 生理异常(例如:腭畸形)
- 衔乳困难
- 疾病、感染或受伤

生长迟缓时,婴儿会通过更多的睡眠来储存能量,并很难被唤醒进食。一旦醒来,他们可能会哭得精疲力竭。他们需要额外的热量来恢复。最初,有些婴儿可能无法消化所有补给的母乳或配方奶粉。他们可能需要几天来适应每次喂养时所应摄入的足量的奶。在许多情况下,建议在婴儿能够接受更高的摄入量之前,进行少量多次的喂养(Powers,2001)。不良的吃奶行为通常会持续到追赶式增长为止。

FTT 可能与产妇状况有关(Neifert 1985,Neifert 1990,Henly 1995,Willis 1995,Betzold 2004,Hoover 2002)。如果一位母亲在生理上无法产生足够的乳汁,建议她频繁母乳喂养是毫无意义的。FTT 婴儿的监护人有道德义务将有关母亲健康史的问题告知婴儿的医疗保健提供者。

产妇导致生长障碍的风险因素包括:

- 妨碍有效母乳喂养的母体异常;(例如:乳头倒置或乳房发育异常)
- 产妇疾病
- 产妇用药
- 产奶量下降(如胎盘胎膜残留)
- 产妇乳腺手术或乳腺创伤史
- 激素紊乱
- 产妇肥胖
- 哺乳引起疼痛
- 喂养安排和/或喂养时间有限或过度使用安抚奶嘴

● 缺乏社会支持

新生儿应接受适时的产后随访和定期的体重测量,以防止 FTT。应该向父母提供指导以正确识别纯母乳喂养婴儿摄入不良的警示症状。高危母婴应立即转诊到社区母乳喂养支持中心(Wilson-Clay 2002,Evans 2014)。

当哺乳顾问无法当面直接评估母婴情况,而只能通过电话和网络提供咨询时,必须警惕那些提示喂养不足的信号。例如,那些描述自己长时间乳房充血的母亲,她们的宝宝可能并未有效吸吮来排空乳房。一些母亲表示婴儿过度哭泣或"肠绞痛",却没有意识到这可能是婴儿饥饿的迹象。父母通常认为婴儿没有排便是因为便秘。但事实上,在第 1 个月,每天少于 3 次大便更有可能是乳汁摄入量不足的结果。

虽然为产妇缓解因常见的新生儿问题产生的担忧而提供安慰是很重要的,但虚假错误的安慰可能会危及婴儿。建议进行直接评估和定期的体重测量。如果婴儿的体重没有增加,称重校准(理想情况下是经过几次喂养)可以提供具体的信息,包括需要补充多少奶量才是足够的。

补给奶量的计算

补充喂养是给哺乳婴儿的额外液体,如母亲自己的乳汁、捐献的母乳或婴儿配方奶粉。由于婴儿配方奶粉的早期使用可能会缩短哺乳期,因此应根据医疗需要进行补充。对于住院的早产儿或发育不良的婴儿,医生需计算补充量,或在没有母乳的情况下,计算完全替代喂养所需的喂养量。

对健康足月婴儿的补充或完全替代喂养应促进正常生长,而不是过度生长。正常情况下,在出生后的最初几天,婴儿对母乳的需求量很少(参见第五章)。足月婴儿的奶量应遵循既定的生理逻辑规范(Kellams 2017):

● 出生 24 小时内:2～10 毫升/每次喂养
● 出生 24～48 小时:5～15 毫升/每次喂养
● 出生 48～72 小时:15～30 毫升/每次喂养
● 出生 72～96 小时:30～60 毫升/每次喂养

从第 1 周结束到第 10 周左右,奶量公式计算如下:150～200 毫升/(千克·天)(Kair 2021)。如果婴儿低于出生体重,则应按出生体重计算,而不是按婴儿当前的体重计算,这有益于适当的生长追赶。早产儿的奶量计算可能有所不同,其中一些可能需要限制液体摄入(Abbas 2019)。对于小于胎龄儿来说,他的热量需求应该与同期适于胎龄儿的需求类似,而不是实际的低体重的需要量。(Lawrence 2022)。对于晚期早产儿,Hubbard(2007)建议:

● 出生 24 小时内:5～10 毫升/每次喂养
● 出生 24～48 小时:10～20 毫升/每次喂养
● 出生 48～72 小时:20～30 毫升/每次喂养

理想情况下精准地称重校准有助于确定婴儿从乳房摄入的奶量,应在多次喂养后进行测量。然后可以提供定量的母乳或配方奶粉,以补充喂养不足,而不必过度喂养。这被称为针对性补充。

FTT 患儿:各种病例

病例1:**图340**中的婴儿出生35天,体重仅比出生时的3629克增加了142克(5盎司)。儿科医生建议母亲向 KH 咨询,以制订一项体重增长计划,为婴儿提供额外的热量,并改善母乳供应不足的问题。这位母亲同意在乳房上使用一种喂养管装置(参见第十四章)。婴儿在第1次接触这种装置时需要持续的刺激,并最终通过喂养管装置摄入了71毫升的配方奶。KH 建议通过经常性地吸吮和泵奶来刺激乳房。在接下来的几周内,婴儿获得了足够的体能以支持在没有喂养装置的情况下直接进行亲喂,且随着母亲泌乳量的提高而逐渐停止补给。

病例2:KH 遇到一名出生体重3033克的婴儿(无图片)。第18天,他的体重比出生体重低454克。此前有人建议母亲给婴儿喂水。在 KH 来访时,婴儿每天摄入170毫升的水。KH 建议这位母亲停止这种行为。在母亲增加奶量供应的同时,他们暂时采用配方奶粉来帮助婴儿增重。这个案例说明了询问父母其婴儿是否进食了除乳汁以外的其他东西的重要性。

病例3:BWC 曾接诊过一名胎龄38周、出生体重3260克的婴儿(无图)。在出生第10天进行儿科检查时,体重为3058克。儿科医生对婴儿的体重下降感到担忧,建议母亲去咨询哺乳顾问。母亲同意了,但咨询拖延到了第19天。此时,婴儿又下降了85克。该婴儿的面部、躯干和四肢都出现了明显的黄疸。同时他的舌头和颊垫上可观察到白色病变,这是婴儿鹅口疮的表现,儿科医生用制霉菌素溶液为他进行治疗。这位母亲愿意每天多次泵奶刺激她的乳汁供应,但她还是决定选择母乳喂养和配方奶喂养混合喂养的方式进行补充,婴儿体重得到了迅速的增加。

在一次电话随访中,BWC 询问了这位母亲是否因为婴儿感染了鹅口疮而出现了乳头疼痛的症状。孩子的母亲说她没有,并透露说由于强迫症,她每天要洗澡4~5次。BWC 推测,真菌孢子在渗透到皮肤之前就被冲洗掉了,从而避免了刺激和损伤。这一观察结果为 BWC 之后的临床建议提供了依据,建议母亲在母乳喂养后,如果婴儿出现鹅口疮,就立即冲洗乳头,以防止局部真菌感染。

病例4:**图341**中75日龄的婴儿比出生体重低60克。她很少哭泣,偶尔哭时声音听起来也很微弱。该婴儿可见手臂皮肤褶皱变薄和焦虑面容。婴儿的母亲最近开始使用喂养管装置,并正在向 IBCLC 寻求额外的建议。在咨询过程中,婴儿在母乳喂养期间通过喂养管装置中补充了71克配方奶。当哺乳顾问打电话给医生讨论孩子的情况时,这位母亲认为这违反了保密原则,并终止了与哺乳顾问的关系。一位同事建议这位哺乳顾问详细记录她在此案例中的行为,以应对未来对这名婴儿的健康安全进行的任何调查。她没有和孩子的母亲或医生进行额外的接触。需要注意的是,哺乳顾问的标准案例咨询表格包括了这位母亲签署的"拍照许可同意书"。

病例5:**图342**中21日龄的婴儿比出生体重低198克。注意他焦虑不安的表情。他的上唇内翻,说明衔乳不佳。他的母亲坚持严格的喂食时间表,每 24 小时喂 7 次。她把每次喂奶的时间限制在每只乳房上 10 分钟。当她打电话进行哺乳咨询时,她说她的孩子在第 1 周常出现"肠绞痛"式哭泣。从那以后,他表现得昏昏欲睡,很难唤醒进食。

BWC 观察了她的哺乳过程,注意到婴儿的下颌运动不连贯且不规则,在吸吮不到 10 次时就要停下来休息一段时间。在那次喂奶过程中,婴儿吸吮了双侧乳房。称重校准结果显示,他在 15 分钟内只摄入了不到 24 毫升的奶量,就筋疲力尽地睡着了。

干预计划的重点是帮助婴儿恢复出生时体重。母乳喂养频率增加到每 24 小时喂养 10 次。每次喂养时,母亲用奶瓶喂养婴儿 57 毫升的母乳或配方奶。她在母乳喂养开始前,先给予婴儿一半的补充奶量为婴儿提供更多的能量。当婴儿吸吮时,她通过深按压乳房来刺激他。母乳喂养后,当婴儿仍不满足时,就用奶瓶喂养他剩下的母乳或配方奶。此外,母亲在每天进行 6 次母乳喂养后,会进行双乳泵奶,以刺激产奶量。

这位母亲烟瘾很大。虽然吸烟对于哺乳期的母亲不是禁忌,但它是婴儿猝死综合征(sudden infant death syhdrome,SIDS)的风险因素,并与较差的 MER 和乳汁供应不足有关,特别是在早产儿母亲中(Hopkinson 1992)。母亲同意在室外吸烟,每天减少到 10 支,并在母乳喂养后再吸烟。选择合适的喂养时间有助于在下次喂食前减少乳汁中的尼古丁代谢物(Labrecque 1989)。

随访 2 天后,婴儿体重增加 170 克并且看上去更加机敏。婴儿的黄疸、皮肤充盈和肌张力都有了改善,他的哺乳行为也更加协调。称重校准的结果证明摄入量有所改善,15 分钟摄入了 55 毫升。这位母亲很高兴自己抽烟的次数有所减少,她觉得选择恰当的吸烟时间是个有用的策略。

随着母亲遵循喂养计划进行哺乳,婴儿的体重很快就恢复了,她很快就能停止喂养配方奶粉的补给,但仍使用吸奶器泵奶,直到婴儿恢复并超过出生体重。婴儿每隔 7 天在医生办公室称重一次,持续几周后,直到确认婴儿进入了正常的体重增加模式。

母乳喂养的大婴儿

一些出生时体重超标,但健康的母乳喂养婴儿,在最初的 6～12 个月里会出现体重低于出生百分位的情况。这就是所谓的"回归均值"或"追赶"生长(Cole 1995,Bergman 2005)。这并不意味着生长障碍。

母乳喂养的婴儿在纯母乳喂养期间有时会经历大幅度的体重增加。婴儿时期的高体重增加和高体重指数与肥胖风险增加有关(Druet 2012)。来自丹麦的全国出生数据发现,"在前 5 个月体重大幅增加的婴儿出现超重的几率更高,在 7 岁和 11 岁时的整体 BMI 也更高"(Morgen 2021 年)。然而,一些案例研究报告了纯母乳喂养的大婴儿在引入固体食物后生长轨迹呈下降趋势。

图 343 展示了一个正常的 6 月龄婴儿在纯母乳喂养期间苗壮生长。

应对不熟悉的情况:哺乳顾问的观点

当遇到不寻常或不熟悉的情况时,牢记哺乳管理的基本知识尤为重要。最关键的是同时保障母乳喂养和母乳供应。复杂的情况下,需根据具体问题逐一进行解决。需要持续哺乳支持的特殊情况是手术后的康复婴儿和患有罕见疾病的婴儿,如普拉德-威利综合征和特纳综合征。

婴儿外科手术

母乳喂养对正在从手术中康复的婴儿特别有益。人乳中的抗炎成分(Diehl-Jones 2004)和表皮生长因子(Dvorak 2003)可以加速人体组织的愈合。

图 344 中 14 日龄的婴儿在出生后 4 天接受了心脏手术。此刻婴儿正接受奶瓶喂养,母亲试图直接母乳喂养。对术后婴儿的体力抱有切合实际的期望非常重要。他们需要小心地摆放体位以避免造成疼痛或对手术切口造成压力。重要的是支撑乳房的重量来确保衔乳。当他们在吸吮疲劳时,通常需要额外地补充喂养。同时,生长监测至关重要。母亲必须用手挤奶和吸奶器泵奶来保护乳汁供应,直到婴儿更足够健壮能够自己完成足量的喂养。

当婴儿住院时,父母常会变得焦虑。母亲有时会经历短暂的乳汁供应减少和乳汁排泄问题(Chatterton 2000)。哺乳顾问必须告诉她们,这种情况可能只是暂时的,并且随着婴儿逐渐康复,母乳供应和 MER 都会得到改善。同时,社会支持和放松技巧有助于缓解母亲的压力。当母亲自己的乳汁供应受到严重影响时,可以选择母乳库的捐赠乳。

一例随访 10 年的普瑞德-威利综合征案例

普瑞德-威利综合征(Prader-Willi syndrome, PWS)是一种遗传性疾病,其特征是婴儿肌张力低下、喂养不良和发育缓慢。由于误吸风险,一些患有 PWS 的婴儿不能经口喂养(Alsaif 2020)。矮小的身材、智力障碍和行为问题是与该综合征相关的其他发育特征。从童年后期开始,患儿会持续感到饥饿。他们似乎不会产生饱腹感,以至于家长不得不把食物锁起来,以防止他们无节制地进食。这种暴饮暴食通常会导致肥胖和 2 型糖尿病。而母乳中能够引起饱腹感的激素对这些患儿来说特别重要。

BWC 研究了一名患有 PWS 的婴儿(无图片),她连续 6 个月通过胃管接受母亲的泵奶喂养。从出生开始使用安抚奶嘴来保护口腔功能,直到该名婴儿的肌张力改善,足以降低误吸的风险。

婴儿 5 个半月时,BWC 和一位职业治疗师帮助母亲慢慢引入经口母乳喂养。通过外部间歇调节技术用瓶喂小剂量的泵奶(参见第十四章)。当发现婴儿能够吞咽时不误吸,母亲开始在裸露的乳房附近进行奶瓶喂奶,使婴儿适应母乳喂养姿势。约 6 个月时,可以在乳头护罩上涂抹几滴乳汁,哄婴儿靠近乳房吸奶。早期直接母乳喂养的摄入量是微不足道的,婴儿还需要继续通过胃管接受泵奶。

几个月后,称重校准证实,婴儿能够从乳房摄取足够的乳汁,以保持经口喂养行为。母亲停止了大部分的奶瓶喂养。自此以后,婴儿通过胃管接受泵奶,并同时接受母乳喂养直到最终不需要乳头护罩保护。直到 2 岁时摘除胃管,婴儿共接受了 2 年半的母乳供应和 14 个月的经口母乳喂养。

当女孩 10 岁时,WBC 收到了该母亲的一封信。她写道:"(我们的女儿)美丽、聪明、健康……我们从未让她使用生长激素……至于饮食,她偶尔偷吃,她对食物很感兴趣,但她摄入适量。我们让她摄入低热量、营养丰富的食物来减轻体重,但她的食欲目前看来很正常。虽然他们确实说过,亢进的食欲有时到青春期才开始……我们最近带她去看了内分泌科医生。她的身高能够达到正常孩子的 95%,她的体重差不多是正常孩子的 75%~90%。在没有使用生长激素的情况下,患有 PWS 的孩子身高和体重达到合理范围并不常见。我相信婴儿时的护理改善了她的语言能力,我还认为母乳给她提供了有助于大脑发育的生长激素。我从未后悔为她所做的一切。我认为这是我一生中最伟大的成就之一。"

特 纳 综 合 征

特纳综合征(TS)只影响女孩。这是女性最常见的性染色体异常疾病,每 2 000~2 500 个活产儿中就有 1 个受影响。据统计,美国有 7 万名妇女和女孩患有 TS。TS 妊娠中更常发生早产和晚期早产,这些婴儿的胎龄通常小于对照组(Hag man 2010)。

TS 与生长发育迟缓及不孕有关。如果没有生长激素治疗,大多数患有 TS 的女孩无法拥有正常的身材。雌激素的补充是刺激青春期发育所必需的(Hagman 2010)。与 TS 相关的其他问题包括心脏和肾脏疾病、听力损失、甲状腺功能减退、小肠吸收不良症的风险增加(Marild 2016)、血脂异常和肥胖(Nabhan 2011)。患有 TS 的女孩通常会因为身材矮小和其他畸形症状而感到自卑(Skuse 1994b, Nabhan 2011)。

与 TS 相关的生理畸形包括蹼颈、新生儿手脚淋巴水肿(肿胀)(**图 345**)、脚趾甲缺如、异形上腭(**图 346**)和小颌畸形(Simmons 1999)。TS 女孩的进食问题通常是由上腭异常和肌张力低造成的吞咽困难(Skuse 1994a)。

2 例母乳喂养的特纳综合征案例

病例 1:一名 2 月龄 TS 婴儿(无图片)因母乳喂养困难和体重增长缓慢被儿科医生转到 BWC。经评估确定了该婴儿肌张力低下,吮吸力弱,以及上颚中心位置存在"V"型凹槽畸形。肌张力减退和上腭结构的改变极大地影响了婴儿的进食能力和生长发育。

尽管给予婴儿精心的体位管理并增加了喂养的频率,婴儿仍需要额外的泵奶喂养来增加体重。称重校准有助于确定她的摄入量不足。哺乳期管理计划建议每日增加额外的补充喂养,使婴儿每 24 小时获得 10 次喂养。这位母亲被要求在每天母乳喂养后多次泵奶。在大约 6 周的时间里,要求每天两次奶瓶喂养婴儿至少 57 克的泵奶。婴儿的体重增加情况有所改善。在宝宝 4 月龄后,偶尔给她奶瓶喂养。婴儿在 6 个月内接受纯母乳喂养,母乳喂养共持续了 5 年。

在这些早期问题得到解决后,母乳喂养一直进展顺利。直到婴儿开始爬行后不久的某一天,这位母亲打电话给 BWC,报告了婴儿的突然拒奶现象。考虑到异常的上腭构造,BWC 建议母亲用手指插入口腔检查婴儿的口腔内部,结果发现一团湿纸巾塞在她上腭的凹槽里。将其取出后,婴儿就恢复了正常的乳房喂养。在那之后,母亲会定期检查上腭,清除任何食物或碎屑。

随着生长发育,婴儿的喂养行为持续受到 TS 的影响,正如这个婴儿当初很难学会母乳喂养一样,吃固体食物也存在挑战性。原因可能是异常硬腭或低肌张力导致的吞咽困难。婴儿在约 10 月龄时再次发生发育迟缓。她难以进食某些特定质地的食物,并拒绝许多食物。经过一些尝试后,她的母亲发现婴儿容易接受泥状食物、蛋黄、全脂蛋奶、肉汤和肉汁,且这些有助于她的生长发育。

尽管这个女孩早期有喂养问题,但长期健康状况良好。当她 8 岁时,她的母亲写道:"我们的女儿在生长过程中让她的内分泌医生感到惊讶。她的发育情况处于正常同龄人的 50%。到目前为止,还没有人说要用生长激素。"6 年后,当她的女儿上高中时,这位母亲再次写信说:"……她从来都不是班上最矮的。总的来说,她很健康,各门功课都很好,身体也逐渐成熟,但还没有开始月经。"最后一次联系时,这位 21 岁的年轻女子已经大学毕业。

本案例证实,即使是在罕见的情况下,哺乳顾问也可以使用喂养管理的基本原则和实践支持母亲母乳喂养。这种支持有助于孩子健康成长,从而过上相对正常的生活。很可能,这位女孩的内分泌科医生从来没有接触过这种情况下长期母乳喂养的孩子,因此他对她的良好生长感到"惊讶"。

病例 2:BWC 曾与一位二胎患有 TS 合并复杂并发症的母亲合作。经过长时间艰难的分娩,婴儿在 38 周时经阴道分娩,重 2 665 克。她既早产又小于胎龄。在出生前几周,她的头就已经入盆了,造成了颅骨畸形。可见该婴儿大范围的头部血肿(图 21)。同时,她的胆红素水平升高需要进行光疗。

婴儿在分娩时吸入了胎粪。她的声带在吸痰时受伤,导致声音沙哑,并持续了几个月。在成年人中,这种损伤通常会导致吞咽疼痛。和许多患有 TS 的婴儿一样,她有心脏缺陷,因此影响了她的进食能力。在她达到一定体重之前,无法安排手术修复。最后,婴儿必须安装一个髋关节束带(支架)以纠正髋关节发育不良。这使得母亲难以找到一种能使婴儿贴近她的喂养姿势。

尽管面临这些挑战,这位母亲还是非常积极主动地提供纯母乳喂养。幸运的是,她有母乳供应过剩的经历。虽然这对她的第 1 个孩子来说是个问题,但她强劲的产奶量和强大的喷乳反射弥补了新生儿吸吮无力的问题。因为婴儿有时难以在吮乳间隙控制过快的乳汁流速,所以在喂奶开始前,她会用乳头护罩来阻断过强的喷乳反射。若婴儿在哺乳时昏昏欲睡,乳头护罩可以产生触觉刺激,有助于唤醒婴儿继续吸吮。

细心观察婴儿哺乳时的体位和良好的体位支撑弥补了这个婴儿低肌张力和髋关节挽具所带来的干扰。**图 347** 展示的是 2 周龄时用交叉摇篮式的姿势喂养的婴儿。婴儿下面有一个结实的哺乳枕,可以支撑母亲的手臂。交叉摇篮式的姿势解放了母亲的一只手,这样母亲就可以空出一只手来支撑并深度按压乳房。

该母亲每 24 小时母乳喂养 10 次。由于婴儿吸力弱,喂奶时间短,母亲还需要每天额外使用吸奶器泵奶 6 次。当称重校准(在精准度为 2 g 的秤)显示摄入量低时,就通过奶瓶喂养补充泵奶。居家喂奶前后称重有助于精准补充奶量,避免过度生长。尽管 GERD 在低肌张力的患儿中并不常见,控制奶量对 GERD 患儿非常重要,少量多次的哺乳有助于减少反流发作。

在 2 个月的儿科检查中,发现这名纯母乳喂养的婴儿体重以每天 28.35 克的速率增长。这一成就让儿科医生以及内分泌学家都感到惊讶。4 月龄时,这个婴儿的体重为出生时候的两倍。在 5 月龄时,这个婴儿成功接受了主动脉弓修复术。手术后,她的体能显著改善,她可以自己完成乳房哺乳,而不需要奶瓶补给。该婴儿在 6 月龄时引入固体食物,当时体重 6 095 克。

生长发育迟缓可能会影响人一生的形体。喂养管理有助于这些婴儿获得良好的早期生长。如果用母乳实现这种生长,他们成年后患肥胖或代谢综合征的风险也会降低。

虽然与喂养无关,但这个婴儿有另一个与 TS 相关的身体特征:外耳折叠。她的父母想尽一切办法想让她的外表看上去正常。幸运的是,他们的儿科医生回想起,他们曾参加过一个关于使用耳部夹板矫正外耳畸形的讲座。因为在新生儿期耳软骨具有很强的延展性,将耳朵保持在一个正确的位置数周会产生很好的矫正效果(Brown 1986)。他向整形外科医生咨询后,用柔软无毒的牙科化合物填充婴儿耳朵的耳廓(弯曲的外部)来塑形。他用外科胶带固定耳朵(**图 21**)。软骨变硬后,将胶布和牙胶取下,婴儿的耳朵则保持矫正后的形状。

这是一个非常复杂的案件。婴儿经历了严重的产时创伤,而且她患有一种罕见的疾病,直接影响了她的口腔结构。她的心脏有缺陷,需要手术治疗。在她母亲的决心和 LCs 基于基本母乳喂养管理原则的协助下,婴儿在纯母乳喂养中茁壮成长,远远超出了儿科医生和内分泌学家的预期。

小 于 胎 龄 儿

小于胎龄儿(SGA)是指那些出生体重在正常胎龄儿平均体重的 10% 以下的胎儿或新生儿(de Onis 1996 年)。病因包括多胞胎、遗传综合征和诸如高血压、肾病或胎盘血流减少等产妇因素。

SGA 在新生儿期及以后面临不良健康后果的风险增加。虽然他们没有类似体型的早产儿所经历的器官系统发育不成熟所致的并发症,但他们早期喂养不良、低血糖和体温过低的风险很高。长期风险包括持续发育不良、身材矮小和不良认知结果。他们患成人疾病的风险也增高,包括超重和代谢综合征(Nabhan 2011)。

纯母乳喂养可降低该人群的神经发育不良结果。一名研究人员表示,"经过 6 个月以上的母乳喂养,可能会对 SGA 智力发展产生影响"(Lundgren 2008)。另一项研究得出结论,在 9 个月时,与母乳喂养的对照组相比,经强化配方奶粉喂养的早产儿表现出明显的认知发育缺陷(Morley 2004)。

SGA 有持续发育不良的风险。他们有特殊的营养和能量需求,出生后必须仔细监测和适当喂养(Lawrence 2022)。矛盾的是,如果婴儿生长受限之后体重增长过快(通过配方奶粉补充),会增加超重和肥胖的风险。

母乳喂养是维持正常生长的唯一方式,不仅不会提供过多的蛋白质,也不会增加体脂量,或触发胰岛素抵抗(Marsh 2016, de Zegher 2013)。理想情况下,早产儿应接受纯母乳喂养,来源可以包括他们自己母亲的母乳或者安全捐赠的母乳。

SGA 有低血糖的风险。理想情况下,这些婴儿应该立即接受新鲜分泌的初乳。他们需要密切的血糖监测,必要时口服葡萄糖凝胶。在新生儿时期,他们应该避免过度体重丢失。初期,他们可能难以协调吸吮和吞咽,在吸奶至饱腹前便会感到疲劳。除了母乳喂养,还需要后奶或高热量的捐赠奶以提供额外的热量。

SGA 的喂养量应根据相应胎龄的适宜体重需求进行计算(Lawrence 2022)。初期,早产儿无法一次性喝大量的奶,因此需要给予少量多次的母乳喂养。母亲们需要分泌乳汁来刺激她们的乳房,以产生充足的母乳。

母乳容量尚未增加的母亲可以通过母乳库的捐赠为足月婴儿提供纯母乳喂养。

小于胎龄儿纯母乳喂养的个案研究

图 348 展示了一位刚出生 1 天的女婴,她是由一个 29 岁的初产妇在全身麻醉下进行紧急剖宫产娩出的足月儿。由于胎盘功能不全(胎盘中有 2 个大血凝块),该婴儿体重小于胎龄,重 2308 克。当母亲恢复意识时,护士们(包括一名 IBCLC)帮助其分泌初乳,并立即用勺子喂给婴儿,以协助维持婴儿的血糖水平。他们鼓励父母开始亲肤拥抱婴儿,并用毯子维持婴儿的体温,指导他们持续地给新生儿喂养初乳。

该母亲乳头直径较大,右乳房有侵入性手术史。当发现婴儿无法衔住大乳头时,护士们除了立即鼓励用手挤压促进泌乳外,还使用吸奶器帮助母亲双乳泵奶。母亲的新鲜初乳量足够第 1 天的喂养。然而,由于多种风险因素可能导致母乳分泌量不足,婴儿的祖母(也是IBCLC)要求儿科医生从社区母乳库开具高热量的捐赠母乳(9.614 卡/升)的处方。在第 2天和第 3 天,除了新鲜初乳外,母亲以奶瓶喂养的方式给婴儿喂养捐献的母乳。

第 3 天,婴儿出院时体重为 2211 克。同时,家属将剩余的捐赠母乳装在 2 个 100 毫升的密封瓶子里带回家。在接下来的 48 小时内,用捐赠奶和泵出的初乳混合喂养婴儿,频率为每天 9 次。

第 4 天,婴儿在门诊称重,体重增加了 28 克。诊所的工作人员帮助婴儿衔乳。虽然衔乳不佳,且衔乳时母亲感到不适,但称重校准记录了婴儿从左乳吸出 28 克的乳汁,而术后的右乳没有乳汁。哺乳顾问指导母亲频繁地母乳喂养和泵奶,以及如何用泵奶和捐赠奶喂养婴儿。

第 5 天,婴儿仅摄入母亲的母乳就能够吃得很饱。令人惊讶的是,考虑到母亲乳汁分泌不足的风险因素,她坚持从左乳房泵吸 90 毫升母乳,从右乳房泵吸 80 毫升母乳。这对父母租了一个婴儿体重秤来记录体重的增长,并用它来确保足够的母乳摄入量。第 7 天,婴儿体重超过了出生时的重量,现在重 2 442 克。到第 8 天,婴儿能够在每天 9 次的喂食(母乳和泵奶结合)中平均每次摄入约 57 毫升。这个量达到了婴儿祖母推荐的每天 510 毫升的喂养目标。这个量是根据一个体重约为 3 175 克的足月女婴的预测奶量计算出的。

到了第 13 天,婴儿的进食习惯更加明显。为了让婴儿更容易衔乳,这位母亲用泵来软化她充盈的乳房以减少衔乳时喷乳速度,也避免了给婴儿哺乳太多初乳。在体重测量的引导下,母亲逐渐减少了奶瓶喂养泵奶的次数。

5 周时,婴儿重 3 175 克,停止了奶瓶喂养。自此之后,婴儿完全采用纯母乳喂养。在 6 个月的儿科检查中,婴儿的身高、体重和头围位于正常婴儿的 50%。从那时起,母亲开始添加固体食物。她继续采用部分母乳喂养,直到孩子 2 岁。虽然 10%～15% 的 SGA 身材矮小(Carrascosa 2004),但在 9 岁时,这个女孩的身高是正常孩子的 95%,体重是正常孩子的 50%。

以上情况中还有一个值得注意的方面,这位母亲一直不喜欢母乳喂养。她描述的感觉与焦虑性排乳(D-Mer)一致。尽管如此,她还是坚持母乳喂养,因为她坚信母乳喂养能够提供特别的保护性益处,尤其是在孩子的认知发展方面。

早 产 儿

2018 年,10% 的美国婴儿出生时孕周小于 37 周(美国疾病控制中心,2019)。早产仍然是导致婴儿死亡和长期神经功能障碍的首要原因。母乳喂养为脆弱的婴儿群体带来了重要的益处。Belfort(2016)发现,早产儿出生后前 28 天内接触母乳的天数与 7 岁时神经发育的积极结果之间存在正相关。

早产的影响不仅限于身体方面。当早产儿因需要接受新生儿重症监护而被迫母婴分离时,母婴建立亲密关系的进程被打断。这也许可以解释早产儿中的依恋障碍、儿童虐待和遗弃比例较高的原因。母乳喂养可以保护儿童免受遗弃(Mata 1988)。研究显示,所有早产儿的母亲都表现出至少一种创伤后应激的症状(Holditch-Davis 2003)。母乳喂养似乎可以减轻产妇创伤后应激障碍和产妇抑郁的严重程度(Kendall-Tackett 2013)。

Meier(2013)提供了一个循证模型,阐明了如何在 NICU 支持母乳喂养,其中包括如何优化早产奶量。新生儿重症监护室的母乳喂养支持应是必备的、所有文化背景下均应用的,不应仅仅是母乳喂养顾问的责任。所有 NICU 工作人员必须接受培训,以提供同质化信息,并实施基于循证的个体化护理方案(Meier 2013,Fugate 2015)

对于早产和晚期早产儿母亲,泵奶是保护母乳供应的关键干预措施。足月前出生的婴儿舌头运动正常,但吸力弱(Geddes 2017)。据记录,最早在 29 周出生的婴儿中就出现了觅食反射以及短时间的吸吮和少量的吸乳行为(Nyqvist 2008)。然而,早产儿很少有能力在一开始就能启动和维持完整的哺乳过程,母亲们应该尽早让孩子接触到乳房,但她们应该具备耐心,直到婴儿吸吮成熟。可能要等到怀孕后 40～42 周,才能实现完全的母乳喂养。

在自身条件允许的情况下,母亲应该尽早开始用吸奶器泵奶,最好是在出生后 1 小时内(Meier 2013, Parker 2015)。Hill(1999)发现,每天至少泵奶 6 次与维持 500 毫升/天的产奶量有关。这一奶量可维持早产儿生存的最低水平直至出院,但随着婴儿的生长可能会有不足。

每 24 小时泵奶次数少于 6 次的母亲不太可能有充足的乳汁供应(Hill 1999)。乳汁供应量应在产后最初几周得到校准。第 3 周达到的产奶量水平很可能在后续的几周内得到维持(Hill2001)。与吸乳频率相比,每次吸乳所花费的时间对产奶量的影响似乎不那么重要。短时间频繁泵奶对维持奶量更有效。

需要泵奶的妇女应指导其每 24 小时泵吸 8～10 次,目标是在 3 周内达到 750～1 000 毫升/天的泌乳量。乳房按摩和手挤奶相结合可以提高奶量并增加母乳中热量(Morton 2009, 2012)。

为了达到推荐的每日泵奶次数,母亲需要一种方法来跟踪她们何时泵奶。泵奶日志(纸质或是 APP)可以提醒母亲泵奶。日志提供了奶量记录,有些还记录了母婴肌肤抚触时间(Hoover 2015)。

手挤奶可以短期补充喂养以唤醒困倦的婴儿。它可以在资源匮乏的环境中或在紧急情况下维持婴儿的生命。所有哺乳期妇女应该接受技术指导。然而,连续数日或数周的手挤哺乳会令母亲疲倦,其效率也比不上医院级别的双电动泵奶器(Slusher 2003, Slusher 2007)。据观察,当母亲们被暴露在共同为住院早产儿手挤奶的环境下时,可以相互提供同伴支持,更有益于母亲手挤奶的维持(Slusher, 2007)。将手挤奶和泵奶相结合是建立稳定母乳供应的最有效方法(Morton 2009)。

使用高质量的医院级别电动吸奶器可优化产奶。Lussier(2015)进行了一项随机试验,比较极低出生体重婴儿的母亲通过手挤奶和医院级别电动吸奶器的产奶量。这项研究并不是由吸奶器制造公司资助的,这打消了人们对偏向选择吸奶器的利益偏倚的担忧。在第 7 天结束时,手挤奶组的母亲产奶量明显低于使用电动吸奶器的组别。即使在试验结束后,当她们也开始使用电动吸奶器泵奶时,每盎司奶产出量相较于一直使用电动吸奶器的母亲,依然处于偏低趋势。

肌 肤 接 触

图 349 所示的早产儿正在做肌肤接触(图片由 Jane Bradshaw, RN, IBCLC 提供)。一项 Cochrane 综述指出,肌肤接触有益于婴儿生长,且促进母乳喂养及亲子依恋,防止体温过低和低血糖的发生(Moore 2016)。有时被称为"袋鼠式护理",尤其是在资源匮乏的环境中,它与降低早产儿死亡风险有关。

对支持早产儿母亲的循证干预措施的回顾

芝加哥拉什医疗中心的服务对象主要是低收入的非裔美国母亲,她们中的许多人都有导致母乳喂养率低的显著风险因素。然而,由于NICU政策遵循既定的最佳实践,早产儿母亲最终都获得了良好的母乳喂养结果(Meier 2003,2013)。据报道,这个项目中的泌乳启动率为98%。

用于实现早产儿最佳母乳喂养的干预措施包括(Meier 2013):

- 来自所有工作人员的一致的、标准化的信息,包括:"您的母乳是一种药物,有助于保护您的婴儿免受在NICU住院期间和之后出现的健康问题和并发症。"
- 母亲的健康教育
- 免费接送,以便母亲参加教育课程
- 由经过专门培训的咨询师通过电话或出院后的家访提供每周7天的咨询和指导服务
- 早期使用医院级别吸奶器刺激乳房,以建立约1 000毫升/天的奶量
- 指导母亲安全地进行挤奶、处理、热奶和哺乳的指导
- 演示如何分离前奶和后奶的技术,并通过称重校准测量婴儿在母乳喂养期间的摄入量
- 以肌肤接触为标准护理方法
- 尽早为NICU内的婴儿提供0.2毫升新鲜分泌的初乳(最好由父亲喂养)
- 通过胃管实现最早的肠内喂养
- 为拔管的婴儿提供在乳房上舔奶和在肌肤接触时吸吮空乳房的机会
- 按需调整吸奶器罩杯的尺寸
- 使用乳头护罩协助婴儿衔乳,并在哺乳期间增加母乳摄入量
- 由口头和书面指导过渡到基于线索的喂养,并持续密切监测体重直到婴儿足月
- 出院后继续指导使用吸奶器泵奶以保护母乳供应直到婴儿有能力刺激泌乳维持母乳产量
- 个体化监督,直到所有的干预措施可以安全停止,而婴儿生长发育情况进展稳定为止

从NICU到家庭的过渡会使母乳喂养的母亲倍感压力。在此期间需要特殊支持。而在缺乏支持的情况下,对泵奶和补充奶量的需求往往会导致母亲放弃哺乳。向母亲分享直接母乳喂养的益处,能鼓励母亲坚持哺乳(Buckley,2006)。

晚 期 早 产 儿

WHO(2018)将晚期早产儿定义为胎龄32~37周出生的婴儿。美国儿科学会和母乳喂养医学学会使用这个术语来特指妊娠34~36$^{+6/7}$周出生的婴儿(Engle 2007,Boise 2016)。这些组织认识到,晚期早产儿再入院的风险高于足月婴儿。他们会更易发生低血糖、体温不

稳定、呼吸窘迫和黄疸(Wang 2004)。尽管有证据表明,若这些婴儿接受母乳喂养,体格和神经发育会得到改善,但他们似乎不易于获得母乳喂养(Hackman 2016, Gianni 2016, Cleminson 2016)。

一些婴儿的父母通常会这么认为自己的孩子只是"出生早一点",他们没有意识到不成熟的生理、代谢和神经发育会影响母乳喂养行为(Engle 2006)。这些婴儿可能会昏昏欲睡,需要很长时间进行母乳喂养。家长在出院前需要特殊的护理指导和健康教育。出院后的密切随访可以帮助处理婴儿喂养困难,降低脱水和黄疸等相关风险。

父母和医务人员应该意识到,有必要立即采取措施以保护母乳供应。应唤醒婴儿进行少量多次的喂养,以符合他们的耐力和神经成熟状态。防止初期发生体重过度减少非常重要。当婴儿在吸吮疲劳时,母亲应提供泵奶或手挤后奶。应在数周内每周给婴儿称一次体重,以确保他们的体重呈增加趋势。直至妊娠40~42周时,大多数干预措施可不再需要。

焦虑性排乳:病例报告和讨论

虽然本章的大部分内容都聚焦于与婴儿有关的特殊情况上,但焦虑性排乳(dysphoric milk ejection reflex, D-MER)会影响母亲哺乳。焦虑性排乳是指在排奶过程中突发约10分钟的沮丧情绪反应。目前还不清楚这种情况发生的频率。

患有D-MER的妇女在母乳喂养期间会产生各种各样的悲伤、焦虑、恐慌和"想家"情绪(Heise 2011, Ureno 2019)。一些研究人员指出D-MER与产后抑郁症应加以区分,但指出它可能与抑郁、焦虑症、恐慌发作和创伤后应激史同时发生(Uvnas-Moberg 2018, Muddana 2020)。虽然发生机制尚不清楚,但研究人员推测可能与激素有关,包括:催产素、催乳素、多巴胺和胰岛素(uvnaso-moberg 2018)。

一位新手妈妈通过电子邮件联系了BWC,并允许机构匿名分享她案例中的信息。

"我的婴儿目前10天大,我正尝试用母乳喂养婴儿。在每侧乳房哺乳和使用挤奶器的过程中,我都会出现严重的恶心、发冷和心悸。这种不适让我整天只能虚弱地躺在床上。我几乎要放弃了,但在放弃之前我还是想尽力地寻找援助。虽然我是一名医生,但并没有找到很多与此相关的医学信息。不知你见过这种情况吗?究竟怎么做才可以帮到我?"

BWC在回复中要求这位母亲提供更多的讯息,尤其此前做过的任何医疗评估细节。

"我去看过产科医生,并也再次入院进行盆腔CT扫描来排除剖宫产引起的术后感染。尽管我的症状没有显示为乳腺炎,我也使用了双氯西林来对症治疗。似乎没有什么能改善我的症状,并且这真的看上去与排乳有关。我在网上找到了另外一些有类似的症状的女性,但无一如此严重。我正在使用枢复宁控制恶心,但并不是很有效。如果这种情况持续存在,我不确定自己能坚持下去。"

BWC提供了两份有关焦虑性排乳的参考文献(Cox 2010, Heise2011),认为没有任何有效的治疗方法。然而,由于产后妇女的自我保健往往是缺乏的,BWC建议这位母亲仔细检查她的饮食,并每餐加4盎司的蛋白来帮助她重新恢复体能及维持机体的血糖水平。

这位母亲1周后回复:"增加蛋白质摄入奇迹般地改善了我的症状!我真心想知道我的

血糖是不是疯狂波动。我之前吃碳水化合物只是想要在胃里留些东西来控制恶心的症状。我现在已不再频繁的使用吸奶器,而是只进行母乳喂养,并不强迫自己分泌更多的乳汁。我终于感觉又重新做回了自己。"

尽管无法从一例个案中确定增加蛋白质摄入(或任何其他饮食调控)是否有助于缓解焦虑排乳病例,但医护人员的关心对治疗结果起到重要影响(Benedetti 2005)。或许只是因为有了其他尝试,母亲的焦虑才得以缓解。也可能她对血糖波动的猜测是准确的;或者原先情况与感染病毒有关,而她的康复只是一个巧合。因为添加额外的膳食蛋白质大概率不会对母亲有害。这一病例的细节可能对其他患有焦虑性排乳的母亲有借鉴作用。

最后,这个案例有助于减轻母亲们对她们"处于崩溃状态"的恐惧。知道其他人也经历过 D-MER 对母亲们而言,能够提供一些安慰。在这类情况下,关心安抚和情感支持显得尤为重要。

小 结

为使特殊情况下的母乳喂养取得成功,需要整个医疗团队的循证支持。虽然每个人的情况有所不同,但哺乳顾问关注的是最基本的方面:提倡为婴儿提供母乳,保护母亲的母乳供应,鼓励以母乳为重点的护理,维护亲密关系并促进向正常生活状态发展。出院后以社区为基础的护理对于确保母乳的持续供应大有裨益,这对家庭生活的良好和谐至关重要。

第十七章

舌系带短缩

"被束缚的口腔组织"导致舌头和上唇的运动全方位受限,与衔乳不良、母亲乳头疼痛和婴儿发育不良相关。识别舌系带和唇系带短缩的标准化诊断程序的缺乏会产生"对所见证据数据进行个人解读"的风险(Unger 2020)。释放(切断)此类组织的外科手术率的增加导致了人们对过度诊断的担忧。本章回顾了相关定义、并描述了当前可用的评估工具;分享临床病例观察、管理与建议、并讨论了治疗中存在的争议。

定　　义

系带是黏膜组织的一种褶皱或脊状结构,它将可移动的组织连接到较固定的组织上。其目的是提供稳定性和引导可移动组织的运动(Priyanka 2013)。小系带在技术上被定义为小的系带。系带和小系带的概念在某种程度上可以互换。在本书中,我们通常在谈论舌头时使用舌"系带",在提到嘴唇时使用唇"系带"。

舌系带是指连接舌下端与口腔底之间的黏膜组织。其外观表现多样,或薄或厚,或不透明或透明,或短或长。它可以附着在舌头底部和口腔底部的不同位置。舌系带与舌的前部直接相连。它影响舌尖和舌中部的活动度(Mills 2019a)。

Mills(2019)对4具早产儿尸体舌系带的新鲜组织进行解剖并显微镜拍照。解剖结果显示舌系带是一种多层结构,其构成远比以前所认识的更为复杂。当移动尸体舌头以模拟抬起和侧移时,在任何标本中都没有发现偏离舌中线的带状组织(Mills 2019b)。相反,口腔底部筋膜中线皱襞升高,其下方的结缔组织和颏舌神经被拉入系带皱襞的程度存在差异(Mills 2019a)。

颏舌肌和舌神经的分支在舌头下方的系带组织中呈扇形分布。舌系带内神经的位置表明,切割舌系带组织时,某些个体可能会出现疼痛和神经损伤情况(Mills 2019b)。

上唇系带和下唇系带是一层薄薄的黏膜褶皱,内含肌肉纤维,将嘴唇与牙龈连接在一起,为嘴唇运动提供稳定性。上唇系带是一个正常的解剖结构,外观表现多样(Townsend 2013, Santa Maria 2017)。

理论上,某些类型的上唇系带会限制上唇的运动范围,导致上唇内翻。这被称为"唇系带短缩"(需要注意的是姿势不良、乳房支撑不良、婴儿肌张力异常和斜颈等,都可能导致嘴唇内翻)。

上唇系带的外观随时间变化而变化。随着乳牙萌出,上唇系带变薄并向上迁移(Townsend 2013,Boutsi 2014)。Khursheed(2015)指出,"幼儿的系带通常又宽又厚,而在成长过程中会变薄变细。"

口腔系带的异常发育可能发生在各种综合征中,包括腭裂(Gorski 1994)。舌系带和上唇系带的变异可能会限制某些个体的唇舌活动能力。但是,外观和功能之间不一定有直接关系。

什么是舌系带短缩?

舌系带短缩是指舌头正常活动范围受限的情况。可以通过观察舌头伸展、抬起、卷起和侧移(左右移动)的能力来评估活动能力受损害的情况。

舌头活动障碍可影响母乳喂养、语言能力、面部外观、牙齿间距和牙齿健康(Olivi 2012)。一些患有短舌的人需要得到哺乳干预、语言或牙齿矫正的治疗。

在严重的舌系带短缩病例中,舌系带会通过手术来矫治("修正")。在某种程度上各种手术术语可以互换使用。系带成形术是指切开系带并用缝合线重新连接。系带切开术是将系带分离或切割的手术。系带切除术是指系带的移除(牙科专业医学词典 2012)。

后部舌系带短缩

舌系带与舌的后部(又称舌根)没有直接联系,因为后舌有不同的胚胎起源。Mills(2019a)指出,"术语'后部舌系带'在解剖学上的命名并不恰当"。

舌根可能存在缺陷。然而,这些缺陷与舌系带相关的问题可能不同,因为它们是两种不同的结构。因此,切断舌系带的手术可能不适合延伸到舌根部。

舌系带短缩的发病率

舌系带短缩似乎有家族遗传性(Hong 2010)。男性比女性更常见(Ricke 2005)。据估计,足月婴儿的发生率为 4%～11%(O'Shea 2017)。然而,有母乳喂养问题的婴儿中短舌的诊断率高于普通人群(Kent 2015)。Kent 报告说,在澳大利亚西部母乳喂养中心对 1 177 例病例的评估中,短舌是引起乳头疼痛的第二大常见原因。

需要评估舌系带短缩的产妇问题

在母乳喂养期间,婴儿的舌尖通常保持伸展,垫在下部牙龈,以帮助在乳房周围形成密封(Geddes 2008a)。一些经历过乳头疼痛的母乳喂养母亲描述说,如果她们的婴儿无法维持正常的舌头伸展,她们会有一种被"快速扯咬"的疼痛感(Hazelbaker 1993)。当乳房的密封性被打破时,妈妈们可能会听到婴儿发出喷喷声或拍打声,并能观察到乳汁从婴儿嘴里溢出。

在常规的营养性吮吸过程中下颌运动规则、流畅,而舌系带短缩婴儿下颌运动却不稳定。这些不规则的下颌运动导致婴儿频繁地从乳房上滑落,并给母亲哺喂带来痛苦感。不断重新地衔乳会使婴儿精疲力竭,并经常导致喂养提前终止,造成发育不良。此外乳头创伤和乳房排空不完全会导致母亲反复性乳腺炎。舌系带短缩婴儿在母亲尚有充足的母乳时可能会获得正常的母乳量,但最终依旧会导致母乳供应不足。

超声检查显示,乳头形状在正常婴儿成功建立母乳喂养过程中很少发生扭曲(Geddes 2008a)。然而,在舌系带短缩的婴儿中,不仅乳头形状会发生扭曲,口腔内真空负压强度也会变化(Geddes 2010)。

一组舌系带短缩的婴儿将乳头尖端放置在离软硬腭交界处更远的位置(Geddes 2008b)。他们拱起舌后部,扭曲并卷住乳头。另一组短舌婴儿含接乳头尖端的位置似乎更靠近软硬腭交界处,但却挤压乳头基底部。这两种吸吮方式似乎都是婴儿在不能够正常吸吮情况下的补偿。这两种不同的吸吮方式与较高的母亲疼痛评分和婴儿无效的乳汁转移都具有相关性。

舌系带短缩的评估工具

在临床实践中,哺乳顾问很少能得到超声辅助检查,必须依赖于产妇主诉和直接评估。目前各种以观察为基础的评估工具已被开发,试图识别婴儿舌系带短缩的程度。这些工具可评估舌头的外观,观察系带与舌头的连接位置,并描述舌头的运动功能。然而,研究发现这些工具的可靠性存在争议。

例如,Ricke(2005年)测试了 Hazelbaker(2012年)评估工具,发现其包含"许多主观因素",即使这些评价者是训练有素的专业人员,评分者间的一致性仅处于中等水平。Haham(2014年)评估了 Coryllos 评估工具(2004年)并得出结论,"舌系带的插入点和 Coryllos 的舌系带短缩分类与母乳喂养困难不相关。"

由于"系带的解剖变异与舌头功能受损之间不存在直接独立相关关系",系带的外观"只是一个更大的有很多缺失片段的拼图的一部分"(Mills 2019)。目前的分级系统可能无法诊断舌系带短缩。

在开发舌系带短缩诊断评估工具时需要使用更好的证据。此类标准不能过分简单化(Douglas 2013)。这类评估工具可能会促使医生决定进行手术干预,因此评估工具需要进一步完善、诊断术语需要达成一致,以排除其他情况,并确定哪些婴儿可能在系带切开术中受益。

舌的功能可能受到舌系带以外的其他因素的影响,例如,母乳喂养的母亲和婴儿之间解剖学上彼此的"契合度"以及婴儿的整体肌张力。Genna(2015、2021)描述了影响颈部肌肉的斜颈引起的衔乳和吸吮困难可导致舌头扭曲,而这种情况可能被误认为是舌系带短缩。

Mukai(1991)指出舌系带短缩与会厌和喉部异常有关。除非对婴儿进行内窥镜检查，否则这种情况可能会被忽略。咽喉异常引起的进食问题不太可能因系带切开术得到改善。

在胚胎发育过程中，舌在上颚塑形中起重要作用，如严重的舌系带短缩可能会导致上颚畸形。哺乳顾问可以观察到狭窄的、拱形的上腭，或高拱的、穹顶状的"气泡"腭。一些腭形状造成的喂养问题类似于腭裂。系带切开术可以解除舌系带短缩问题，但不能矫正与上腭有关的问题(参见第十八章)。

哺乳顾问有时会在发现舌系带短缩之前观察到异常形状的上腭。BWC 曾经进行了一项数据评估，在一名发育迟缓的 2 月龄的婴儿中发现了他的上腭呈高拱、穹顶状。BWC 评论说，她曾在舌系带短缩的婴儿中观察到这种上颚形状。当婴儿开始啼哭，舌头向后缩时，BWC 观察到短而厚的舌系带附着在舌头的中部。婴儿的舌头只能从口腔底部抬起一小段距离。母亲一直在使用哺乳辅助设备，但由于婴儿吸吮力弱，该设备并未改善婴儿的生长情况或使奶量的增加。由于缺乏经济来源，这个家庭无法承担舌系带切开术的评估的费用。他们决定用奶瓶和配方奶粉喂养婴儿，使她的体重得到增加。

评估舌头活动度：翘起、伸展、侧偏和卷起(杯状)

舌系带短缩对个体有不同程度的影响(Amir 2005)。为了实现有效的乳汁移出和舒适的母乳喂养，哺乳顾问需评估舌头的功能。运动范围正常的舌头应该能够翘起、伸展、侧偏和卷起(杯状)。

翘起：理想情况下，当嘴巴张开时，舌尖应该能够翘起舔到上牙龈脊。如果舌尖翘起无法超过口腔平面中线时，或者当舌尖抬起时出现凹槽或扭曲，则表明活动能力减弱。一些婴儿舌系带可能扭曲舌的形状，但其仍然有足够的弹性帮助母乳喂养。

伸展：轻叩舌尖通常能引出舌的伸展。理想情况下，在母乳喂养期间舌头延伸能够超过下牙龈和下唇。婴儿应能在整个喂养过程中保持舌头伸展。

侧偏：舌头应该能够自由地从一侧移向另一侧，且没有扭曲或紧张。轻叩舌头一侧就能引出舌的侧偏。牙齿萌出后，如果舌头不能侧向移动，可能会影响牙齿卫生。有完全或不完全舌系带短缩者通常不能用舌头清除粘在牙齿上或牙齿之间的食物残渣。这可能会导致蛀牙、牙龈发炎和口臭。

卷起(杯状)：舌头的前部能够裹住乳房，帮助嘴唇形成密封状态。卷起的舌头将乳汁输送到口腔后部，以便安全吞咽。扁平的舌头可能会导致乳汁溢出口腔边缘，并集聚在口腔前庭，增加误吸的风险。潮湿的呼吸音可能提示婴儿在喂养过程中出现误吸。应允许婴儿在需要时离开乳房重新调整呼吸，如喷乳或在用流速较快的奶瓶喂奶时。

舌系带短缩的矫正

舌系带或唇系带都可能因意外而断裂，例如当孩子走路不稳摔倒时断裂。然而，舌系带短缩的情况可以持续到成年(Lalakea 2003，Marchesan 2012)。了解系带切开术后的年长患儿的体验是很有趣的。一部分人说,吞咽药片变得更容易了。此外,其他人注意到他们牙齿间距的变化,牙齿拥挤的程度也减轻了。还有一些人突然能吹口哨了。

有时,舌系带短缩的婴儿无需切断系带,其母乳喂养能力会随着时间的推移而提高。在出生后 4 个月内(Ranly 1998),下颌骨快速向前生长,在某些情况下可能会拉伸系带,或可能会将舌头稍微向前拉(请参见**图 399**,了解下颌在对齐过程中的变化)。

在建议进行舌系带手术矫正的情况下,可以通过不同的方法由不同的专业人员进行手术。可以由受过耳鼻喉疾病方面专业训练的医生(耳鼻喉科医生)进行系带切开术。口腔外科医生和牙医使用软组织激光技术进行系带切断术和系带切除术(Reddy 2014)。系带切开术通常无需麻醉,而系带切除术因为需要切除更多的组织,所以应在麻醉状态下进行。

美国医疗保健研究与质量局(2014 年)报告称,1997—2012 年间,接受舌系带切开术的婴儿数量增加了 10 倍。在加拿大的一些省份,舌系带切开术率从 2002 年的每 1 000 名活产 3.76 例增加到 2014 年的每 1 000 名活产 14.7 例(Lisonek 2017)。在某种程度上,舌系带切开术率增加可能反映出对哺乳婴儿短舌问题的识别能力的增强。然而,这些情况的增加也引起了人们对舌系带短缩可能被过度诊断的担忧。

系带切开术的效果因婴儿而异。一些婴儿在系带切开术后立即明显表现出吸吮能力改善。然而,一些婴儿需要特殊的康复时间才能改善喂养。还有一些婴儿尽管进行多次短舌矫正,但喂养问题依然存在。

Dollberg(2014)在一些案例中观察到系带切开术对母乳喂养的良好效果,但表示"它并不总是能缓解母乳喂养困难的症状",在极少数案例中,系带切开术导致母乳喂养问题恶化。加拿大考昆地区的一项回顾性研究(O'Shea 2017)发现,系带切开术对婴儿母乳喂养只有"短期"的好处,没有"持续的积极作用"。

系带切开术的效果可能很难评估。在计划安排系带切开术的这段时间里,婴儿产伤、充血和早发性乳头疼痛等影响哺乳的问题可能得到改善。在这种情况下,系带切开术后的哺乳情况改善可能是巧合。同样地,系带切开术后哺乳情况逐渐改善,可能是婴儿成熟、下颌对齐的变化以及母亲在哺乳姿势方面的信心和灵巧性增加的结果。另一方面,也可能是系带切开术立即改变了婴儿的乳汁摄入量和/或缓解母乳喂养期间母亲的乳头疼痛。

系带切开术的临床结果需要更详细的记录

大多数已发表的关于舌系带短缩母乳喂养婴儿的系带切开术的报道都是描述性的案例研究或小样本的病例系列报道。它们存在"参与者特征信息的描述很少"的问题(Francis 2015)。很少有人讨论是否对婴儿进行了肌肉、结构或神经问题的其他评估;几乎没有人报告中期或长期结果。

案例研究和个案的观察固然重要,但需要进行良好的对照研究,以跟踪因母乳喂养问题而进行系带切断术的婴儿的口面部发育和言语结果(Buccini 2016)。

术后伤口按摩

系带切开术后的伤口按摩是有争议的。有趣的是,一些临床专家坚持认为按摩和拉伸对防止系带再附着至关重要。然而,这种说法并没有证据可以指导实践。一些家长报告说,这种按摩对婴儿来说似乎很痛苦。伤口按摩可能会"对婴儿喂养和口腔运动发育造成负面和长期影响"(Mills 2019a)。

舌系带短缩:图片和实践

图 350 展示了具有正常活动能力的青少年的舌头。能够观察到这个青春期的女孩在她的嘴巴张大时,舌尖可以抬起触及她的上牙齿。

比较**图 350** 和**图 351** 中成年女性活动舌头的外观,后者的系带附着在舌尖附近,并在试图抬起时发生扭曲。注意其心形舌尖。这位妇女把自己轻微的语言障碍归咎于舌系带短缩。不能将舌头置于上齿后面可能会影响某些声音的形成,与语言障碍有关,如口齿不清(Marchesan 2004)。

图 352 中的舌系带男子是一名舌系带短缩婴儿的父亲。注意观察当他尝试抬起舌头时,舌尖如何向下卷曲。

图 353 展示是一个舌系带短缩的婴儿。注意婴儿的舌尖怎样扭曲,形成凹槽的"V"形。舌尖扭曲则表示运动受限。这种限制不一定严重到影响母乳喂养。

图 354 展示了不同个体舌头长度的差异。这位妇女(左侧)可以将舌头伸到下唇以外,而她丈夫不能将舌头伸那么远。据说,他很难完成舔冰淇淋蛋筒的行为。

图 355 所示一位 12 岁舌系带短缩男孩的舌系带刚好附着在下齿龈后面。当他试着伸出舌头时,太靠前的舌系带位置导致他的舌尖向下卷曲。尽管如此,他也完成了 6 个月的纯母乳喂养和 2 年的部分母乳喂养。他生长发育正常,他的母亲从未经历过乳头疼痛。这是一个关于舌头外观异常但并不影响母乳喂养的例子。

然而,舌系带短缩可能会影响牙齿的形成。男孩 17 岁时,畸形的牙齿和咬合被认为是短舌造成的。他的牙齿矫正医生建议他进行口腔系带切开术以保持牙套的矫正效果。这名男孩说,系带切开术并不痛,但他抱怨说,术后他的舌头切口边缘疼痛了约 1 周。

有时,舌头会出现与舌系带无关的问题。**图 356** 中一名 6 周龄婴儿的母亲因乳头持续疼痛寻求哺乳咨询。朋友们说也许她的孩子存在舌系带短缩。BWC 没有观察到舌头有缺乏活动性的问题。事实上,她发现孩子的舌头异常的长。家人已经注意到了这一点,孩子的兄弟姐妹给她起了个绰号叫"长颈鹿式舌头"。由于没有感染或血管痉挛的迹象,且尽管重新调整姿势,母乳喂养的疼痛仍在持续,故 BWC 推测这样大小的舌头使婴儿难以舒适地将乳头放进嘴里。

由于没有明显的解决办法,故建议长舌婴儿的母亲在母乳喂养太疼痛时用吸奶器。他们的假设是,随着婴儿的成长,母乳喂养会变得舒适一些。但这个家庭搬到了另一个州,因此很遗憾,这个有趣的案例没有得到后续跟踪。

请注意**图357**中舌系带短缩的婴儿在尝试伸出舌头时表现出扭曲和变形。活动受限造成的扭曲可能会导致婴儿进行补偿性吸吮,从而导致母乳喂养疼痛或乳汁移出不良。

下面两张照片展示了正常舌侧偏和受限制舌侧偏之间的不同。**图358**展示的是一名青春期女孩舌头偏向一侧的正常表现。**图359**是她的妹妹,她的舌系带看上去很短,附着在舌头的中间部分,当试图将舌头移向侧门牙时舌头会发生扭曲。这两个女孩的母亲回忆说,在哺喂舌系带短缩的妹妹时,会经历慢性乳头疼痛和反复发作的隐性乳腺炎。直到5个月左右,在没有进行系带切开术的情况下,哺喂时乳房疼痛得以缓解,女孩一直被母乳喂养到5岁。

在与两姐妹的拍摄过程中,妹妹(**图359**)说,她经常舌苔发白、口臭,吞咽时有时会想吐。小颗粒的食物有时会粘在她的扁桃体上,她经常抱怨喉咙痛。她想知道这些事情是否与舌系带短缩有关。她的经历与Fernando的观察(1998年)一致,即患有舌系带短缩的老年人可能会在吞咽固体食物时遇到困难。

图360展示了婴儿正常的舌头移动,她的舌头可以轻松地左右移动。

图361中3周龄的婴儿可以将舌头抬到上齿龈。当婴儿哭泣或打哈欠时,最容易看到舌头的伸展程度。

如**图362**所示,在喂养过程中很难直观地评估舌的伸展和卷曲。请注意卷起的舌缘是如何封住唇角处的间隙。

图363展示了一个舌系带短缩的婴儿,舌头扭曲呈典型的心形通常是舌系带短缩的标志。然而,这名婴儿体重增加得很好,在母乳喂养期间没有引起母亲的不适,这提醒哺乳顾问不仅要评估舌的外观而且要评估其功能。

对舌系带短缩婴儿的非侵入性干预

一些非侵入性干预可以减轻婴儿喂养疲劳、改善产妇舒适度,而无需进行系带切开术。这些简单的建议包括以"嗅物位"开始衔乳,母亲取半斜躺式、让婴儿俯卧,提供乳房支撑。

将下颌靠近乳房有助于维持舌头的伸展。要做到这一点,让乳头接触婴儿的鼻子会有助于婴儿(**图88**)。当婴儿伸手去够乳头时,头部会向后仰,下颌会向前推进并紧贴乳房(如**图116**所示)。母亲在婴儿肩部提供安全的支撑。

"母亲半斜躺式-婴儿俯卧"的喂养姿势利用重力帮助婴儿的舌头向前倾。这可能也有助于帮助舌系带短缩的婴儿维持舌头的伸展(**图108**)。

舌系带短缩的婴儿很难保持衔乳状态,所以支撑乳房的重量很有必要。母亲可以通过用手托起或在胸前放一条卷起的毛巾来支撑乳房。在早期,乳房的支撑尤为重要,可以防止婴儿试图抓住乳房时嘴紧咬而产生疼痛。婴儿紧咬乳房可能导致乳头基底部磨损(Geddes 2008b)。

40 岁时的舌系带切开术

图 351 所示的成年女性有轻微的语言障碍,她不喜欢自己舌头的外观。语言病理学家诊断为舌系带短缩,并确认这会影响她的言语、吞咽和正常口腔卫生能力。这位女性的牙医同意为她进行系带切开术。尽管没有使用表面麻醉,这位妇女描述系带切开术基本上是无痛的。"这种感觉很奇怪,像在用钝的剪刀剪开湿羊毛一样。"因为她的舌系带很厚并且是纤维性的,所以牙医剪了 3 次舌头才得到松解。最后一剪时,她感到了轻微的烧灼感。

图 364 展示了这名女性在系带切开术后的舌头。在接下来的几周里,她进行了语言病理学家建议的简单练习,但她表示自己最初无法控制舌头的自主运动。她发现侧偏或抬起舌头时特别困难。其中一个练习是在她舌尖上放一个小塑料环并保持平衡。在练习过程中,她的舌头不停颤抖,让她非常疲倦。经过几个月的锻炼,这位妇女最终能够更自由地移动她的舌头。然而,在切断系带后,"心形"舌尖仍然存在,且她的舌头仍然无法抬到上齿龈嵴。

父母可以采用一些简单的练习,以帮助加强系带切开术后婴儿的舌头的活动性。叩击舌尖和舌边缘,可以引起舌头伸展和左右移动。用干净的手指或软的、充气或凝胶填充的奶嘴,鼓励婴儿用舌头做向上抬起、卷起呈杯状的动作(一个空心、可收缩的奶嘴不是很有用,因为它不能提供足够的阻力)。不应将小物件放在婴儿的嘴里,从而避免存在窒息的风险。

最重要的是,母乳喂养本身将有助于加强舌肌的张力。因此,即使最初的哺喂很弱或持续时间很短,婴儿也应该母乳喂养。

一个舌系带短缩婴儿出现体重丢失过多的案例研究

图 365 中的婴儿出生时体重略高于 4 535 克。家人报告说她表现出过度的哭泣和不安,但因为她的出生体重较大,所以他们没有将这些行为与早期体重下降过多联系起来。每次母乳喂养的过程都会使婴儿精疲力竭。即使婴儿成功设法衔乳,母亲也只能听到几分钟的喷喷吸吮声。一旦喷乳反射减弱,婴儿的眼睛就闭起来,接着就入睡了。当母亲试图把她放下时,婴儿会醒过来、疯狂地哭闹,循环再次开始。

第 10 天儿科检查时,体重比出生体重减轻 452 克。在为婴儿称重后,儿科医生建议补充配方奶粉并进行哺乳咨询。

BWC 当天晚些时候对母婴进行了评估。注意**图 365** 中婴儿试图含住乳房时痛苦的表情。尽管她的下颌靠近乳房,但她似乎没有能力含住足够多的乳房组织。

BWC 观察婴儿的舌系带是纤维性的且保持紧绷状态,附着在婴儿的舌尖上。她的舌头是平坦的(**图 366**),很难用舌头卷住手指或乳房。当瓶喂时,婴儿会挣扎,乳汁从嘴角溅出来时,偶尔会有咳嗽。杯喂时,婴儿变得非常激动和焦虑不安,溅出的乳汁比她吞咽的还多。

尽管大于胎龄儿的发育不良最初很难被注意到,但这种案例已有报道(Forlenza,

2010)。BWC向儿科医生报告了她的观察结果,并建议由耳鼻喉科医生做进一步评估。这位医生认为可以等待几天,看看再给婴儿补充喂养后体重是否增加。

第13天,在持续努力增加摄入量后,婴儿仅仅长了57克。此时,儿科医生将婴儿转诊给儿科的耳鼻喉科医生。

第18天,这家人去咨询了儿科耳鼻喉科医生。**图367**展示医生正在检查婴儿的舌头。他观察到婴儿舌头的抬起、卷起或伸展舌头的能力很差,认为这样的舌系带不太可能靠自己的力量来伸展。由于婴儿无论以何种方式喂养仍然存在喂养不良,体重仍低于出生体重,因此他建议进行系带切开术。

婴儿坐在母亲的腿上,由护士和母亲稳住婴儿的头,医生戴着头灯,仔细观察系带位置,同时避开血管。他用手指抬起婴儿的舌头,对舌系带剪了2次(**图368**)。

系带切开术后,医生用纱布对舌下进行加压止血。仅几分钟的过程,婴儿就含住了乳房。10分钟内,她能比之前更深地衔乳(**图369**),然后一直母乳喂养直到睡着。

在第25天,WBC进行了后续随访。图370展示了舌的下侧。虽然提舌能力没有明显改善,但舌头不再呈扁平状。注意舌下部的白色小伤口,那是舌系带切开术前在系带附着的位置。尽管婴儿的舌头活动能力只有轻微变化,但其体重仍在持续增长。

在第32天(**图371**),舌头下的伤口已经愈合。现在舌头可以更好地卷曲成杯状。

第40天,**图372**展示了这个婴儿正在母乳喂养。她能够更好更协调地吞咽来自乳房和瓶喂的液体。随着体重的增加,她的耐力有所提高,使她能够维持更长、更有效的哺喂。然而,她体重的增长速度仍然比预期的要慢,并且需要补充后乳来维持体重的增长,尤其是在晚上她感到疲劳时。

这个病例表明,系带切开术并不能总是完全解决喂养问题。婴儿遇到的困难虽然因舌系带短缩而变得复杂,但似乎是由于其他尚未确定的问题造成的。

一个与舌系带短缩相关的乳头损伤的案例研究

图373展示一个9日龄婴儿舌系带短且呈纤维性,附着在舌尖附近。舌尖抬高时会出现凹槽,舌头不能抬起超过口腔的中线平面。她母亲第1次打电话到产科医生的办公室时,主诉乳房深部疼痛,有烧灼感,疼痛的乳头表面有白色物质。护士没有进行体格检查,而是建议她与哺乳顾问电话咨询,讨论有关"真菌"感染的问题。

没有直观的检查很难评估乳头的"疼痛"情况,所以BWC安排了一次家访,在此期间她观察到母亲的两只乳头都被严重磨损,并出现了炎症和红肿。左侧乳头(**图374**)的损伤比右侧更严重,红肿区域蔓延到同侧乳晕边缘。左侧乳晕周围的蒙氏结节肿胀,并伴有一些粟粒疹。当母亲不发热时,双侧破损乳头上覆盖有黄色结晶体。血液和脓液从左侧乳头病灶的开口处渗出。

这位母亲因为太痛苦而无法尝试让婴儿衔乳,所以她开始用一个小功率泵奶器每天吸奶几次。这名婴儿恢复了出生时的体重,但主要是因为接受了配方奶瓶喂。WBC建议通过"休息"来治愈乳头,期间使用医院级电动吸奶器,以提高吸奶效率和舒适性。她被要求增加泵奶频率。随后,母亲用双侧乳房持续泵吸 12 分钟,但只收集 15 毫升乳汁,乳汁和血液混在一起并含有脓血块。乳汁中含有团块物质是感染性乳腺炎的征兆(参见第十一章)。母亲对泵出的乳汁的外观感到不安,并拒绝将其喂给婴儿。

BWC 立即打电话给母亲的产科医生,报告了乳头损伤的严重性和其他细菌感染的迹象。虽然发热是感染性乳腺炎的一个重要标志,但并不是一定会发生(Amir 1999)。就像BWC 遇到的其他母亲一样,这位母亲报告说,她生病时几乎从未发热。她的医生开了口服和局部抗生素。几天后,她的乳头开始愈合,泵出乳汁的量和性状也趋于正常。

BWC 也给了儿科医生一份描述这位母亲情况的报告。她建议由儿科耳鼻喉科对婴儿的舌头进行评估。

在婴儿出生后 21 天时,耳鼻喉科医生诊断其为中度舌系带短缩、伴有抬舌困难。在他的报告中说,他评估发现,"舌头的两侧似乎向相反方向移动。"耳鼻喉科医生在他的办公室里进行了系带切开术,发现婴儿舌头的移动方式立即得到了改善。

在第 24 天,即舌系带术后 3 天,BWC 进行了第 2 次家访。此时婴儿的舌头能抬起和伸展(**图 375**)。

在第 2 次家访时,这位母亲已经连续泵奶 15 天。右侧乳头已完全愈合,但受损较严重的左侧乳头仍在愈合中(**图 376**)。母亲害怕婴儿的衔乳。在帮助这个妈妈找到一个舒适的姿势的过程中,婴儿被放置在她的乳房附近,立即自己衔乳了。母亲感到惊讶和宽慰,惊呼母乳喂养不再痛苦。

本案例中的婴儿在 19 个月时仍在母乳喂养,母亲打电话给 BWC 时提到他刚出生的表弟也存在舌系带短缩。很显然,这种特征在这个家族中是常见的。

上 唇 系 带

上唇系带是新生儿的正常特征。短而薄的系带比肥厚类型的要少见(Santa Maria 2017)。Santa Maria(2017 年)放大 100 名婴儿的临床照片,试图对上唇系带的外观进行分类,以确认是否存在种族(而非性别)差异。研究发现,拉丁美洲和亚洲婴儿的唇系带明显较厚,且更"紧贴"。这需要更大规模的研究来证明种族群体的差异性,以避免临床医生将这种差异性归类为异常。

Sewerin(1971)、Mirko(1974)、Priyanka(2013)、Kotlow(2013)和 Santa Maria(2017)提出了各种唇系带分类方法。这些方法描述了上牙龈不同的附着部位,并记录了各种形状,包括对裂(裂开或分叉)唇系带和结节性系带(**图 377**)。尽管有些与综合征有关,但大多数变异被描述为正常。

Santa Maria(2017)发现 Kotlow(2013)识别"唇系带短缩"分类方法的内在信效度和一致性较差。即使使用简化版 Kotlow 工具,临床专家在查看相同图片时,也很难就如何对唇系带的外观进行分类达成一致。"当专家未能就上唇系带的分类达成共识时,很难证明进行上唇系带切开术是合理的"(Santa Maria 2017)。

Wiessinger(1995)报告了一名婴儿的上唇系带被切开后,母乳喂养情况得到改善。然而,与其他有关唇系带报道一样,因为婴儿的舌系带和上唇系带被同时切开,所以无法确定是哪种手术改善了乳汁的移出。

Genna(2021)利用精密的成像技术观察了一名 6.5 周龄婴儿上唇系带功能在松解前后的变化。Genna 指出"舌头的周期性运动得到明显改善"。尽管他没有描述案例细节或母乳喂养的结果,这一发现只针对某一个婴儿,其临床相关性尚不清楚。然而,重要的是建立吸吮模式的规范,探索和描述口腔结构的功能变异。希望未来的研究能澄清这一领域的认识。

总之,目前还没有短期或长期的研究结果来记录母乳喂养困难婴儿释放上唇系带的益处或意外的结果。由于"对婴儿唇系带的功能了解的缺乏……仅基于上唇系带外观的异常便进行松解的做法目前无法得到认可"(美国儿科牙科学会,2020)。

上唇系带和牙间隙

已观察到上唇系带的附着会影响牙齿的形成,在一些个体中造成上门牙之间的存在较宽的间距,称为牙间隙(**图 378**,和**图 379**)。牙间隙有家族遗传性。在不同的历史背景下,它一直被视为美丽和热情的象征。在《坎特伯雷故事集》(*The Canterbury Tales*)中,乔叟将巴斯多情的妻子描述为一个"大牙间隙"的女人。

图 378 所示的男人有一个女儿,她有一个肉垫似的上唇系带,2 颗门牙之间有一个间隙。在 12 岁那年,她在奔跑中撞上后院的晾衣绳,导致她的唇系带被意外切割了。在接下来的 6 个月里,她的牙齿间隙逐渐闭合,因此她不再需要事先计划好的牙齿正畸术。

Koora(2007)报告了一个 9 岁女孩的病例,她的"高度紧缩的系带"导致了她的上门牙之间产生较宽的空隙。在唇系带切开术后的 2 个月里,观察到她的牙间隙(牙齿间的缝隙)自动闭合。此后的 4 个月里,她的牙齿之间的间隙始终保持闭合状态。

图 379 中的婴儿是**图 378** 中所示男子的孙子。他同样遗传了宽而厚的上唇系带。他还被诊断出有舌系带短缩,无法含住乳房。当婴儿 2 周龄时,耳鼻喉科医生实施系带切开术以释放舌系带(而非唇系带)。系带切开术后,婴儿的母乳喂养能力没有改善,因此他的母亲继续泵奶以保证母乳供应,并用奶瓶专门喂养婴儿。

当婴儿 3 周龄时,被儿科医生确诊为斜颈。他开始接受按摩治疗和颅骶疗法。约 6 周龄时,宝宝终于能够一次衔乳几分钟了。从那时起,他的情况逐渐好转。2 月龄时,除了母亲工作时,他不再接受瓶喂了。他一直接受部分母乳喂养到 4 岁。当他的乳牙长出来时,上门牙之间有一个间隙。到 5 岁时,这个间隙部分闭合了。到 8 岁时,当他长出第 2 颗牙齿时,间隙再次缩小。在这个案例中,多种因素导致了母乳喂养问题。随着每个问题的逐步解决,他的喂养也随之改善,并不需要接受上唇系带切开术。

小　　结

舌头活动受限可能会导致母乳喂养问题,包括婴儿体重增长缓慢和母亲喂奶时疼痛。

然而,由于缺乏明确的诊断标准,存在过度诊断舌系带短缩的风险。对舌的评估应关注功能多于外观,当观察到舌头扭曲时,应该考虑斜颈等情况。在某些情况下,非侵入性干预可以解决问题。

一些婴儿在系带切开术后母乳喂养立即得到改善。一些婴儿与年长儿一样似乎需要一段恢复期,在此期间舌头功能逐渐改善。在某些情况下,系带切开术无效,母乳喂养也没有改善。

由于舌神经的分支沿着舌的下方进入舌系带,因此,系带切开术和伤口按摩都有一定神经损伤的风险。系带切开术后进行伤口按摩缺乏证据的支持。同样,没有足够的证据表明松解"唇系带"能够纠正母乳喂养问题。

哺乳顾问可以评估母乳喂养的婴儿,观察口腔组织被舌系带束缚住的情况。然而,IBCLC 的执照范围要求在发现问题后,将家庭转诊给对应专业的医疗保健专业人员,以诊断舌系带短缩,并在需要时进行系带切开术。

第十八章

唇裂和腭裂

口面裂是新生儿最常见的颅面畸形,全球发病率因种族和地理位置而异(Bloomfield 2015)。单纯性腭裂多见于女孩,而唇裂伴腭裂多见于男孩,男、女患儿的发生比例约为 2：1。唇腭裂在美洲原住民及亚洲人中较为常见,其次是白人、西班牙裔和黑人。

唇腭裂在妊娠早期形成,通常在女性发觉自己怀孕之前就已形成。唇裂的出现通常在妊娠 5~8 周之间。而在妊娠 6~12 周之间,若腭骨融合失败则形成腭裂。

唇腭裂可以单独出现而不伴其他明显的出生缺陷。然而,唇腭裂与 300 多种综合征相关。10％~15％的唇裂患者(伴有或不伴有腭裂)罹患相关综合征。40％~50％的单纯性腭裂患者罹患相关综合征。这些综合征大部分在出生时就已经显现出来。此外唇腭裂还与其他畸形相关,包括舌系带短缩、高腭弓、悬雍垂裂和牙齿畸形(Suphapeetiporn 2007, Kantaputra 2011, Kohli 2012)。

尽管环境和遗传因素都有记载可能导致唇腭裂,但唇腭裂发生的真实原因并不清楚。当其他家庭成员也受到影响时,通常认为唇腭裂跟遗传因素相关(Seto-Salvia 2014)。没有家族史时,环境风险更可能影响唇腭裂的形成。这些因素包括:

- 妊娠期暴露于酒精、香烟、类固醇或风疹(Kosowski 2012, Xuan 2016)
- 过量接触视黄酸(一种维生素 A 的代谢物)(Liu 2015, Okano 2014)
- 职业暴露于杀虫剂和杀菌剂(Mirilas 2011)
- 叶酸缺乏(Wahl 2015)

叶酸补充剂以及富含水果、蔬菜的孕妇饮食似乎可以降低单纯性唇裂发生的风险(Wilcox 2007)。

腭裂对母乳喂养的影响

单纯的唇裂可能不会显著影响母乳喂养,但是腭裂必然会引起喂养困难。因为腭裂的婴儿无法产生足够的吸力,即使是在腭裂独立存在或非常小的案例中。腭裂的婴儿容易出现窒息、鼻腔反流、口腔漏奶等情况。这些挑战可能会让婴儿面临摄入不良的风险,并且可能导致喂养期间社会接触的减少(Morris 1977)。早期喂养是困难的,喂养技能通常会随着时间的推移而提高。

只有少数研究记录了对腭裂婴儿进行纯母乳喂养的情况。泰国一项针对 20 名腭裂婴儿的研究发现,有 2 名腭裂婴儿纯母乳喂养至 6 个月(Pathumwiwatana 2010)。两位母亲都没有外出工作,并且都需要大量的跟踪支持。这些母亲在每次喂奶时基本都是用手将乳汁挤进婴儿口中。

母亲必须增加对乳房的刺激,并通过其他方式将母乳喂给婴儿(参见第十四章)。鉴于这些母亲极可能依赖吸奶器来维持奶量,因此她们需要获得最有效的设备。理想情况下,她可以租一台医用级双泵电动吸奶器。

当唇腭裂作为各种综合征的一部分出现时,肌张力减退或心脏缺陷可能会影响婴儿的耐力。喂养患有各种医疗问题的婴儿时需要仔细规划,以确保所提供的营养支持能满足其所有特殊需求。团队合作是至关重要的,因此,哺乳顾问应做好准备与其他专家进行沟通,并适当地调整母乳喂养管理方案。

亲子关系及裂口缺陷

外观和社会刻板印象之间的关系被认为是社会科学中一致性最高的研究发现之一。在早期,身体的差异被认为是一种耻辱。在许多文化中,裂口畸形被认为是耻辱,甚至导致杀婴。

其他人对婴儿缺陷的反应可能会让这个家庭感到痛苦。口面部畸形儿童的父母可能会经历所谓的慢性悲伤,他们担心如何为孩子及自身创造正常的体验。随着时间的推移,在家族外和社会的支持下,大部分家庭都能慢慢适应。父母双方(尤其是母亲)对周围环境友好程度的感知会影响亲子关系和亲密关系的建立。父母的反应能力对婴儿的认知和行为能力有着重要的长期影响(Ainsworth 1982)。

依恋和亲密关系领域的专家认为,母亲为孩子提供了一面"镜子"(Klaus 1996)。她对宝宝外表的反应,以及她在触摸、拥抱、喂养和微笑方面的敏感性和成功程度,都影响了宝宝对她的回应。因为喂养行为既涉及营养,又涉及养育,所以喂养对亲子关系至关重要。成功的母乳喂养常被女性用来评价自己作为母亲的能力(Ramsay 1996)。

口面部畸形儿童的父母意识到手术可以矫正面部缺陷。然而,患病或有出生缺陷的婴儿的父母往往在处理信息时比较焦虑,对孩子的反应也有所不同。例如,在特殊护理机构住院的婴儿的父母很少对婴儿微笑,相应地,他们的婴儿在 3 个月时也较少微笑(Minde 1982)。

有时候,年长的孩子看到一个有裂口畸形的宝宝时会感到担忧。他们可能想知道这是否会导致宝宝疼痛。父母应该预见到这一点,并亲切地安慰他们,告诉他们这种情况是暂时的,宝宝并没有受伤。

支持母亲:咨询注意事项

产后焦虑和产后抑郁类似,会对母乳喂养的结果产生负面影响(Fallon 2016)。卫生保健人员认为,母乳喂养对于一个有着特殊需求孩子的母亲来说可能压力太大。然而,帮助这样的母亲建立哺乳,可以减轻这类孩子的其他疾病负担。母亲如果知道她可以通过提供母乳来改善孩子的健康状况,可能会备受激励,同时,母乳喂养可能有助于稳定母亲的情绪(Mawson2013,Groer2004)。

由于乳房可能会掩盖面部畸形,母乳喂养可以给母亲一个在不受面部畸形干扰的情况下观察自己的孩子的机会。尽管尝试母乳喂养可能不会让孩子吃到很多母乳,但一些母亲与BWC分享,只有孩子在母乳喂养时才看起来比较"正常"。鉴于这种做法对亲子关系的好处,应鼓励母亲母乳喂养。哺乳顾问也可以通过讨论宝宝其他方面的优点让父母更好地接纳,如夸奖宝宝美丽的眼睛或机灵的神态。

积极的倾听和同理心能帮助母亲和哺乳顾问建立信任和融洽关系。在帮助有出生缺陷婴儿的家庭时,哺乳顾问要避免陷入危机心态。紧张是会传染的,保持平和的语气是一项重要的咨询技巧。有的哺乳顾问会故意调整语调,安抚那些焦虑的父母。有些父母担心他们掌握不了特殊的喂养指令,学不会使用照顾宝宝的相关设备。哺乳顾问可以通过平静地重复细节、提供书面指导和制订后续喂养计划直至建立稳定的母乳喂养,从而减轻父母的压力。

早期生长发育迟缓和腭裂

早期生长发育迟缓在腭裂的婴儿中很常见(Bessell 2011)。它似乎与腭裂的类型和程度以及其他结构异常有关(Beaumont 2008)。患有唇腭裂或单纯性腭裂的婴儿,在出生时体重明显较轻,而且早期生长发育迟缓。因此,腭裂的婴儿需要更专业的喂养支持以维持其正常生长。由于生长发育情况往往会影响手术修复的时间,因此提供更系统的支持来改善婴儿的营养摄入可能会缩短手术修复的时间(Amstalden-Mendes 2007)。

腭裂、中耳炎和母乳喂养的好处

患有腭裂的婴儿发生中耳炎(中耳感染)的风险很高。连接鼻咽和中耳的咽鼓管由横跨腭部的肌肉控制开合。这些肌肉促进液体排出,并平衡中耳和外部空气之间的压力(Heidsieck 2016)。如果腭部发育异常,这些肌肉也会发育异常。即使通过腭修复术或在耳朵中放置导管,这些肌肉的功能可能无法完全矫正(Aniansson 2002,Wilson 2017)。因此,患有腭裂的婴儿在修复前后都有发生慢性中耳感染的风险。

慢性耳部感染很痛苦并且可能会影响听力。1岁前接受腭部修复手术可显著降低听力损失的风险(Goh 2019)。因此,减少耳部感染发生的预防方法至关重要。

纯母乳喂养的好处中很重要的一点就是减少耳部感染。在一项针对69105名母亲和儿童的丹麦国家出生队列研究中,Korvel-Hanquist(2016)发现母乳喂养不足6个月是普通人群患中耳炎的一个重要风险因素。Paradise(1994)和Aniansson(2002)发现,较长时间的母乳喂养与腭裂儿童急性中耳炎和慢性耳内积液的减少显著相关。

　　BWC 对 2 名分别纯母乳喂养 5 个月和 6 个月的腭裂婴儿进行了研究。定期称重测试结果提示,他们都不能从直接母乳喂养中摄入足够的乳汁。母亲把他们放在胸上进行安抚,但这些婴儿主要是用奶瓶喂养泵出的母乳。在添加奶粉或固体食物之前,这 2 个婴儿都没有经历过任何耳部感染。如果母亲的乳汁供应不足,可以选择来自经认可的母乳库的捐赠母乳。

唇/腭裂团队

　　由于腭裂的婴儿需要多方面的治疗,唇腭裂(Cleft Lip /Palate, CL /P)团队的成员可能包括以下专家:

- 听力学专家
- 儿科耳鼻喉医生或整形外科医生
- 护士
- 职业治疗师
- 口腔颌面外科医生
- 牙科医生,儿科牙医
- 儿科遗传学专家
- 心理学专家
- 语言病理学家
- IBCLC

为了倡导哺乳(对母亲)和母乳(对婴儿)所赋予的重要保护,CL/P 团队应接受关于哺乳启动的最佳实践教育,并应有一个 IBCLC 参与其中,该 IBCLC 需:

- 进行个性化的母乳喂养评估
- 指导如何建立和保持充足的乳汁供应
- 提供实用的建议使泵奶更容易和更舒适
- 提供准确的乳汁储存信息
- 帮助婴儿找到个性化的最佳喂养方法,包括尝试不同的喂养姿势和方法
- 鼓励肌肤相亲,以促进乳汁分泌和增强亲子关系

乳房直接喂养

　　关于直接在乳房上喂养唇/腭裂婴儿的研究还十分有限。如果裂口很小,并且仅位于硬腭,母亲可能会发现柔软而具有弹性的乳房组织可以填补裂口。如果母亲的乳汁供应充足、排乳反射灵敏、乳头饱满,她的婴儿可能会获得一定量的乳汁摄入;然而,大多数患有腭裂的婴儿需要补充喂养(最好是母亲自己挤出的乳汁)。随着时间的推移,较年长的婴儿可能会变得更熟练,特别是在手术修复前就能保持一定时间"专注于乳房"的婴儿。

Lopez-Bassols(2020)报道了一名患有完全性单侧唇腭裂婴儿的案例,该婴儿使用一种被母亲称为"辅助喂奶"的方法在乳房上喂养。母亲靠泵奶来维持大量的乳汁供应。她用一个连接着鼻胃管的大容量注射器给婴儿喂奶,鼻胃管的另一端则插在乳头护罩下面。母亲认为这种喂养方式比使用特殊奶瓶更有效率,并且增强了亲子关系体验。婴儿的唇裂在 20 周时被修复,腭裂在 10 个月时被修复。约 11 个月时,母亲开始感觉到婴儿产生的吸吮力。她最终实现了在没有帮助的情况下进行母乳喂养。这种喂养方式必须伴随着对婴儿生长的仔细监测。在这个案例中,该婴儿达到了各项正常生长发育的里程碑。

喂 养 装 置

一项关于腭裂婴儿替代喂养方法的 Cochrane 综述(Bessell 2011)发现,各种类型的婴儿瓶喂方式之间的生长发育结局没有统计学差异。杯子、勺子、一次性注射器(Ize-Iyamu 2011)和管道喂养装置都是可以接受的喂养方法。只是可能需要经过实践才能找到最适合每个婴儿的喂养方法。

喂养装置的流速很重要,特别是对于有较高误吸风险的婴儿。流速应该足够快,以便在合理的时间内完成喂养,但也不能太快,以免婴儿难以承受(参见第十四章)。

唇 裂

嘴唇可以稳定住口腔中的乳房,帮助舌头一起形成密封状态。在持续密封的状态下可以让婴儿产生吸力(Geddes 2008)。如果嘴唇组织不完整,就会出现密封缺口,失去吸力。这将导致无法有效地排出乳汁。

不完全性唇裂(**图 380**,**图 381**)如果能以某种方式被密封,则不太可能阻碍母乳喂养。完全性唇裂则是从嘴唇延伸到鼻腔。完全性唇裂更影响美观,而且无法密封。

图 382 中所示,母亲将婴儿紧紧抱在胸前,以帮助封闭小的不完全唇裂。她用拇指和食指捏起乳房组织,把它填在嘴唇的裂口处。手指也可以用来封住小型裂口。形成密封状态则有助于婴儿产生吸力。

唇裂修复术通常在出生后几天(Jiri 2012)、几周或几个月内进行,具体时间取决于手术团队和家庭的偏好,以及婴儿的大小和健康状况。所谓的唇部早期修复是指在婴儿 3 个月或之前进行,晚期修复在 6 个月或之后进行。

伤口愈合是手术修复后的主要目标。尽量减少哭泣是避免手术伤口张力的最重要因素。在一项关于母乳或奶瓶喂养对唇裂修复术后伤口愈合影响的系统综述中,Matsunaka (2015)报告称,21.7％用勺子喂养乳汁的婴儿通过哭泣或摇头来拒绝喂养。用熟悉的乳头(术前哺喂过的乳头)喂养的婴儿则不会哭闹。在另一项研究中,术后用母乳或奶瓶喂养的婴儿比用勺子或注射器喂养的婴儿更放松。

在一项系统性回顾中,Matsunaka(2019)发现,在接受唇裂修复术后的婴儿中,母乳喂养或奶瓶喂养并未增加手术伤口损伤的风险。该研究和 Augsornwan(2013)的另一项研究得出结论,在接受唇裂修复术后,不必限制母乳喂养或奶瓶喂养。在一项前瞻性随机试验中,Darzi(1996)表明,唇裂修复术后早期进行母乳喂养可使婴儿在术后 6 周内体重增加更多,而且比用勺子喂养更省力。

并非所有的婴儿都愿意在手术后立即进行母乳喂养。虽然有些婴儿会立即母乳喂养,但他们只是把嘴靠近乳房,并不会吸吮。这造成了一个令人沮丧的情况,因为婴儿可能会挣扎着不愿意接受其他喂养方式,导致几天内摄入量不足。

唇裂的修复:一位母亲的经验

一位患有先天性单纯唇裂的婴儿在 5 个月时进行了手术修复,几个月后,婴儿的母亲给 BWC 写了以下一封信。在没有提供任何证据的情况下,外科医生一直坚定地警告这位母亲,手术后 2 周内母乳喂养会导致缝合的唇部伤口裂开。

"自从第 1 次请您帮忙安排我儿子的唇裂修复手术以来,已经快 1 年了。我想我没有意识到我需要这么长时间才会谈论这些事情。他的手术很顺利,但也让人精力耗尽。他刚醒来时,看上去像一个从战乱国家逃出来的小难民,这种情况一直持续了 24 小时。术后的头 3 天,他没有表现出任何想要吃奶的迹象,即使这样,在这些天里我每天都要给他喂一次奶,因为我实在无法忍受。他极力地拒绝注射器喂养,除非是晚上他太困了,没有意识到。我确信我为他提供的这一点点乳汁让他更难接受注射器喂养了,但我发现无论哪种情况都让我无法忍受。

"术后 36 小时,他开始从我的盘子里抓取食物(尽管他仍然没有想要吃奶)。48 小时后,我终于开始把少量红薯泥和大量母乳混合在一起用勺子喂他。他依然不愿意接受护士们的注射器喂养。医生在术后 48 小时左右亲眼目睹了其中一次喂食尝试。最后,他非常平静地说:'你知道吗,我想我从来没有见过可以母乳喂养成功的婴儿。'从医生的话中我感受到了这件事发生的不可思议。72 小时后,我泵出的奶量已经跟不上他的需求了,所以我开始给宝宝哺乳以重新建立奶量。虽然我紧张了好几天,但婴儿被喂养得很好,并且没有任何身体并发症。直到第 1 次在家里长时间的喂奶,他才和我有了眼神交流——这是手术后的第 1 次。这对我来说是很困难的,因为我被告知不能给孩子喂奶,这让我感到困惑。我还没有告诉医生我这么早就给他哺乳了。他想让我等 2 周,但这对我们俩来说都是不可能的。"

这位母亲的故事说明,许多卫生保健人员不熟悉母乳喂养和唇腭裂缺陷婴儿母乳喂养的最佳做法。他们通常也没有意识到,在令人沮丧的情况下,母乳喂养的母婴双方突然要适应一种陌生的喂养方式是多么困难。

腭　　裂

硬腭由位于口腔顶部的 2 块坚硬的骨板组成,它们将口腔和鼻腔分开。软腭由附着在硬腭后部的 5 块肌肉组成(Kosowski 2012)。在吞咽时,软腭会关闭以保护气道,并影响呼吸、言语和咽鼓管的功能。

腭裂的种类很多。有些是只涉及硬腭或软腭的小而独立的孔;另一些腭裂缺损范围更大,造成严重的面部畸形。腭裂的大小和位置对喂养有不同的影响。

腭裂可以是双侧的,即同时存在于口腔中线的左右两侧。腭裂也可以是单侧的,只在一侧出现。腭裂可以是完全性的,包括牙槽弓(上牙龈脊)和整个硬腭、软腭的长度。不完全性腭裂不会延伸到牙龈脊。

图 383 和**图 384** 均展示了软腭裂。注意悬雍垂的缺失。

腭黏膜下裂(也称为黏膜下裂)在软腭和硬腭上都可能出现。由于皮肤覆盖着裂口,因此不容易通过肉眼发现。硬腭的黏膜下裂可以通过手指触诊,轻轻沿着硬腭中线触摸缺口或凹陷来检查,也可以通过用光照射腭部来检查。由于经常被遗漏,黏膜下裂可以一直持续到成年而不被发现(Ha 2013)。

软腭黏膜下裂是由于缺乏肌肉组织或肌肉位置不正确而造成的。有些软腭黏膜下裂的婴儿会出现鼻腔反流,他们大多数都有不同程度的进食问题,包括吞咽障碍。相关症状包括咽鼓管功能障碍、鼻音、言语问题和悬雍垂裂(Oji 2013)。

图 385 示一成年女性的悬雍垂裂。

腭 裂 的 修 复

硬腭的修复手术可以在 6～32 个月之间进行(Swennen 2002)。硬腭修复通常分 2 个阶段进行,但有些患者需要进行多次复杂的手术。与在 1 岁或 1 岁内只进行单次矫正上腭的手术相比,两阶段的手术方法已被证明可以减少手术对上腭发育的不利影响,并可改善早期语言发育(Gundlach 2013)。

软腭裂通常在婴儿 8～10 月龄时进行修复。有报道称,一些腭裂团队早在 3 个月时就进行软腭裂修复(Denk 2001)。

小型软腭裂早期修复的案例研究

正如下面的案例所示,即使是一个很小的腭裂也会给喂养带来相当大的问题,尤其是在新生儿时期。

BWC 接收到一名儿科医生的转诊,要求对一名出生仅 4 天、软腭存在轻微腭裂的婴儿进行评估。她出生时重 4 075 克,看起来很强壮;然而,尽管母亲付出了很大的努力进行喂养,婴儿在第 30 天的体重仍低于出生体重。

这家人尝试了勺子,杯子,美德乐 Special Needs 喂奶器™,贝亲™ 喂奶器,以及乳旁加奶器。无论用何种方式喂养,这名婴儿都同样表现出限制乳汁摄入的倾向,她通常在每次进食时,拒绝摄入超过约 28 克的乳汁,并会拱起身体,可能是为了把奶瓶推开。她的母亲在喂奶后注意到婴儿的呼吸音有些潮湿,这表明婴儿可能发生了误吸现象。

在**图 386** 中，婴儿以半竖抱式体位喂养以防止误吸，她的臀部弯曲以稳定她的身体和防止身体过度后仰。母亲使用的是美赞臣™ 腭裂喂奶器，它的瓶身柔软，方便母亲把乳汁挤进婴儿的嘴里。婴儿在喂奶时经常张开嘴唇，导致乳汁溢出。她喝了约 25 毫升牛奶，然后开始表现出母亲所描述的厌恶行为（身体呈弓形）。当母亲还没把奶瓶拿开时，婴儿就变得软弱无力，似乎睡着了（**图 387**）。

哺乳顾问通知儿科医生，婴儿的经口喂养似乎没有成功。儿科医生考虑到婴儿体重增长缓慢，遂为其放置了鼻胃管（nasogastric tube，NG）。如图 388 所示，婴儿一边吮吸安抚奶嘴（以保护吸吮技能并使她保持平静），一边通过 NG 管喂食高热量的母乳。通过 NG 管喂养后，她的乳汁摄入量立即得到改善，体重也开始增长。

由于喂养困难，儿科医生将婴儿转给另一个城市的外科团队进行评估，以尽早修复软腭裂。手术计划在她长到 10 磅时进行，这约是在她 3 月龄时。

该婴儿成功且顺利地完成了软腭修复手术。然而，当她在监护室时，她发生了完全性肠扭转。照顾她的新生儿专家推测，她早期对乳汁入量的自我限制，可能就是由未被发现的部分肠扭转引起的。当发生完全性肠扭转时，需要行急诊手术。

婴儿慢慢恢复，在 4 月龄时开始用乳旁加奶器喂养。紧张的母亲难以满足婴儿的奶量需求。婴儿的摄入量通过一个精密的量表进行密切监测，并在需要补充时，给她喂养捐献的母乳。

腭裂缺陷和腭部形状异常的图像

图 389 展示的是一名患有完全性唇腭裂的婴儿。完全性唇腭裂意味着唇裂延伸到上唇、牙龈、鼻子以及软硬腭。完全性硬腭裂累及上牙龈嵴，造成牙齿排列问题。这些婴儿不仅需要手术来修复腭裂，还需要通过手术和正畸进行广泛的牙齿矫正（Redford Badwal 2003）。大多数患儿还需要接受言语治疗（Doucet 2013）。

高腭弓可以像硬腭裂一样造成许多喂养问题（Eren 2015）。婴儿可能很难产生足够的吸力，也很难将乳头固定于上腭（Snyder 1997）。许多用于喂养腭裂婴儿的建议也可以用于喂养高腭弓婴儿，例如高速流量瓶等特殊喂养工具。

图 390 展示了一名婴儿的腭部，该婴儿被插管支持治疗了数周，因而腭部产生变形，形成了一个凹槽或通道。Alves（2012）发现插管与腭部变形之间存在关联，并将其归因于机械创伤。

并非所有腭部变形都可归因于机械创伤。TS（Rovet 1995）和舌系带短缩等多种综合征也会导致腭部变形。**图 391** 展示了一名 12 岁 DS 患儿的腭部畸形，他在婴儿时期无法实现纯母乳喂养。

一个唇腭裂婴儿的病例研究

图 392 中的 4 日龄婴儿患有完全性（从鼻子到软腭）腭裂。他的出生体重为 3 345 克。

他在医院没有添加任何辅食,并在第3天出院时尝试纯母乳喂养。到第4天,婴儿体重减轻了约8%。他出现了黄疸,并且在过去36小时内只排出了一次较少的胎粪(图393)。

医院护士帮助这位母亲开始母乳喂养,并建议使用竖抱式体位喂养,以减少窒息的风险。他们鼓励母亲小心地用手支撑起乳房的重量,并在喂奶时用乳房挤压法将乳汁输送给婴儿(**图394**)。

医院工作人员认为婴儿的母乳喂养情况良好,因为他发出了很多"吞咽声"。然而,他们没有关注到婴儿含乳时无法形成真空状态。在这种情况下,母亲应该被告知立即开始泵奶,并在社区寻求后续护理。

婴儿的祖母是一名助产士,她建议进行哺乳咨询。当BWC在第4天来到家里时,母亲的乳房出现肿胀。她的乳头条件很好,哺乳姿势也很正确,并且婴儿发出了貌似在吞咽乳汁的声音。然而,称重校准的结果表明婴儿并没有摄入乳汁。第1次体重测量显示他在喂奶过程中实际减少了1克。在尝试不同的喂养姿势后,又进行了三次称重校准。所有称重校准均显示婴儿无乳汁摄入。

可测量的摄入量减少、大便减少、尿色深、尿量少、胆红素水平上升以及持续的体重下降,这些都清楚地表明乳汁摄入不足。BWC建议母亲开始泵奶。冰箱里还有少量母亲手挤出的初乳,复温后,先后用勺子和杯子喂给婴儿。但是,不管是哪种方式,婴儿都出现了吞咽困难的现象。

图395展示婴儿用美德乐Special Needs喂奶器™(以前称为Haberman喂奶器™)进食初乳。婴儿的此次喂养效果不太理想,但在接下来的24小时内,随着热量摄入的增加,情况有所好转。该婴儿很快就能使用Special Needs喂奶器™正常进食了。

为了寻求更多的选择,这对父母访问了一家专门从事早期修复的整形外科医生的网站。第18天,这个家庭前往其他州接受手术。最初的手术缝合了唇部,修复了部分软腭。手术很顺利,婴儿在术后几天的照片如**图396**所示(照片由K. Bird提供)。随后的手术计划是将硬腭修复。

维持母乳喂养是促使父母寻求早期修复的因素之一。然而,即使是这样一位非常积极的母亲,在维持奶量供应方面还是出现了问题。她服用了多潘立酮、草药,按照推荐次数泵奶,并在乳房上使用了乳旁加奶器来增加奶量。由于硬腭裂,任何需要通过吸吮来获得乳汁的喂养方式都很困难,婴儿很快开始拒绝母乳喂养。

这位母亲告诉BWC:"当我试图给他喂奶时,他会很生气,我感到被拒绝而非常难过。"母亲的心理压力可能会对继续哺乳这个决定产生影响(Lau 2001)。这位母亲在泵奶时无法有效刺激出喷乳反射。从医院做完手术回家后不久,这名婴儿和他的哥哥姐姐都出现了严重的病毒性呼吸道感染。"要照顾这个孩子和另外一个2岁大的孩子,还要泵奶、给他们做雾化和氧疗,我觉得自己快要疯了。"母亲决定断奶。她描述了不能再母乳喂养时的抑郁感受。

这个案例提醒了卫生保健提供者,照顾患有腭裂婴儿的压力非常大。尽管她有很强的信念和良好的社会支持,母乳喂养依然没有成功。然而,婴儿仍然能从初乳和几周的纯母乳喂养中获得益处。在这种情况下,哺乳顾问应帮助母亲整理她的情绪,赞扬她的努力,并在断奶时提供帮助。

鼻腔反流的管理

患有腭裂的婴儿经常出现鼻腔反流,在喂食过程中乳汁从他们的鼻子中溢出。口腔和鼻腔之间的屏障被打破,使鼻腔组织可以直接接触婴儿吞咽的任何东西。与配方奶不同,母乳是一种生理的、无刺激性的物质,在传统医学中作为伤口愈合剂已经使用了几个世纪。它含有抗炎剂(Goldman 1986),而且不会刺激敏感组织(Witkowska-Zimny 2019)。手术后,当口腔组织因广泛缝合而发炎时,母乳也可以保护婴儿。这一信息可能会让父母们感到欣慰。

一些干预措施有助于减少鼻腔反流(Boyce 2019),包括:竖抱式体位、挤压面颊以减少口腔内空间、将乳头对准骨组织最完整的那部分上腭。

特 殊 的 奶 瓶

有裂口缺陷的婴儿可能会拒绝使用带有标准奶嘴的奶瓶。许多标准奶嘴,包括一些标记为"慢流量"的奶嘴对一些婴儿来说流速还是太快了。婴儿奶瓶上的包装和标签信息往往不准确,并不总是反映真实的乳汁流速(Pados 2018)(参见第十四章)。

美德乐 Special Needs 喂奶器™ 是一种奶嘴上有分隔并可以控制流速的奶瓶。与标准奶嘴不同的是,这种奶嘴中的乳汁通过挤压而不是吸吮流出。奶嘴上 3 条不同长度的标记(线)表示流速。在开始喂奶时,喂奶者将奶嘴的顶端放置于完整的上腭下方,这样最短的线就位于婴儿的鼻子下方,乳汁流速最慢。接着可以旋转奶嘴将中间的线置于婴儿鼻子下方,或者进一步旋转以使最长的线位于鼻子下方,从而提供最快的流速。如果婴儿不能承受这种乳汁流速,可以旋转喂奶器,重新将最短的一条线移到鼻子下方。然而,有些婴儿还是会觉得这种奶瓶的流速太快,尤其是当照顾者挤压奶嘴的时候。

图 397 中的母亲将婴儿紧靠在她裸露的乳房上,让他使用贝亲腭裂喂奶器™ 进行吸吮。这款奶瓶同样配备一个跟瓶身隔开的奶嘴,可以控制乳汁的流速。贝亲奶嘴的顶端有一个 Y 型切口,奶嘴的底部有一个 V 型的缺口。V 型缺口是奶嘴的导气孔,必须旋转使其位于婴儿的鼻子下方才能正常工作。

贝亲奶嘴的一面比另一面更软。柔软的一面与舌头接触。当婴儿用舌头接触奶嘴时,乳汁就会流出来。如果奶嘴塌陷,可以拧开奶嘴,使压力平衡。各种制造商出售的排气(所谓的"防胀气")奶瓶也有所帮助。

如**图 386** 所示,美赞臣腭裂喂奶器在医院中被广泛用于喂养有裂口缺陷的婴儿。它是由喂养者控制(通过挤压)而不是像腭裂喂奶器™ 或特殊需求喂奶器™ 由婴儿控制。

和所有的替代方法一样,在选择奶瓶和奶嘴时,可能需要进行试验,看看哪种方法最适合婴儿。

下 颌 后 缩

有些婴儿在出生时下颌(又称下颌)发育异常。他们可能发生小颌或下颌后缩。影像学和基因分型技术的进步增加了人们对共同面部特征和医疗状况的了解(Richmond 2018)。

下颌后缩往往是家族性的,也可以是个案的。**图 398** 展示的是一个有正常下颌的婴儿和一个有下颌后缩的婴儿。

下颌后缩可能会造成严重的、经常无法被识别的进食问题。虽然衔乳时婴儿可能看起来在乳房的位置很好,但后缩的下颌离乳房不够近。下颌闭合在乳头根部,造成母亲乳头疼痛。下颌闭合位置不佳也可能阻碍乳汁流向婴儿,影响婴儿的摄入量。注意喂养姿势,让婴儿的下颌靠近乳房可以帮助预防这些问题。

随着生长发育,婴儿的头骨会拉长,略微后缩的下颌会向前生长。**图 399** 展示了同一名男婴在 2 个月和 3 岁时的情况,通过对比可以明显观察到下颌的正常向前生长趋势。然而,下颌退缩程度较高的婴儿通常需要进行正畸治疗。研究表明,母乳喂养有助于预防婴儿上下牙齿排列异常(咬合不正)(Labbok 1987,Thomaz 2018),因此应该鼓励下颌后缩的婴儿进行母乳喂养。

皮埃尔-罗宾序列征(综合征)

皮埃尔-罗宾序列征(又被称为皮埃尔-罗宾综合征)是一种以显著的下颌后缩为特征的疾病。在严重的情况下,舌头会后缩堵塞气道。可能会导致严重的吞咽障碍、呼吸障碍和喂养不良。皮埃尔-罗宾序列征可能会出现唇腭裂缺陷。

尿 道 下 裂

尿道下裂是指尿道开口在阴茎体或阴茎底部、阴囊、会阴等非典型位置(Stokowski 2004)。这是一种常见的泌尿生殖道发育障碍。这种情况有时会出现在有舌系带短缩、硬腭裂病史的家庭中,或作为个体一系列畸形的一部分。

图 400 中的男孩天生患有尿道下裂,其尿道开口位于阴茎底部。在他的家庭中,身体中线部位的畸形很常见,包括他的父亲和一位男性表亲都患有舌系带短缩。经过纠正哺乳姿势和衔乳问题后,这名婴儿并未出现舌系带短缩的症状,且母乳喂养情况良好。计划在他 1 岁时进行尿道手术。他的母亲被鼓励继续进行母乳喂养,因为母乳可以预防尿路感染。

家庭可获得资源

美国颅面-腭裂协会(American Cleft Palate-Craniofacial Association，ACPA)是一个非营利性协会,由感兴趣的个人以及治疗和开展唇腭裂和颅面疾病研究的医疗保健专业人士组成。获取有关信息和资源可访问其网站:acpa-cpf. org。

美国言语语言听力协会(American-Speech Language Hearing Association，ASHA)是一个为专业人士及家长设立的组织,他们在网站:asha. org 上分享与唇腭裂相关的临床与实践研究。

小　　结

许多单侧唇裂的婴儿只需稍加辅助即可进行母乳喂养。患有腭裂的婴儿将面临严重的喂养挑战。因为他们不能产生足够的吸力,无法从直接母乳喂养中获得足够的乳汁来实现正常生长,也不能刺激乳房产生充足的乳汁。仔细评估乳汁摄入量,包括喂养前后的称重校准,有助于制订实际的喂养计划。理想情况下,应纯母乳喂养婴儿 6 个月,并在添加其他食物的同时继续母乳喂养至少 1 年。同时应仔细监测婴儿的生长发育。

为母亲提供情感和后勤支持至关重要。产后数小时内就应该开始泵奶及手挤奶。如果母乳供应不足,捐献者的母乳比配方奶更好,因为它不会刺激敏感的鼻腔组织。在喂养过程中,应确保安全,并根据婴儿的耐受度调整乳汁的流速。

在乳量供应和乳房健康得到保护的情况下,可以在手术后进行母乳喂养。承担喂养职责的看护人要记得对婴儿微笑,让婴儿在进食过程中有更愉悦的体验。

参考文献

扫描下方二维码可获取参考文献。

中英文名词对照

图 133

彩色图片

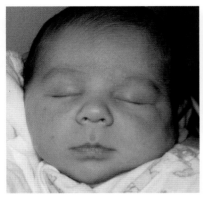

图 1　深睡眠:良好的面部肌张力

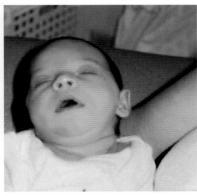

图 2　深睡眠:差的面部肌张力

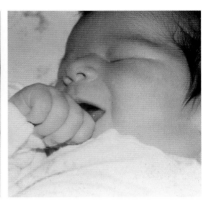

图 3　浅睡眠:早期的哺乳线索

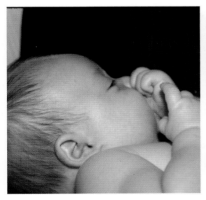

图 4　愉快的吮吸:昏昏欲睡的状态
(非营养性吸吮)

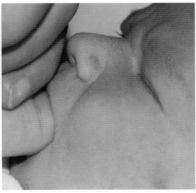

图 5　痛苦的面部表情:压力反应的
线索

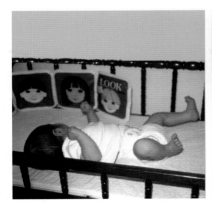

图 6　安静警觉状态

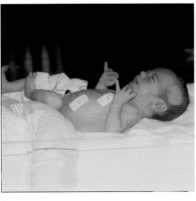

图 7　活跃警觉状态

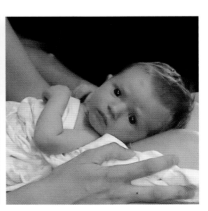

图 8　运动应激状态:手指张开、肌肉
紧绷、哭闹

图 9　一个生长发育不良的婴儿:焦虑
警觉状态

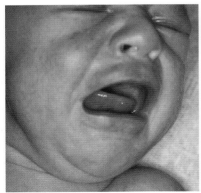

图 10　哭泣：明显的婴儿压力线索

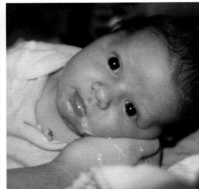

图 11　婴儿饱腹的状态：溢奶

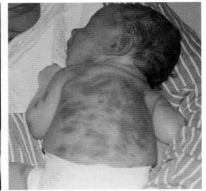

图 12　新生儿皮疹

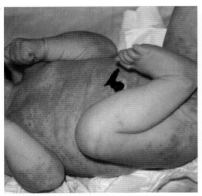

图 13　病理性皮疹：提示败血症

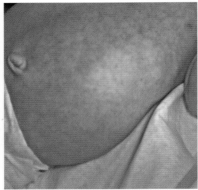

图 14　躯体花斑：冷应激的表现

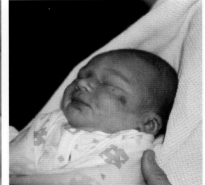

图 15　产钳擦伤

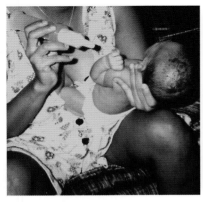

图 16　胎头负压吸引引起的头皮擦伤

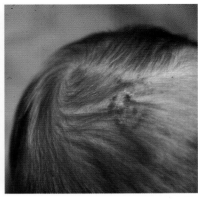

图 17　胎儿宫内监测所致头皮瘀伤

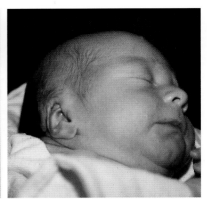

图 18　臀位导致的扁平耳朵

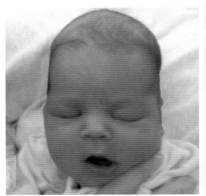

图 19　新生儿颅骨变形:窄头

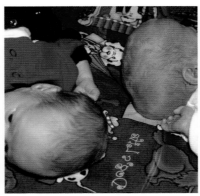

图 20　头颅不对称:颅缝闭合过早

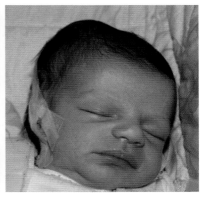

图 21　头皮血肿

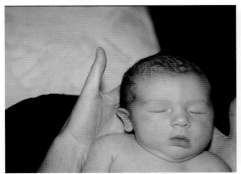

图 22　杯状耳朵和面部不对称

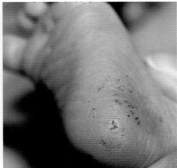

图 23　足底采血

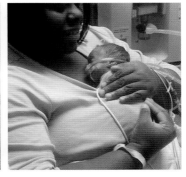

图 24　肌肤接触和辅助包裹

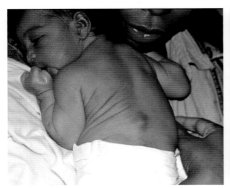

图 25　脊髓抽液

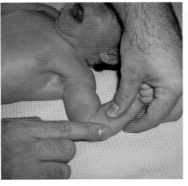

图 26　识别黄疸:对比肤色

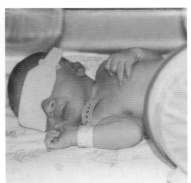

图 27　传统的光疗方式

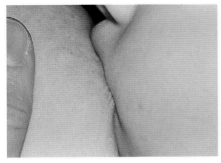

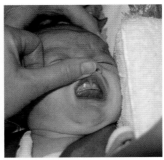

图 28　唇内翻　　　　　　　　　图 29　上唇系带：未造成母乳　图 30　嘴唇的吸吮性水泡
　　　　　　　　　　　　　　　　　　　　喂养问题

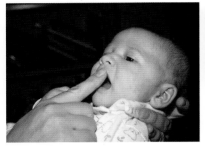

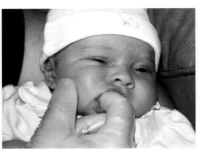

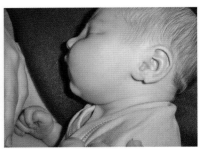

图 31　由父母进行的面部肌张力强化　图 32　评估面颊部脂肪垫厚度　图 33　回缩的下颌及耳部异常
　　　　练习

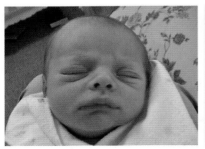

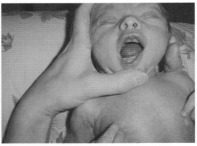

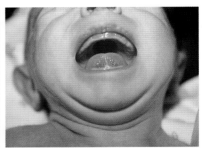

图 34　下颌不对称：嘴巴闭合时　图 35　下颌不对称：嘴巴张开时　图 36　腭部有"气泡状"结构

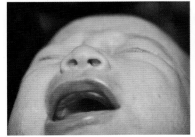

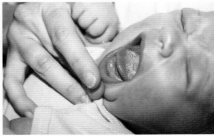

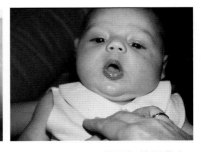

图 37　小鼻孔　　　　　　　　　图 38　胎生牙　　　　　　　　　图 39　圆形唇：正常唇部的肌张力

242

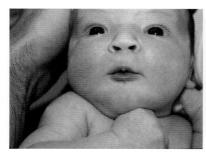

图 40　"荷包样"唇:肌张力亢进

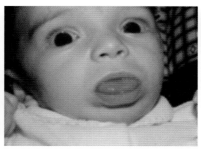

图 41　面部肌张力低:出生第 17 天

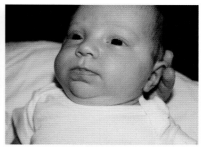

图 42　出生 5.5 周,经 CST 训练后唇闭合

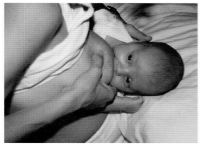

图 43　哺乳时挤压乳房

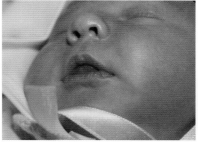

图 44　肌张力低:出生后第 4 天舌尖上抬

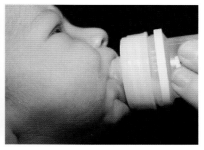

图 45　瓶喂时唇内翻:痛苦的表情

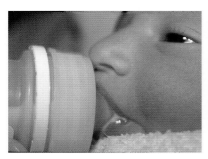

图 46　瓶喂时密封性差:唇的肌张力低

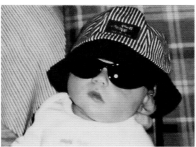

图 47　下颌不对称

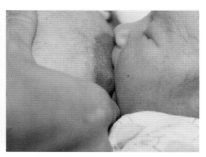

图 48　下颌支撑

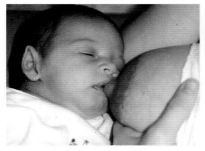

图 49　觅乳反射抑制

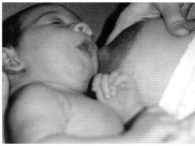

图 50　脱去衣物唤醒

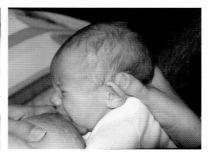

图 51　呕吐反射

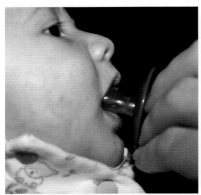

图 52　治疗性使用安抚奶嘴

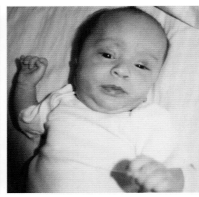

图 53　斜颈

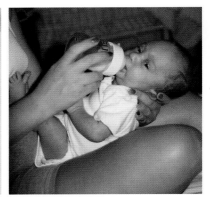

图 54　髋关节屈曲来帮助喂养斜颈儿

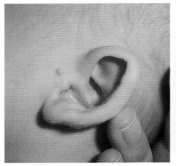

图 55　耳赘

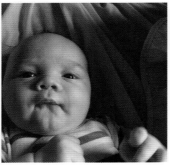

图 56　婴儿吸吮下唇

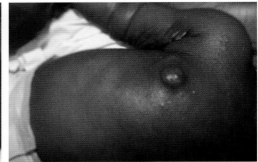

图 57　婴儿乳头上的一滴乳汁

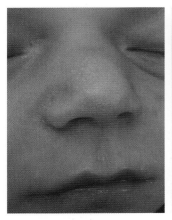

图 58　新生儿鼻部的粟粒疹

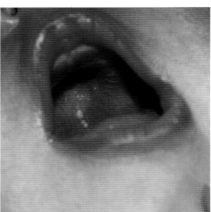

图 59　上皮珠

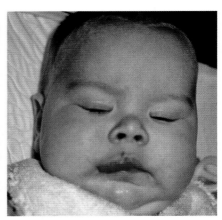

图 60　唇血管瘤

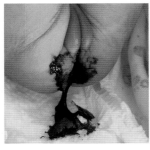

图 61　胎便

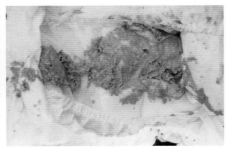

图 62　过渡期大便

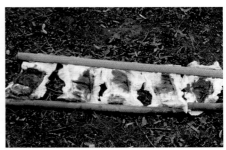

图 63　3 日龄婴儿当天的排大便情况

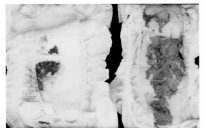

图 64　过渡便量的比较

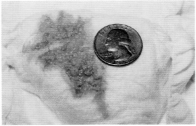

图 65　用硬币作为参照物（25 美分的
直径是 24 毫米）

图 66　水样便

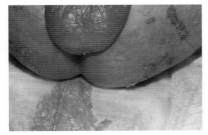

图 67　大便中的籽样奶瓣

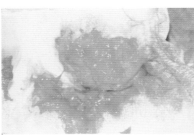

图 68　出生后第 6 天的凝乳样大便

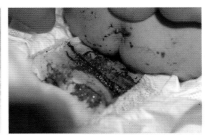

图 69　绿色大便

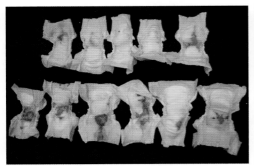

图 70　一个 8 周龄母乳喂养婴儿当天 24 小时
内的排大便情况

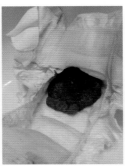

图 71　添加辅食后大便
的外观

图 72　出生后第 2 天的"砖粉尿"

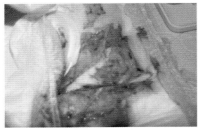

图 73　便中带血

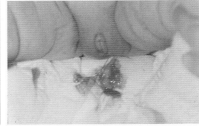

图 74　血性阴道分泌物

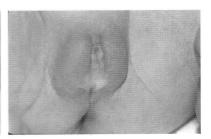

图 75　白色阴道分泌物

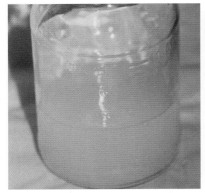

图 76　清透初乳

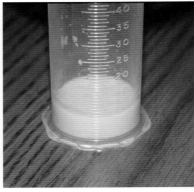

图 77　亮黄色初乳

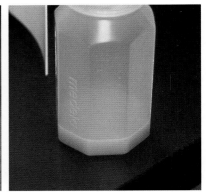

图 78　"铁锈管样"初乳

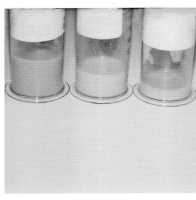

图 79　浅棕色初乳

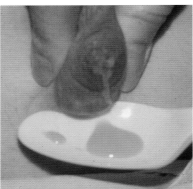

图 80　新生儿一次吞咽量(0.6 毫升)

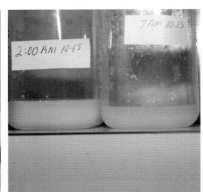

图 81　成熟乳的颜色变化

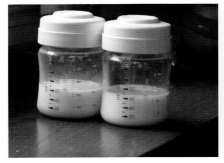

图 82　产后第 9 天的母乳：两侧乳房母乳
　　　颜色的差异

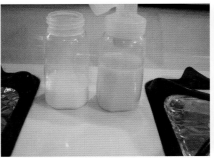

图 83　白色母乳与绿色母乳

图 84　前奶与后奶

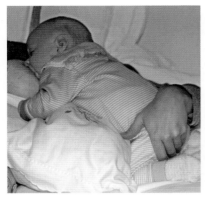

图 85 后躺式喂养姿势

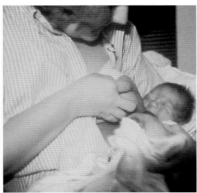

图 86 哺乳姿势不佳使婴儿感到挫败

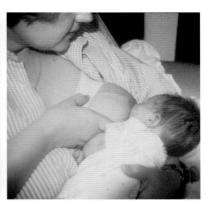

图 87 改善后的体位

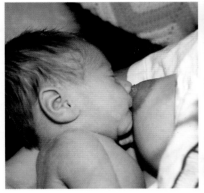

图 88 在最初的含接时,鼻子对准乳头的"嗅觉姿势"

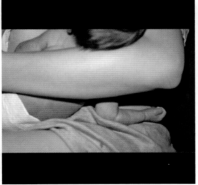

图 89 不良的姿势支撑可能会导致婴儿下臂承受的压力增加

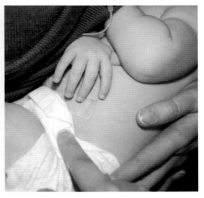

图 90 (母亲)前臂环抱婴儿的身体

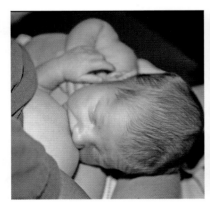

图 91 两手臂都舒适地放在身体中部

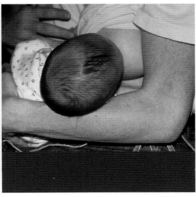

图 92 婴儿的头靠在(母亲)前臂上

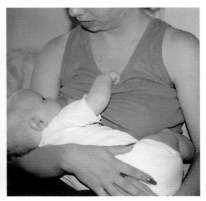

图 93 6 周龄婴儿正好贴合在(母亲)臂弯处

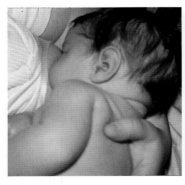

图 94　过度旋转使脸被捂住

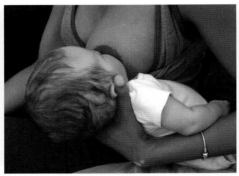

图 95　橄榄球式哺乳姿势

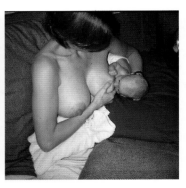

图 96　改良的橄榄球式哺乳姿势

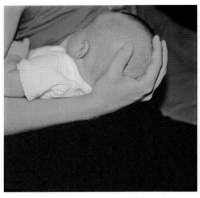

图 97　避免手放在头部,前推婴儿
头部

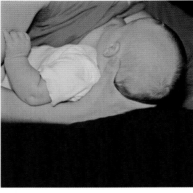

图 98　改变手的位置,减少头部弯曲
的风险

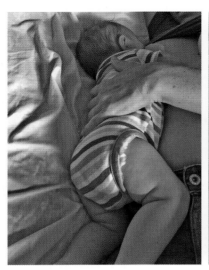

图 99　侧卧位

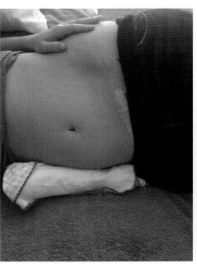

图 100　过度扭转的侧卧位

图 101　剖宫产术后的腹部支撑

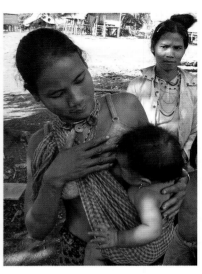

图 102　用自制的背巾喂哺大婴儿

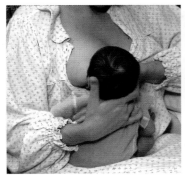

图 103　坐跨式

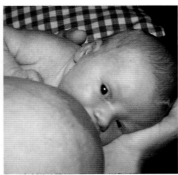

图 104　交叉摇篮式

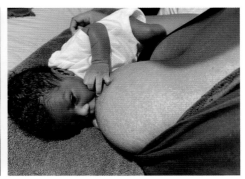

图 105　以桌子为支撑的大乳房喂养

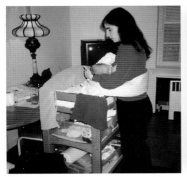

图 106　站立式哺乳

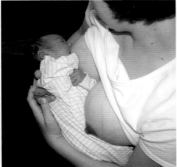

图 107　对小婴儿调整后的摇篮式　图 108　对大婴儿调整后的摇篮式

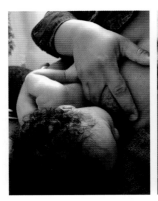

图 109　剪刀手式

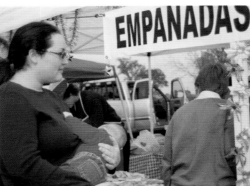

图 110　行走时母乳喂养

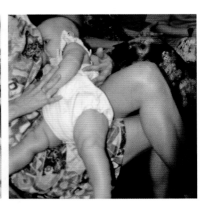

图 111　5 月龄婴儿的自主体位

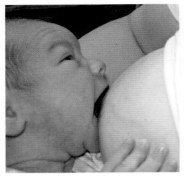

图 112　下颌接触乳房

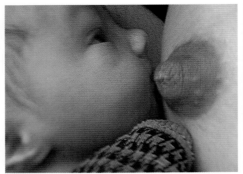

图 113　乳头定位差,注意乳头褶皱处

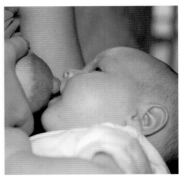

图 114　乳头斜对上颚

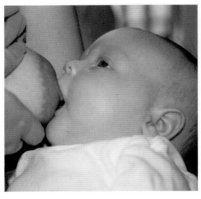

图 115　紧紧地抱着婴儿,使其靠近肩膀

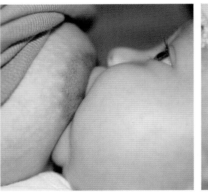

图 116　不对称的含接

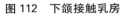

图 117　"乳房三明治"帮助婴儿含接

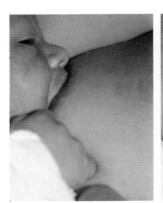

图 118　握紧拳头,开始进食

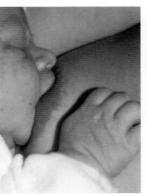

图 119　逐渐放松

图 120　手部的放松

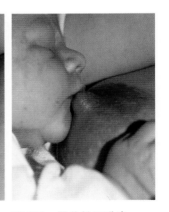

图 121　婴儿松开乳房

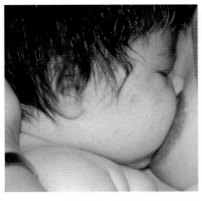

图 122 下颌靠胸部太近:脸部被埋进乳房

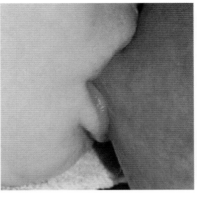

图 123 下颌离乳房太远:下颌会闭合在乳头上

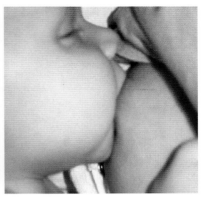

图 124 浅的含接:令人沮丧的喂养

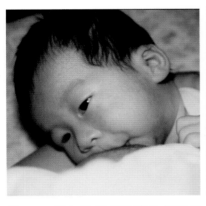

图 125 唇内翻:狭窄的嘴角,下凹的面颊

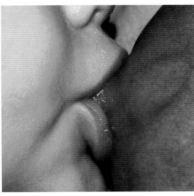

图 126 狭窄的嘴角:注意嘴角的角度

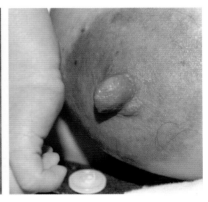

图 127 被挤扁的乳头:注意乳头阴影的角度

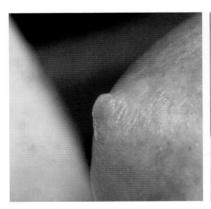

图 128 有角度的乳头表面

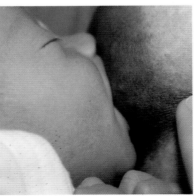

图 129 新生儿良好的含接:注意嘴角的宽度和角度

图 130 喂养后乳头没有变形

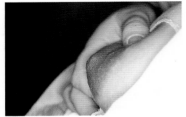

图 131　扁平乳头

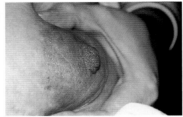

图 132　"三明治"技术

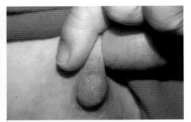

图 133　茶杯式或凹陷乳头提捏

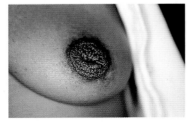

图 134　休息状态的凹陷乳头

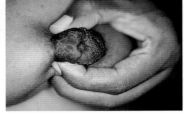

图 135　挤压时的凹陷乳头

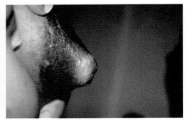

图 136　母亲在乳晕处回拉后的凹陷乳头

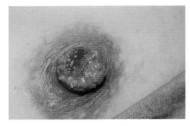

图 137　刚泵完奶后的酒窝状乳头

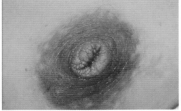

图 138　泵完奶后 2 分钟,酒窝状乳头回缩

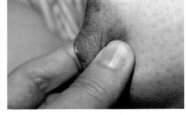

图 139　乳房缺乏弹性和扁平乳头

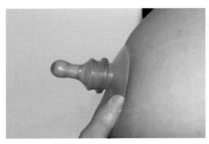

图 140　一种设计过时的乳盾仍然在售卖

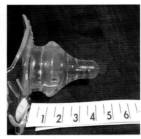

图 141　Haakaa 蝴蝶形乳盾

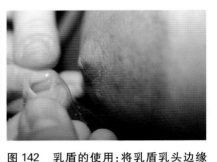

图 142　乳盾的使用:将乳盾乳头边缘外翻

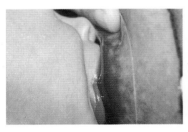

图 143　乳盾上良好的衔接

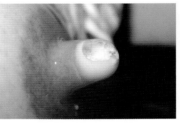

图 144　乳头嵌入乳盾:注意乳盾中残留的乳汁

图 145　乳盾上不正确的衔接

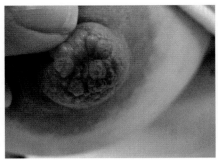
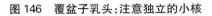

图 146　覆盆子乳头：注意独立的小核

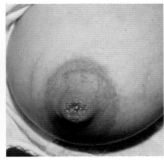

图 147　乳头表面炎症

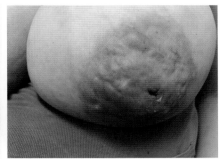

图 148　乳头凹陷及乳晕静脉曲张

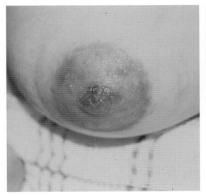

图 149　扁平乳头的吸吮性损伤

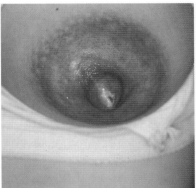

图 150　与哺乳姿势有关的乳头压痕

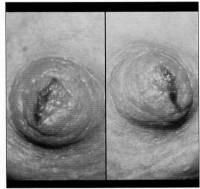

图 151　乳头压痕结痂

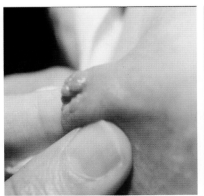

图 152　产后 4 周的乳头裂痕

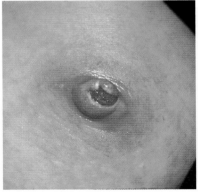

图 153　乳头糜烂伴毛细血管床暴露

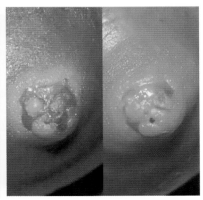

图 154　损伤和部分愈合的乳头

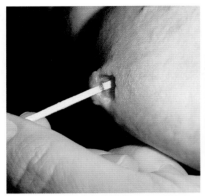

图 155　乳头严重损伤

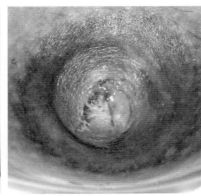

图 156　感染的皲裂乳头

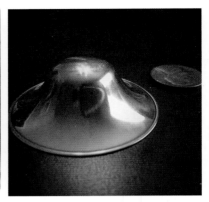

图 157　银离子医用帽

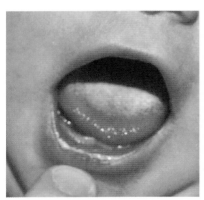

图 158　白色的舌头

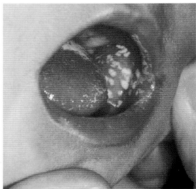

图 159　颊部内侧的鹅口疮

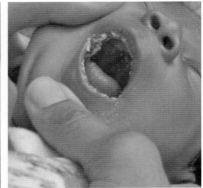

图 160　鹅口疮

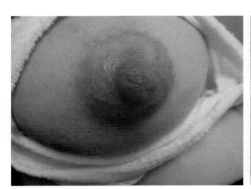

图 161　乳头酵母菌感染：注意红肿的颜色

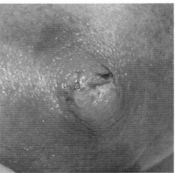

图 162　细菌和真菌感染

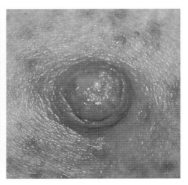

图 163　药膏引起的乳头过敏反应

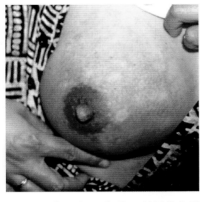

图 164 荨麻疹:局部使用制霉菌素引起的过敏反应

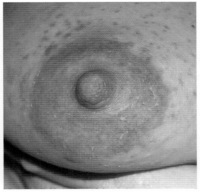

图 165 湿疹

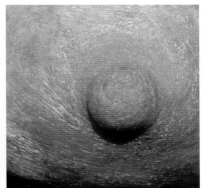

图 166 银屑病(牛皮癣)

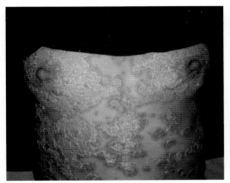

图 167 银屑病皮损

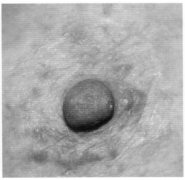

图 168 毒葛

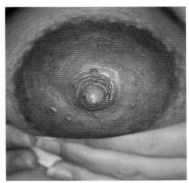

图 169 乳头小白点:乳孔堵塞

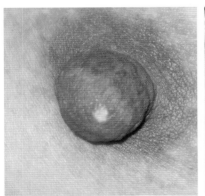

图 170 无痛性乳头白斑

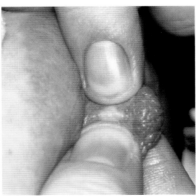

图 171 乳头轴的皮脂腺囊肿

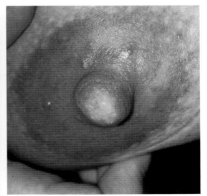

图 172 血管痉挛

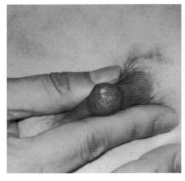

图 173　挤压恢复供血和减轻血管痉挛痛

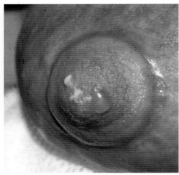

图 174　吸奶器创伤：吸吮性水泡

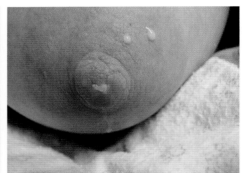

图 175　乳汁从蒙哥马利腺渗出

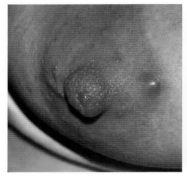

图 176　感染的蒙哥马利腺

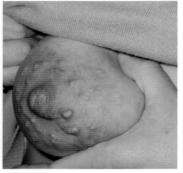

图 177　孕期红肿的蒙哥马利腺

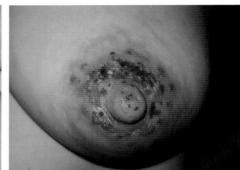

图 178　疱疹病毒感染

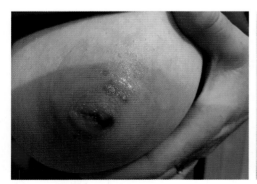

图 179　乳头感染手足口病毒

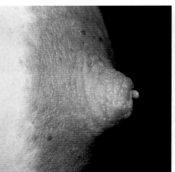

图 180　乳头皮赘

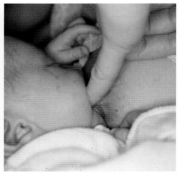

图 181　从牙龈处中断吸吮

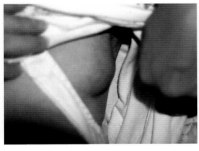
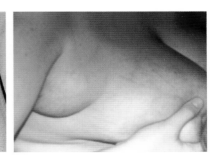

图 182　Spence 腋尾部充血：产后第 3 天　　图 183　副乳：产后 1 个月未肿胀　　图 184　副乳：产后第 4 天

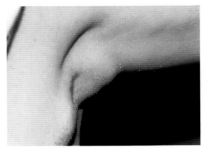
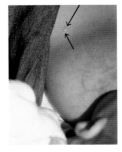
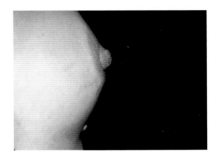

图 185　肿胀的副乳：产后第 3 天　　图 186　异常的乳腺导管　　图 187　副（多）乳头外观

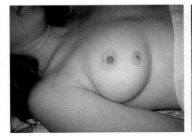
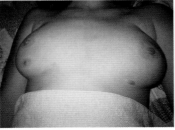
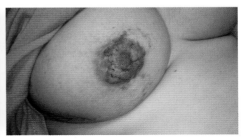

图 188　双侧副乳头（侧面）　　图 189　双侧副乳头（正面）　　图 190　乳头痣

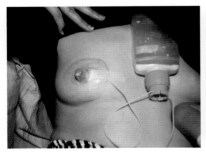
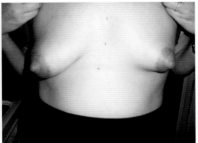
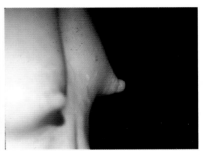

图 191　乳腺发育不全（一）　　图 192　乳腺发育不全（二）　　图 193　乳腺发育不全（三）

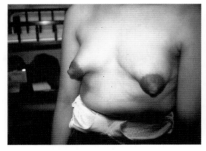

图 194 乳腺腺体发育不全

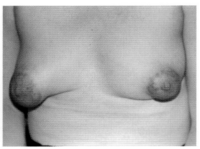

图 195 异常形状的乳房:正常的乳汁供应

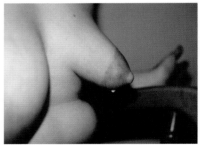

图 196 乳晕处圆锥状向前的管状乳房

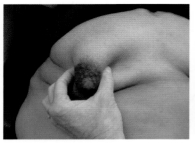

图 197 松弛的乳腺组织

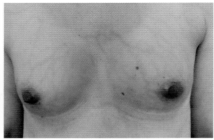

图 198 36 周时无变化的乳房

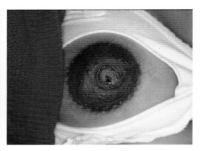

图 199 乳晕切口:哺乳受影响

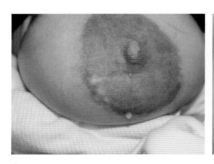

图 200 乳晕切口:正常 MER 的证据

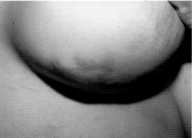

图 201 植入物破裂:脓肿形成

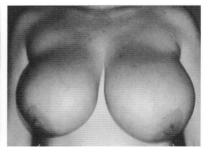

图 202 巨乳:大乳房

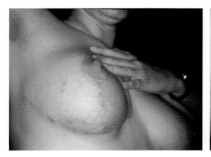

图 203 乳房缩小手术

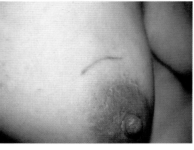

图 204 乳房肿瘤切除术瘢痕

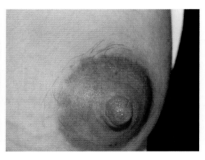

图 205 乳晕处的毛发

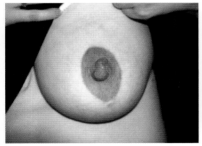

图 206　特殊形状的乳头

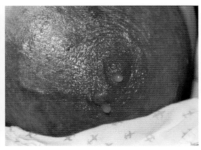

图 207　双乳头:从两个部位溢出乳汁

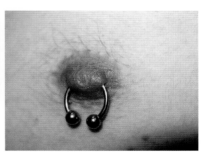

图 208　乳环

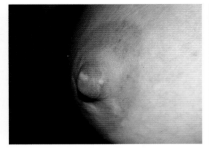

图 209　产后 9 个月从乳环孔渗出乳汁

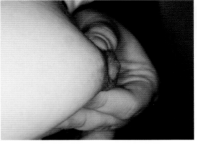

图 210　静息时内陷的乳头

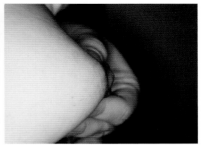

图 211　挤压时乳头内陷

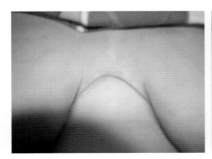

图 212　乳房之间的开胸手术瘢痕

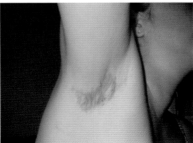

图 213　腋窝瘢痕

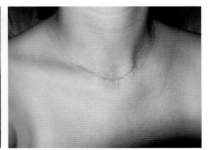

图 214　甲状腺手术瘢痕

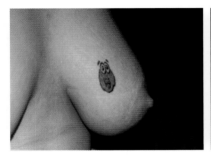

图 215　乳房纹身

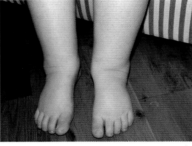

图 216　水肿的两侧脚踝:产后第 1 周

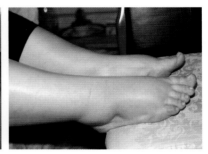

图 217　水肿的双脚

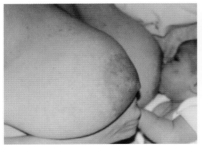

图 218　大乳房

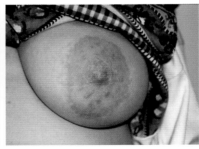

图 219　大乳晕

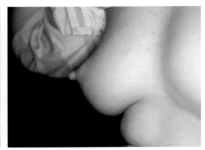

图 220　小乳头和乳晕

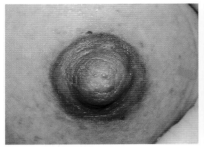

图 221　小乳晕

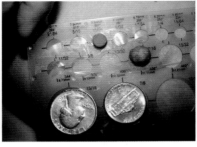

图 222　使用工程师的圆尺工具比较　图 223　直径为 23 毫米的乳头
　　　　　乳头大小

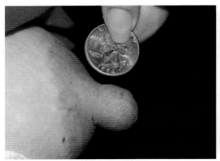

图 224　硬币大小（23 毫米的乳头）

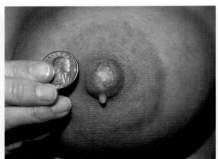

图 225　23 毫米乳头的大小：感染的证据

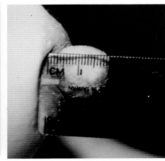

图 226　放松状态下 2 厘米的
　　　　乳头长度

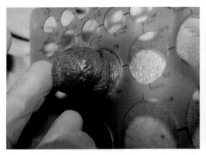

图 227　又大又长的乳头（2 厘米长）

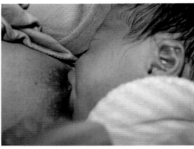

图 228　36 周出生的双胞胎无法含接
　　　　母亲又大又长的乳头

图 229　完全伸展长达 4 厘米的乳头

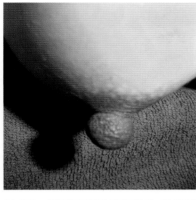

图 230 "门把手"形状的乳头:注意乳头的阴影

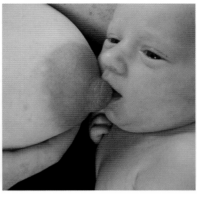

图 231 乳头大小和婴儿嘴巴的比较

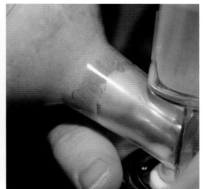

图 232 乳头紧密贴合在口径为 25 毫米的吸乳护罩内

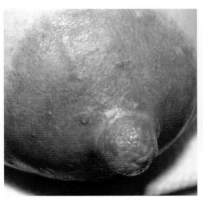

图 233 吸乳护罩贴合太紧导致乳头根部损伤

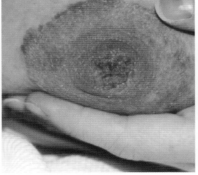

图 234 乳头磨损:29 毫米的乳头使用 24 毫米的吸乳护罩的后果

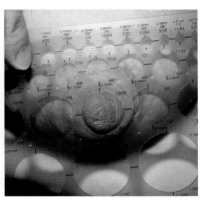

图 235 泵奶前乳头直径为 20.64 毫米

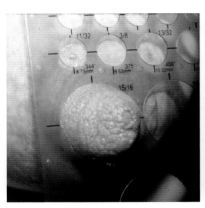

图 236 泵奶后的乳头肿胀,直径达 23.81 毫米

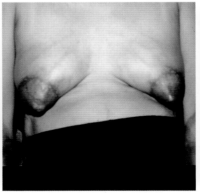

图 237 多囊卵巢综合征女性的乳房

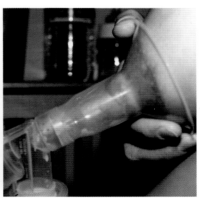

图 238 多囊卵巢综合征女性正在使用大口径的吸乳护罩泵奶

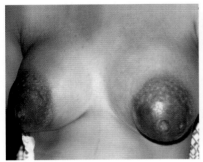

图 239　乳房肿胀,第 3 天

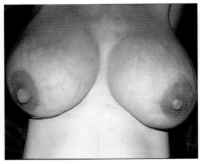

图 240　乳房肿胀,第 8 天

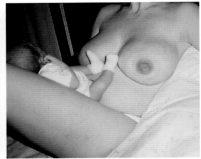

图 241　乳房肿胀,第 6 天

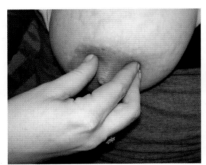

图 242　反向按压软化

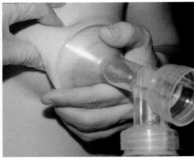

图 243　松弛的乳房,第 12 天:泌乳量下降

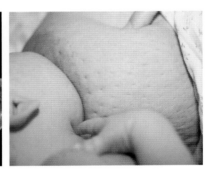

图 244　乳房皮肤橘皮征

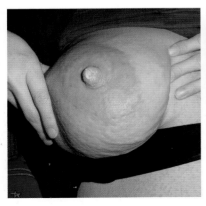

图 245　乳头感染,乳腺炎,橘皮征

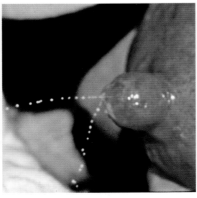

图 246　喷乳反射时的乳汁

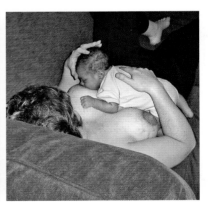

图 247　俯卧位哺乳处理乳汁过多

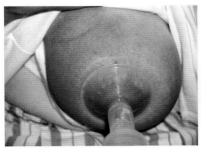

图 248　乳腺炎症,第 4 天

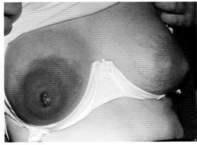

图 249　双侧乳腺炎

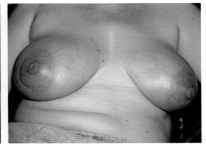

图 250　双侧乳腺炎,第 11 天

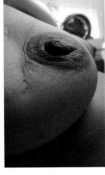

图 251　乳房硬结
（肉芽肿性
乳腺炎）

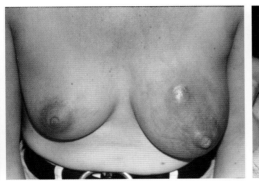

图 252　成熟的乳腺脓肿

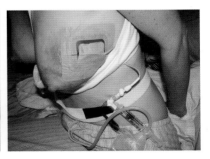

图 253　乳晕下脓肿及引流条

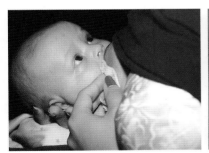

图 254　脓肿引流部位垫放纱布

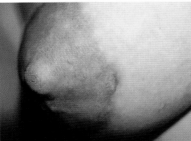

图 255　愈合后的乳晕下脓肿

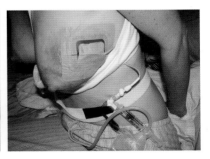

图 256　经皮穿刺引流 MRSA 相关性
　　　　乳腺脓肿

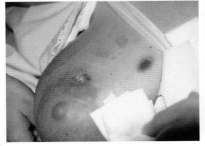

图 257　乳腺多发脓肿

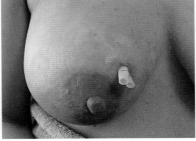

图 258　乳腺脓肿引流管

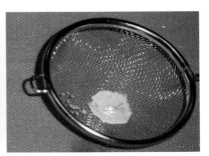

图 259　乳腺炎时的凝乳块

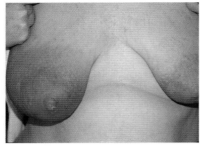

图 260　MRSA 感染的乳腺炎案例

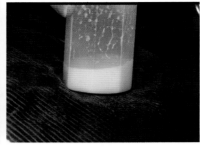

图 261　MRSA 感染时吸出的黄色乳汁

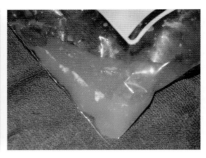

图 262　MRSA 感染时吸出的橙色乳汁

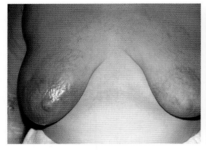

图 263　MRSA 感染时皮下结缔组织及皮肤损伤

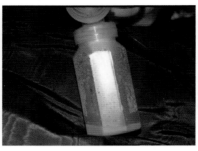

图 264　MRSA 感染时吸出的红色乳汁

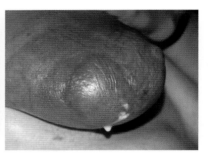

图 265　原来细针抽吸部位漏奶

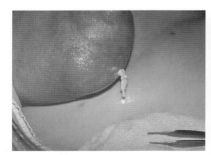

图 266　从乳房穿刺口拉出的凝结乳栓

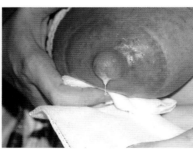

图 267　乳头滴出的丝状凝乳

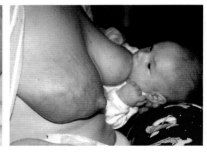

图 268　健侧(对侧)乳房哺乳

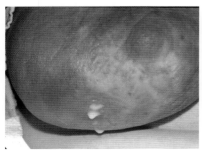

图 269　愈合中的伤口持续漏奶

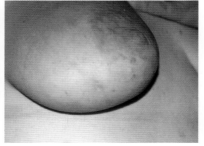

图 270　乳房伤口愈合后 1 年

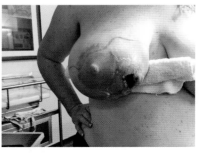

图 271　乳腺脓肿的严重后果

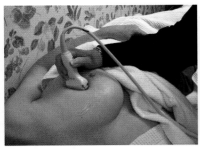

图272 对乳房进行超声检查

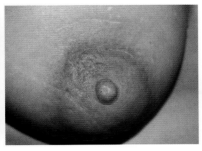

图273 活检和肿瘤切除术瘢痕

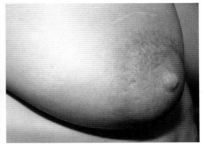

图274 放疗期间的古铜色乳房

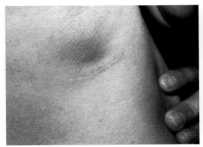

图275 腋窝淋巴结活检瘢痕

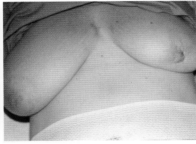

图276 乳房肿瘤切除术

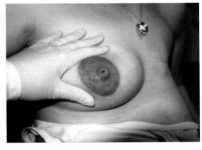

图277 乳房切除术后健侧乳头疼痛

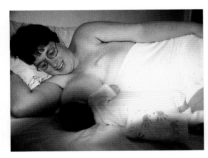

图278 乳房切除术后的母亲在母乳喂养

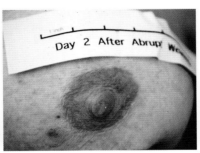

图279 左侧乳房活检的位置有针刺的瘀血

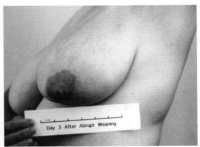

图280 肿瘤部位上方的乳房硬结

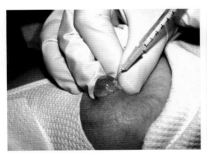

图281 乳头活检前注射利多卡因

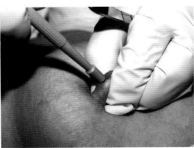

图282 穿刺活检工具

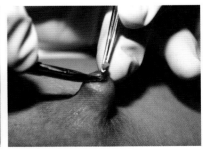

图283 核心活检以排除乳头佩吉特病

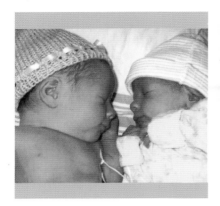

图 284　不同大小的双胞胎

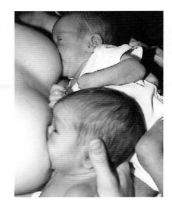

图 285　不良哺乳姿势的双胞胎

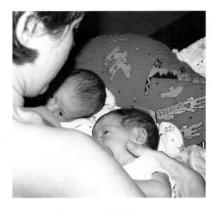

图 286　改进后的哺乳姿势

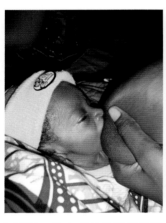

图 287　几内亚母亲和早产双胞胎(1 250 克)

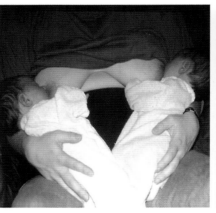

图 288　摇篮"V"形姿势

图 289　哺乳枕上的摇篮体位

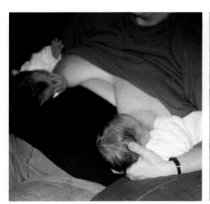

图 290　足球(抱持)姿势

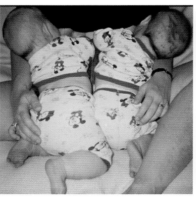

图 291　跪姿式(5 月龄的患水痘双胞胎)

图 292　背巾携带双胞胎(8 月龄)

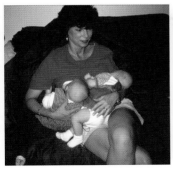 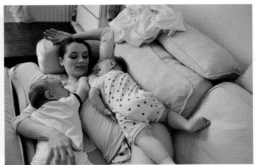 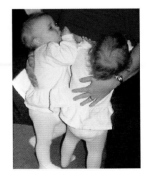

图 293　摇篮和橄榄球式抱持组　图 294　半躺式哺乳　　　　　　　　　　　图 295　双胞胎站立式哺乳（13
合（3 月龄）　　　　　　　　　　　　　　　　　　　　　　　　　　　　　　　　月龄）

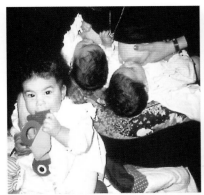 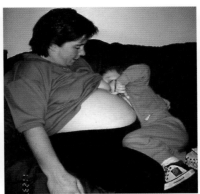 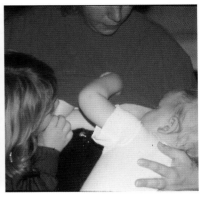

图 296　三胞胎（8 月龄）　　　　图 297　怀孕期间的母乳喂养　　　图 298　同时哺乳（4 岁和 16 月龄）

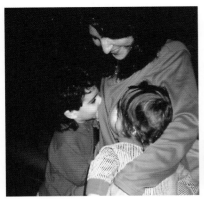 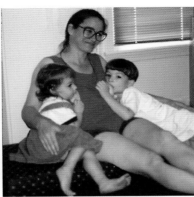 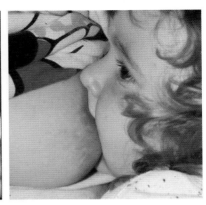

图 299　同时哺乳（4 岁和 19 月龄）　　图 300　同时哺乳（5 岁和 2 岁）　　图 301　母乳喂养（3 岁）

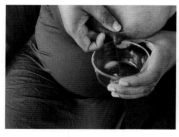
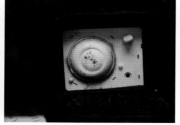
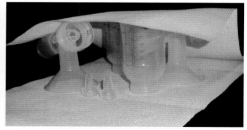

图 302　手挤奶是一项重要的 图 303　泵的内部零件上定植了 图 304　在医院里风干并将泵的零部件盖住
　　　　技能 　　　　黑色的霉菌

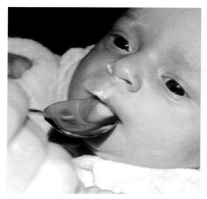
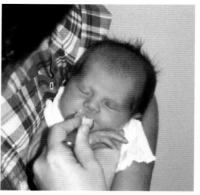

图 305　用勺子喂 0.6 毫升初乳 图 306　勺子喂养唤醒昏昏欲睡的 图 307　勺子喂养已经唤醒的婴儿
　　　　婴儿

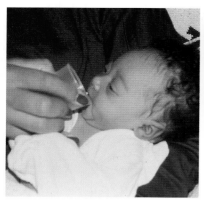
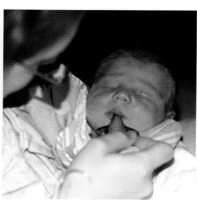
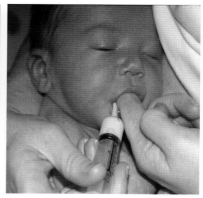

图 308　杯喂 图 309　用一个 Paladai 进行喂养 图 310　手指结合 12 毫升 Monoject™
　　　　弯头注射器进行喂养

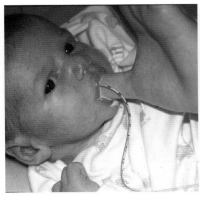
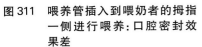

图 311 喂养管插入到喂奶者的拇指一侧进行喂养：口腔密封效果差

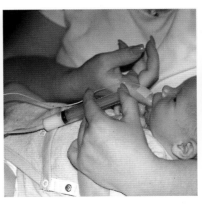

图 312 手指结合 12 毫升注射器连接的饲管进行喂养

图 313 用手指喂养晚期早产儿

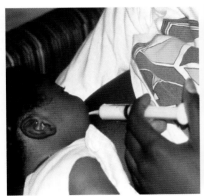

图 314 乳旁注射器喂养

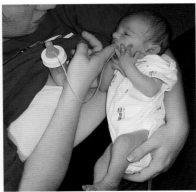

图 315 自制的加奶装置

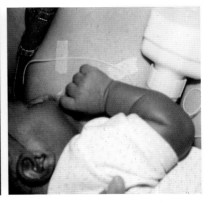

图 316 用 SNS™ 在乳旁喂养领养的婴儿

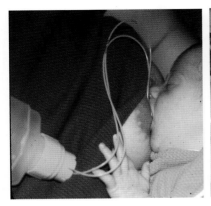

图 317 将两个加奶管放在同一个乳房上以促进奶的流出速度

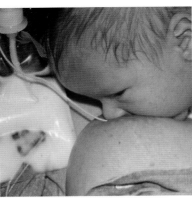

图 318 Lact-Aid™ 加奶装置

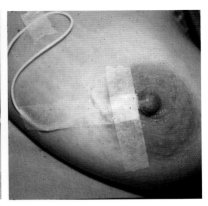

图 319 喂养管的反向粘贴放置

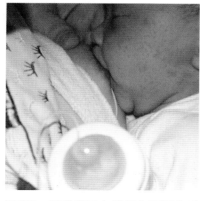

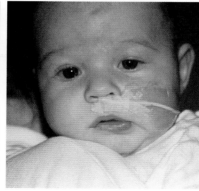

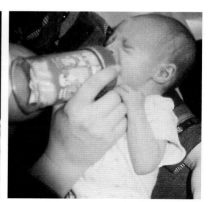

图 320　喂养管反向放置与下唇和舌　图 321　戴着鼻胃管的 3 月龄婴儿　图 322　瓶喂时的紧张表现
　　　　头有接触

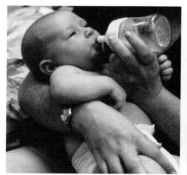

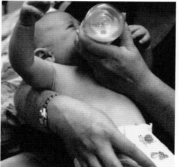

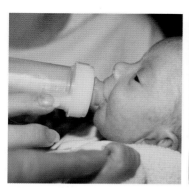

图 323　瓶喂时的紧张表现　　　　图 324　采用外部间歇调节技术缓　图 325　瓶喂早产双胞胎的紧张表现
　　　　　　　　　　　　　　　　　　　　解紧张

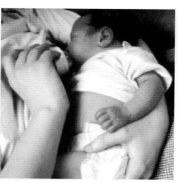

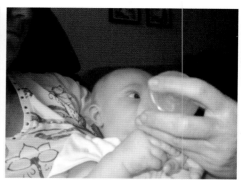

图 326　水平放置奶瓶以减少奶的　图 327　在乳房旁进行瓶喂　　　　图 328　瓶喂时婴儿不看喂养者
　　　　流速

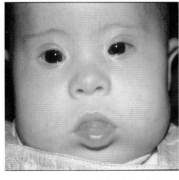 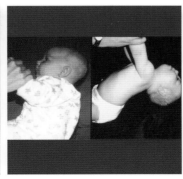 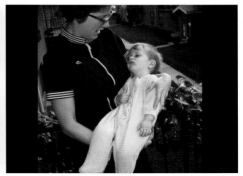

图 329　4 月龄的唐氏综合征婴儿,伴吐舌表现　图 330　正常肌张力/唐氏综合征婴儿　图 331　肌张力减退是疾病的标志

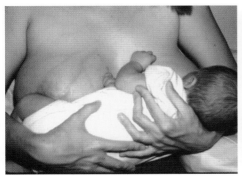 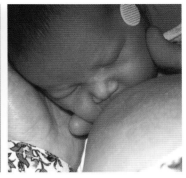

图 332　稳定的姿势:髋关节屈曲和肩部支撑　图 333　舞蹈手势稳定哺乳　图 334　面颊受压以减少口腔内空间

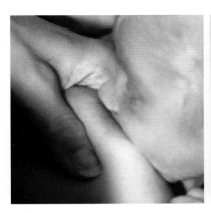 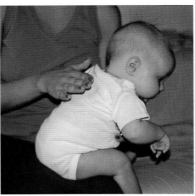 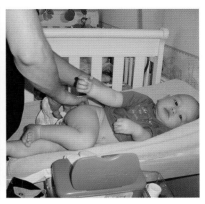

图 335　深度乳房按压　图 336　防止增加吐奶婴儿的腹腔受压　图 337　侧卧位更换尿布可减少腹部受压

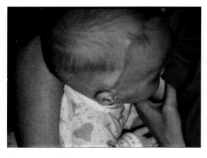

图338 脑积水：直立位可避免分流管受压

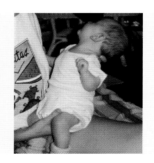

图339 肌张力减退：弓形姿势

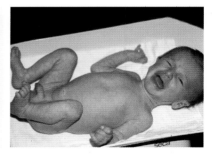

图340 生长障碍：35日龄新生儿体重仅比出生体重增长了142克

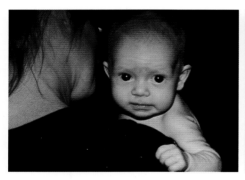

图341 生长障碍：75日龄婴儿体重比出生体重减少了60克

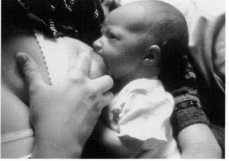

图342 生长障碍：注意婴儿嘴唇内翻、表情忧虑

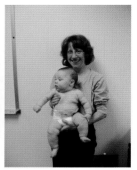

图343 营养吸收良好的6月龄婴儿

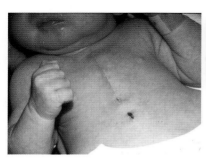

图344 14日龄婴儿的心脏手术瘢痕

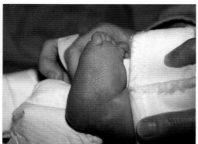

图345 特纳综合征婴儿：注意脚部水肿

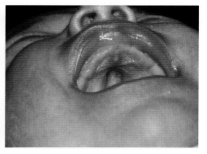

图346 槽状腭

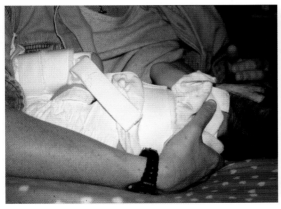

图 347　髋关节发育不良的髋部定位和石膏应用

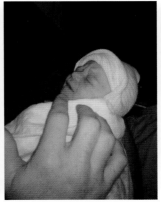

图 348　小于胎龄儿

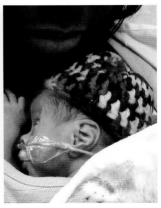

图 349　早产儿肌肤接触

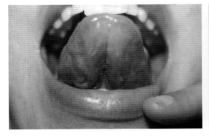

图 350　舌抬起时正常的活动范围

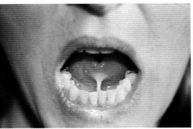

图 351　舌系带短缩的成年人尝试抬起舌头

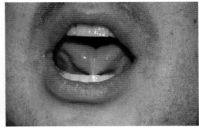

图 352　舌系带短缩婴儿的父亲也有舌系带短缩

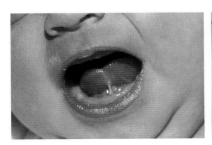

图 353　Ⅴ形舌头

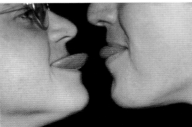

图 354　不同长度的舌头：右侧是短的舌头

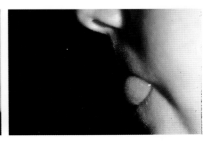

图 355　12 岁舌系带短缩孩子的舌头伸出受限

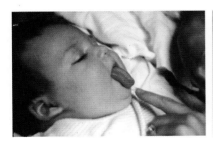

图 356　伸舌时表现出的长舌

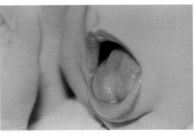

图 357　舌系带短缩婴儿伸舌时表现出舌扭曲变形

图 358　正常的舌偏侧性

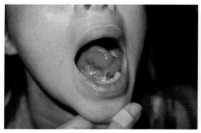

图 359 偏侧能力受限

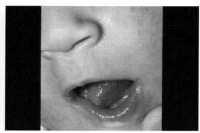

图 360 观察婴儿舌的偏侧性

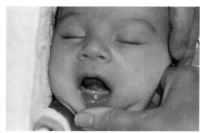

图 361 婴儿的舌头可以抬到上牙龈

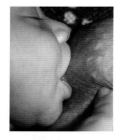

图 362 舌头呈勺状伸出超过牙龈的正常表现

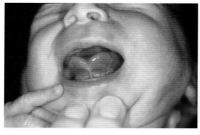

图 363 评估的是功能而不是外观,婴儿喂养良好

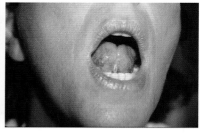

图 364 为图 351 中舌系带短缩成年人在系带切开术后的表现

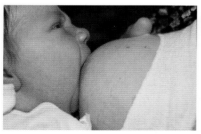

图 365 生长发育迟缓的舌系带短缩婴儿案例研究:未很好地含接

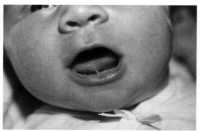

图 366 过紧的舌系带

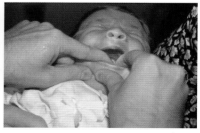

图 367 耳鼻咽喉科医生评估舌头移动的范围

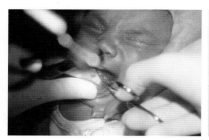

图 368 剪舌系带

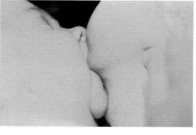

图 369 系带切开术后 10 分钟的母乳喂养

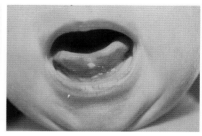

图 370 舌系带切开术后 1 周的表现

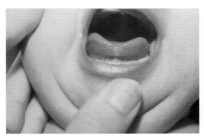

图 371 2 周时舌头的愈合情况

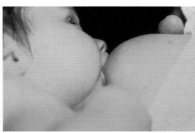

图 372 舌系带切开术后 3 周母乳喂养

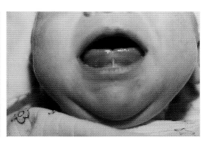

图 373 案例研究:一个舌系带短缩的婴儿

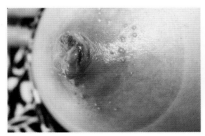

图 374 母亲的乳头损伤和感染

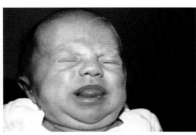

图 375 舌系带切开术后的婴儿

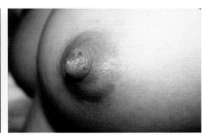

图 376 母亲的乳头正在愈合

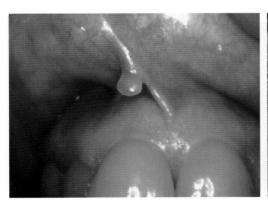

图 377 上唇系带伴有结节:正常变异

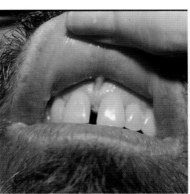

图 378 某种类型的上唇系带引起牙齿间的缝隙

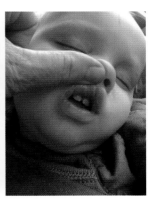

图 379 2 岁儿童的唇带:到 6 岁时空隙闭合

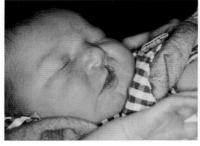

图 380　唇裂

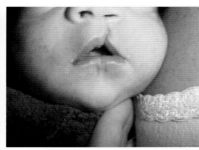

图 381　唇裂

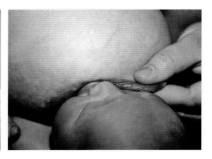

图 382　用乳房组织填塞唇裂以改善密封

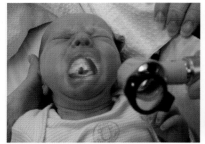

图 383　软腭裂

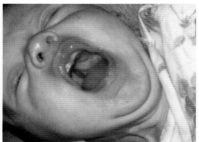

图 384　软腭裂

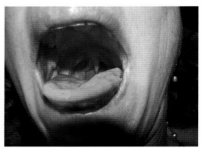

图 385　成年女性的悬雍垂裂

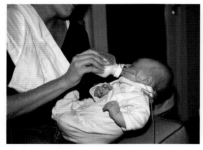

图 386　弯曲臀部防止过度仰伸

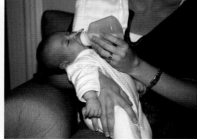

图 387　厌恶喂养的行为

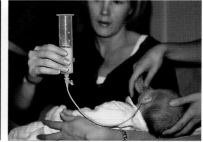

图 388　鼻饲管喂养以保证生长发育

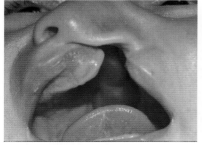

图 389　完全性唇腭裂

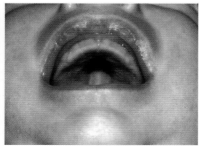

图 390　槽状（通道）腭

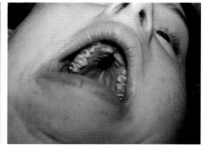

图 391　12 岁唐氏综合征患儿的高腭弓

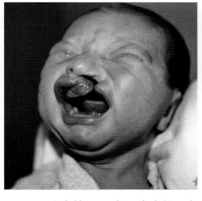

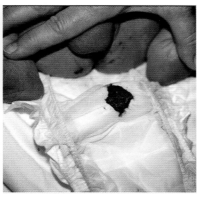

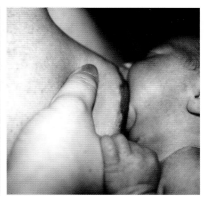

图 392　完全性唇腭裂:一个案例研究　图 393　第 4 天排出稀薄的深色粪便　图 394　竖抱式体位喂养和乳房挤压

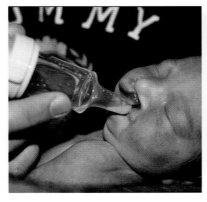

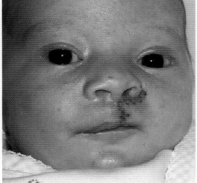

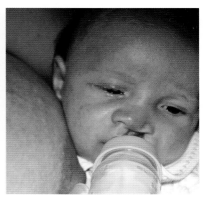

图 395　使用美德乐 Special Needs 喂奶器®喂养初乳　图 396　早期唇裂修复术后　图 397　乳房上使用贝亲喂养器®瓶喂

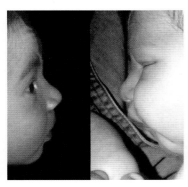

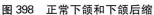

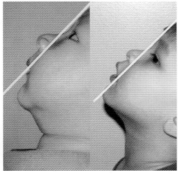

图 398　正常下颌和下颌后缩　图 399　同一男孩在 2 月龄和 3 岁时:下颌向前生长　图 400　尿道下裂:另一种中线缺陷

图书在版编目(CIP)数据

母乳喂养图册:第七版/(美)芭芭拉·威尔逊-克莱,(美)凯·胡佛著;黄娟,饶琳,曹洁主译.
--上海:复旦大学出版社,2025.3
书名原文:The Breastfeeding Atlas(Seventh Edition)
ISBN 978-7-309-16512-8

Ⅰ.①母… Ⅱ.①芭… ②凯… ③黄… ④饶… ⑤曹… Ⅲ.①母乳喂养-图解 Ⅳ.①R174-64

中国版本图书馆 CIP 数据核字(2022)第 193780 号

ISBN 978-0967275895
Title:The Breastfeeding Atlas, 7th editon by Barbara Wilson-Clay
Copyright © 2022 Barbara Wilson-Clay

Fudan University Press Co. , Ltd. is authorized to publish and distribute exclusively the Chinese (Simplified Characters) language edition. This edition is authorized for sale throughout Mainland of China. No part of the publication may be reproduced or distributed by any means, or stored in a database or retrieval system, without the prior written permission of the publisher.

母乳喂养图册(第七版)
[美]芭芭拉·威尔逊-克莱 [美]凯·胡佛 著
黄 娟 饶 琳 曹 洁 主译
责任编辑/肖 芬

复旦大学出版社有限公司出版发行
上海市国权路 579 号 邮编:200433
网址:fupnet@ fudanpress.com http://www.fudanpress.com
门市零售:86-21-65102580 团体订购:86-21-65104505
出版部电话:86-21-65642845
上海盛通时代印刷有限公司

开本 787 毫米×1092 毫米 1/16 印张 16 字数 439 千字
2025 年 3 月第 1 版
2025 年 3 月第 1 版第 1 次印刷

ISBN 978-7-309-16512-8/R · 1997
定价:100.00 元